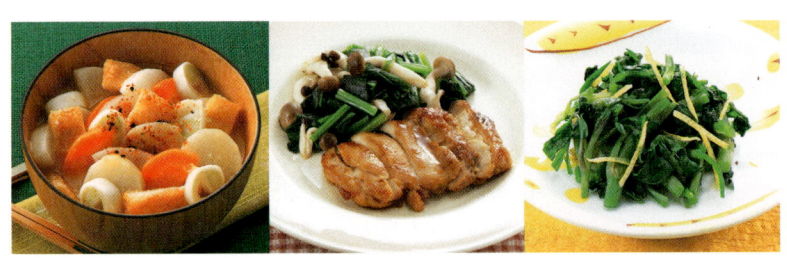

完全版

コレステロール・中性脂肪を下げる
おいしいバランス献立

東京家政学院短期大学　管理栄養士
金澤良枝

はじめに

血液中のコレステロールや中性脂肪がふえすぎた病態を、高脂血症といいます。ただ、そう診断されたとしても、自覚症状がほとんどないため、多くの人はたいしたことはないとたかをくくってしまいがちです。しかし、高脂血症は動脈硬化を引き起こす大きな要因であり、その動脈硬化によって心筋梗塞や脳卒中などが起こってきます。

そうした命にかかわる重い病気へと進行させないために、いまからすぐに実行できることがあります。それは食生活の改善です。ポイントとしては次の6つがあげられます。すなわち、「食事でとる摂取エネルギーを適切にする」「栄養バランスのよい食事をとる（三大栄養素を適正な割合でとる）」「コレステロールや糖質の多い食品は控えめにする」「脂質をとりすぎない」「質のよい油脂をバランスよくとる」「食物繊維をたっぷりとる」の6つ（なお、アルコールの摂取については医師と相談してください）。これらのことを心がけた食生活を送るだけで高脂血症はかなり改善され、ほどなく検査結果にも良好な数値としてはっきりあらわれてくることでしょう。

本書は、こうした食生活の改善ポイントを盛り込んだ「毎日のおかず献立集」です。めんどうな栄養計算をすることなく、すぐに実行していただけるように設計してあります。

実は、先ほどあげた食事の6つのポイントは、理想的な食事の条件でもあります。ですから、本書で作る献立は、どなたにもおすすめできる健康食といっていいでしょう。健診でコレステロール値や中性脂肪値が高めだと警告を受けた人や高脂血症と診断された人だけでなく、ぜひ、そのご家族にもごいっしょに利用していただければと思います。

健康上の悩みをひとつでも減らし、毎日をはつらつと過ごす、その一助となれば幸いです。

金澤良枝

高脂血症を治す毎日のおいしいバランス献立

目次

- はじめに …… 3
- コレステロールと中性脂肪を減らし、血液をサラサラにする食事 6つのポイント …… 8
- 主菜と副菜、低エネルギーおかずを好みで選ぶだけ。栄養計算はいっさいいりません …… 10
- その日の気分や体調で、自由におかずを選べるのが魅力です …… 12
- おかずはこのように選びます
- 主食を選びます
- 牛乳・乳製品＆果物は、毎日必ずとりましょう …… 14
  - 1日にとりたい牛乳・乳製品の量
  - 1日に食べられる果物の量
- 汁物は1日1杯までにしましょう

栄養バランスの要となる味わい豊かな献立の主役 主菜 …… 15

〈魚介料理〉
- あじの干物焼き …… 16
- あまだいのちり蒸し …… 17
- いかとしめじのカレーマリネ …… 18
- いかと野菜の煮物 …… 19
- いさきの塩焼き …… 20
- いわしのさっぱり煮 …… 21
- えびのチリソース炒め …… 22
- 貝柱とブロッコリーの炒め物 …… 23
- カキのみそ鍋 …… 24
- かじきのオイスター炒め …… 25
- かつおのたたき …… 26
- かに玉 …… 27
- かれいの五目あんかけ …… 28
- かれいの煮つけ …… 29
- きんめだいの煮つけ …… 30
- 銀だらの煮つけ …… 31
- 鮭のかす煮 …… 32
- 鮭の幽庵焼き …… 33
- 刺し身サラダ …… 34
- 刺し身盛り合わせ …… 35
- さばのみそ煮 …… 36
- さんまの塩焼き …… 37
- 白身魚のハーブ焼き …… 38
- スモークサーモンのマリネ …… 39
- たらのムニエル …… 40
- たらちり鍋 …… 41
- 天ぷらの盛り合わせ …… 42
- なまりと野菜の炊き合わせ …… 43
- 八宝菜 …… 44
- ブイヤベース …… 45
- ぶりの照り焼き …… 46
- ほたて貝柱と青梗菜のクリーム煮 …… 47
- まぐろサラダ …… 48
- まながつおの西京焼き …… 49

〈肉料理〉
〔牛肉〕
- むつのしょうが煮 …… 50
- 牛肉とピーマンの細切り炒め …… 51
- 牛肉のオイスター炒め …… 52
- 牛肉の八幡巻き …… 53
- すき焼き風煮物 …… 54
- ビーフステーキ …… 55

〔豚肉〕
- 肉野菜炒め …… 56
- 豚肉とキャベツのみそ炒め …… 57
- 豚肉のキムチ炒め …… 58
- 豚肉のしょうが焼き …… 59
- 豚肉のみそ漬け焼き …… 60
- ポークピカタ …… 61
- ゆで豚の中華ドレッシングあえ …… 62

〔鶏肉〕
- いり鶏 …… 63
- 親子煮 …… 64
- ささ身の梅しそ巻き …… 65
- 治部煮 …… 66
- チキンの照り焼き …… 67
- 鶏肉のから揚げ …… 68
- 鶏肉の五目みそ炒め …… 69
- 鶏肉のトマト煮 …… 70
- 蒸し鶏のピリ辛ソース …… 71

〔ひき肉〕
- 揚げだんごの甘酢あんかけ …… 72
- スタッフドピーマン …… 73

副菜
30〜40kcalのビタミンや食物繊維たっぷりの野菜中心のおかず …97

鶏つくねの炊き合わせ …74
ロールキャベツ …75
和風ハンバーグ …76

〈豆腐・大豆製品料理〉
厚揚げの中華風炒め …76
厚揚げのはさみ煮 …77
がんもどきとかぶの煮物 …78
おでん …79
いり豆腐 …79
ぎせい豆腐 …80
高野豆腐の炊き合わせ …81
チャンプルー …82
中華風冷ややっこ …83
豆腐サラダ …84
豆腐のえびあんかけ …85
豆腐の野菜あんかけ …86
肉豆腐 …87
麻婆豆腐 …88
焼き厚揚げ …89
湯豆腐 …90

〈卵料理〉
高野豆腐の卵とじ …91
卵と絹さやの炒め物 …92
にら卵玉焼き …93
三つ葉とちくわの卵とじ …94

〈あえ物〉
うどの酢みそあえ …95

オクラの山いもあえ …98
グリーンアスパラのカレーヨーグルトあえ …98
グリーンアスパラのごまみそあえ …99
昆布と野菜のからしじょうゆあえ …99
さらし玉ねぎ …100
こんにゃくの酢みそあえ …100
たけのこの木の芽あえ …101
たたきごぼう …101
なすとみょうがのおかかあえ …102
菜の花のからしあえ …102
にがうりの梅あえ …103
にらともやしの中華あえ …103
ほたて貝柱と三つ葉ののりあえ …104
ブロッコリーの酢じょうゆあえ …104
もやしのカレー風味 …105
モロヘイヤとオクラのあえ物 …105
ゆでキャベツと干し桜えびのからしじょうゆあえ …106
れんこんとひじきの梅あえ …106

〈炒め物〉
エリンギのバターソテー …107
こんにゃくのザーサイ炒め …107
さやいんげんとまぐろ缶詰めのソテー …108
まいたけと青梗菜のソテー …108

〈おひたし〉
ほうれんそうのおひたし …109
レタスとうどのおひたし …109

〈サラダ〉
うどとグレープフルーツのサラダ …110
海藻ミックスサラダ …110

かぶのサラダ …111
かぶの三色サラダ …111
グリーンサラダ …112
トマトのアンチョビーサラダ …112
白菜とオレンジのサラダ …113

〈酢の物〉
かぶと昆布の三杯酢 …113
きゅうりときくらげの酢の物 …114
きゅうりとわかめの酢の物 …114
大根とにんじんのなます …115
白菜のごま酢 …115
ピーマンと赤ピーマンのマリネ …116
カリフラワーとにんじんのピクルス …116
キャベツときゅうりの中華風 …117
たたききゅうりの甘酢カレー風味 …117

〈漬け物〉
かぶときゅうりのあちゃら漬け …118
れんこんの甘酢カレー風味 …118

〈煮物〉
うどの白煮 …119
きのこのしぐれ …119
切り昆布の煮物 …120
しめじとたけのこのうま煮 …120
たけのこのおかか煮 …121
春菊とたけのこの煮びたし …121
しらたきと干し桜えびのいり煮 …122
青梗菜と干し桜えびの煮物 …122
とうがんとかに缶のスープ煮 …123
にんじんのピリ煮 …123

副菜
50〜70kcalのタンパク質＋野菜が中心のヘルシーおかず …131

〈蒸し物〉
- きのこのワイン蒸し …124
- わらびの煮びたし …125
- 若竹煮 …125
- ブロッコリーのスープ煮 …126
- 白菜のスープ煮 …126
- ねぎのスープ煮 …126

〈焼き物〉
- 焼きなす …127
- 田楽 …127

〈その他〉
- しらすおろし …128
- しらたきのたらこまぶし …128
- ピリ辛ホットレタス …129
- 山いものせん切り …129
- 絹さやの黄身おろしかけ …130

〈あえ物〉
- 寒天ときゅうりのごまあえ …132
- きゅうりとかにの黄身酢あえ …132
- きゅうりと鶏肉のごま酢あえ …133
- 春菊としめじのくるみあえ …133
- 春菊のごまあえ …134
- 白あえ …135
- 焼きかますのおろしあえ …135
- わけぎのぬた …136

〈炒め物〉
- 野菜といかのしょうゆあえ …136
- 炒めなす …136
- レタスとかにの炒め物 …137
- なすとピーマンのみそ炒め風 …137
- スイートコーンのバター炒め …138
- グリーンアスパラのバター炒め …138
- キャベツのカレー風味 …138
- キャベツとコンビーフのソテー …139

〈サラダ〉
- いんげんとにんじんの和風サラダ …139
- グリーンアスパラサラダ …140
- コールスローサラダ …140
- ごぼうとささ身のサラダ …141
- せん切り大根とほたて貝柱のサラダ …141
- ツナサラダ …142
- ピーマンとカテージチーズのサラダ …142
- マカロニサラダ …143
- ミニトマトの二色サラダ …143

〈汁物〉
- クラムチャウダー …144
- 具だくさんのみそ汁風 …144

〈酢の物〉
- カリフラワーのマリネ …145
- きゅうりとたこの中華風酢の物 …145
- 切り干し大根の三杯酢 …146
- 青梗菜とはるさめのわさび酢 …146
- はるさめとハムの酢の物 …147

〈煮物〉
- いりおから …147
- かぶと厚揚げの煮物 …148
- 根菜の田舎煮 …148
- こんにゃくのおかか煮 …149
- セロリとベーコンのミルク煮 …149
- 大根とあさりの煮物 …150
- 大豆とひじきの煮物 …151
- 青梗菜とうなぎの煮びたし …151
- 青梗菜のクリーム煮 …152
- 青梗菜の中華煮 …152
- にんじんのグラッセ …153
- 白菜と鮭缶の煮びたし …153
- 白菜の干しえびあんかけ …154
- ブロッコリーのかにあんかけ …154
- ふろふき大根 …155
- 焼き麩の卵とじ …155
- れんこんのきんぴら …156
- ごぼうとカリフラワーの梅風味 …156
- 切り干し大根と油揚げの煮物 …157
- 切り干し大根の中華煮 …157
- 京菜と油揚げの煮びたし …158
- キャベツのいり煮 …158
- かぼちゃの含め煮 …159
- かぶのみそぼろかけ …159

〈焼き物〉
- いんげんの南蛮焼き …160
- カリフラワーとブロッコリーのミニグラタン …160
- ししとうの串焼き …161
- なすのチーズ焼き …161
- にら玉フルフル …162
- 野菜の五色焼き …162

野菜のホイル焼き ……… 163
〈その他〉
板わさ ……… 163
納豆 ……… 164
冷ややっこ ……… 164

主食と主菜がいっしょになった 一皿メニュー ……… 165

炊き込みご飯 ……… 166
五目チャーハン ……… 167
カレーライス ……… 168
五目ちらし ……… 169
牛丼 ……… 170
うな丼 ……… 171
鍋焼きうどん ……… 172
冷やし中華 ……… 173
焼きそば ……… 174
スパゲッティ・ミートソース ……… 175
サンドイッチ ……… 176

20kcal以内の副菜を補って栄養のバランスをとる 低エネルギーおかず ……… 177

アスパラのからしじょうゆあえ ……… 178
えのきのわさび漬けあえ ……… 178
オクラのおかかあえ ……… 178
カリフラワーのカレー風味 ……… 178
キャベツのとろろ昆布あえ ……… 179
小松菜ののりあえ ……… 179
しめじのおろしあえ ……… 179
せりのからしあえ ……… 179
大根の梅肉あえ ……… 180
なすのごまじょうゆあえ ……… 180
なめこのおろしあえ ……… 180
貝割れ菜のおひたし ……… 180
小松菜と黄菊のおひたし ……… 181
にらともやしのおひたし ……… 181
ほうれんそうとまいたけのおひたし ……… 181
海藻サラダ ……… 181
トマトとバジルのサラダ ……… 182
もずくの二杯酢 ……… 182
梅干し ……… 182
きゅうりの南蛮漬け ……… 182
セロリときゅうりのりんご酢漬け ……… 183
白菜の柚香漬け ……… 183
大根のレモン漬け ……… 183
大根のもみ漬け ……… 183
絹さやの煮びたし ……… 184
切り昆布とまいたけの煮物 ……… 184
ちぎりこんにゃくのさんしょう煮 ……… 184
生わかめのスープ煮 ……… 184
白菜のさんしょう煮 ……… 185
ふきの青煮 ……… 185
きのこのワイン蒸し ……… 185
えのきの焼きびたし ……… 185
焼きしいたけ ……… 186
オクラと長ねぎの酢じょうゆ ……… 186
クレソンのレモンじょうゆ ……… 186
昆布のつくだ煮 ……… 186
こんにゃくの刺し身 ……… 187
春菊とえのきのゆずしょうゆ風味 ……… 187
もやしと青じそのおかかじょうゆ ……… 187
焼きのり ……… 187

おいしく食べて高脂血症を改善する 毎日の調理テクニック

● 血液中のコレステロールや中性脂肪を減らすには ……… 188
● 油の使用量を控えてエネルギーをコントロールする
● 塩分をコントロールする

索引 ……… 191

この本の約束ごと

■材料の計量には、一般的な計量スプーンや計量カップを使っています。すりきりで小さじ1＝5㎖、大さじ1＝15㎖、1カップ＝200㎖です。
■小さじ1/5未満の分量と、目分量で少量のものは「少々」で表示してあります。
■フライパンを使う料理では、油の使用量を控えるため、できるだけフッ素樹脂加工やセラミック加工のフライパンを利用しましょう。
■材料欄にある「だし汁」とは、昆布と削りがつおでとった和風だしです。市販のだしの素を使う場合は、だしの素そのものに塩分が含まれていることが多いので、味つけに使う塩やしょうゆ、みそなどの分量を減らしましょう。
■作り方に明記した電子レンジの加熱時間は、500Wの場合の目安です。400Wなら時間を2割増、600Wなら時間を2割減にしてください。
■料理ごとに表示してあるエネルギー量は、「低エネルギーおかず」以外は、一の位を四捨五入して10kcal刻みで示してあります。
■家族の分もまとめて作る場合は、材料の使用量を人数分だけ掛け算してふやします。

コレステロールと中性脂肪を減らし、血液をサラサラにする食事6つのポイント

高脂血症とは、血液中にとけ込んでいる脂質（脂肪の成分の総称）の中でも、特に総コレステロールや中性脂肪の量が多すぎる状態をいいます。この高脂血症はれっきとした病気で、動脈硬化を引き起こす引きがねになったり促進したり、さらにその動脈硬化が要因になって心筋梗塞や脳卒中などの命にかかわる病気を招くため、問題とされるのです。

血中脂質値は食生活に大きく影響されるため、高脂血症の治療の基本は食事療法にあります。薬物療法を受けるにしても、食事療法を治療の基礎に紹介しましょう。

そこで、血液中の余分なコレステロールや中性脂肪を減らして血液をサラサラに保ち、動脈硬化を予防するための食事療法の6つのポイントを以下にご紹介しましょう。

おくと、薬の効果があらわれやすくなります。

① 食事でとる摂取エネルギーを適切にする

高脂血症の人にとっては、肥満がいちばんの大敵です。肥満とは、体に必要以上の体脂肪が蓄積されている状態です。血液中のコレステロールや中性脂肪も高くなりがちで、高脂血症や動脈硬化を起こしやすくなります。あなたにとって1日に必要なエネルギー量（＝1日の総摂取エネルギー量）を主治医や管理栄養士から指導してもらい、自分に合った適切な食事量にしていくことが必要です。

② 栄養バランスのよい食事をとることが基本

高脂血症の食事療法では、控えなければならない食品はありますが、食べてはいけない食品はありません。なによりもまず心がけていただきたいのは、栄養のバランスのよい食事をとることです。「栄養バランスがよい」とは、三大栄養素、つまり炭水化物、タンパク質、脂質を過不足なく、適正に摂取することです。具体的には、総エネルギー量の55〜65％を炭水化物、12〜18％をタンパク質、20〜25％を脂質という割合でとるようにします。

本書の仕組みに従ってメニューを選んでいけば、栄養バランスのよい食事が自動的に実行できます。

③ コレステロールや糖質の多い食品は控えめにする

コレステロールは卵の黄身、牛・豚・鶏などのレバーなどの内臓肉、イクラやたらこなど魚の卵や内臓、ラード（豚脂）、ヘット（牛脂）、バター、生クリームなどに多く含まれています。高コレステロール血症の人は、コレステロールの総摂取量が1日300mgを超えないようにしましょう。

鶏卵、特に卵黄には1個あたり約215mgのコレステロールが含まれているため、鶏卵を使った料理を食べたら、ほかの2食では卵を使った料理を食べたら、ほかの2食ではコレステロールの少ない食材を選ぶようにします。

また、中性脂肪はご飯やパンなどの主食や砂糖などに含まれる糖質を原料に、体内で合成されます。そこで、特に消化吸収されやすい砂糖や果糖（果物に多く含まれる）など甘い糖質を多く含む食品は控える必要があります。

④ 脂質をとりすぎない

1日にとる食事エネルギー量の中で、脂質の割合は成人で20〜25％が適当とされています。ところが実際には、現在の日本人の食生活では、その割合が25％を超えています。脂質のとりすぎは肥満を招くほか、コレステロールや中性脂肪をふやす原因にもなるので、とる量には大いに注意を払いたいところです。

たとえば、1日の総摂取エネルギーが1800kcalの人の場合、適切な脂質量は40〜50g程度になります。これは調理に使用する植物性の油や、肉などに含まれる動物性の脂肪分も含めての量です。調理に使う油の使用量は調節がききますから、1日15〜20g（大さじ1〜大さじ1$\frac{1}{2}$杯）程度にし、脂質をとりすぎないように注意しましょう。

⑤ 質のよい油脂をバランスよくとる

油脂を構成する材料である脂肪酸には、飽和脂肪酸と不飽和脂肪酸（一価不飽和脂肪酸、多価不飽和脂肪酸）があります。これら脂肪酸の摂取バランスにも注意する必要があります。

飽和脂肪酸は肉の脂身やラード、バターなどに多く含まれています。一価不飽和脂肪酸はオリーブ油などに、多価不飽和脂肪酸は大豆油、調合油、コーン油などの植物性油や、いわし、さんま、さばなどの青背の魚に含まれています。

これらの青背の魚を食べ、調理用の油は植物油を使って、こうした脂肪酸をバランスよくとるようにしましょう。

⑥ 食物繊維をたっぷりとる

食物繊維には腸管でのコレステロールの吸収を抑える働きがあるほか、胃の中で膨張して満腹感を覚えさせ、エネルギー摂取のコントロールにも一役買ってくれます。食物繊維は野菜、きのこ類、こんにゃく、海藻類などに多く含まれていますから、これらを心がけて食べるようにしましょう。食物繊維は1日に25gを摂取するのが理想です。

主菜と副菜、低エネルギーおかずを好みで選ぶだけ。栄養計算はいっさいいりません

その日の気分や体調で、自由におかずを選べるのが魅力です

本書は、高脂血症の食事療法のための献立集です。ところで、診断や実際の治療では、高脂血症を次のように3つに分類しているのをご存じでしょうか。

● **高コレステロール血症**
コレステロール値だけが高い場合
● **高中性脂肪血症**
中性脂肪値だけが高い場合
● **高コレステロール・高中性脂肪血症**
コレステロール値と中性脂肪値の両方が高い場合

それぞれのタイプによって、食事療法の進め方は多少違いますが、**本書の献立は、いずれのタイプの高脂血症にも適する**ように設計されています。

さて、本来であれば、高脂血症の食事療法を実践するには、8～9ページに紹介したポイントに従って、栄養のバランスに配慮しながらこまかいエネルギー（カロリー）計算をして献立を立てなければなりません。

この本の最大の特徴は、そういっためんどうな栄養計算がいっさい不要なことです。エネルギーの調整や栄養素の配分がバランスよく設計されているので、あなたが自分でエネルギー計算をする必要はいっさいありません。簡単な仕組みに従って料理を選び、あとは表示の材料の重量を守って作るだけです。

たとえば、主菜に「さばのみそ煮」36ページ）を選ぶとしましょう。次は副菜を選びます。副菜は🌸グループ（97～130ページ）の中から1品、そして🌿グループ（131～164ページ）の中から好きなものを1品、合わせて2品を選ぶことができます。さらにビタミンやミネラル、食物繊維を補給するために、「低エネルギーおかず」（177～187ページ）の中から、好きなものを1品追加します。また、汁物は、14ページに紹介した程度のエネルギー量であれば、1日1杯までならってかまいません。

これらのおかずや汁物とともに、1日の総摂取エネルギーに応じて分量が決められた主食（11ページ参照）と間食・デザート（12～13ページ参照）をとることが、この本の基本的な仕組みです。

このルールの範囲内なら、料理はどのように組み合わせても栄養バランスがとれ、エネルギー量もほぼ一定しますので、手軽に1日の総摂取エネルギーが1400、1600、1800kcalの食事が実践できます。その日に食べたい料理を好みで組み合わせて、自由に楽しくバラエティーに富んだ献立をコーディネートしてください。

おかずはこのように選びます

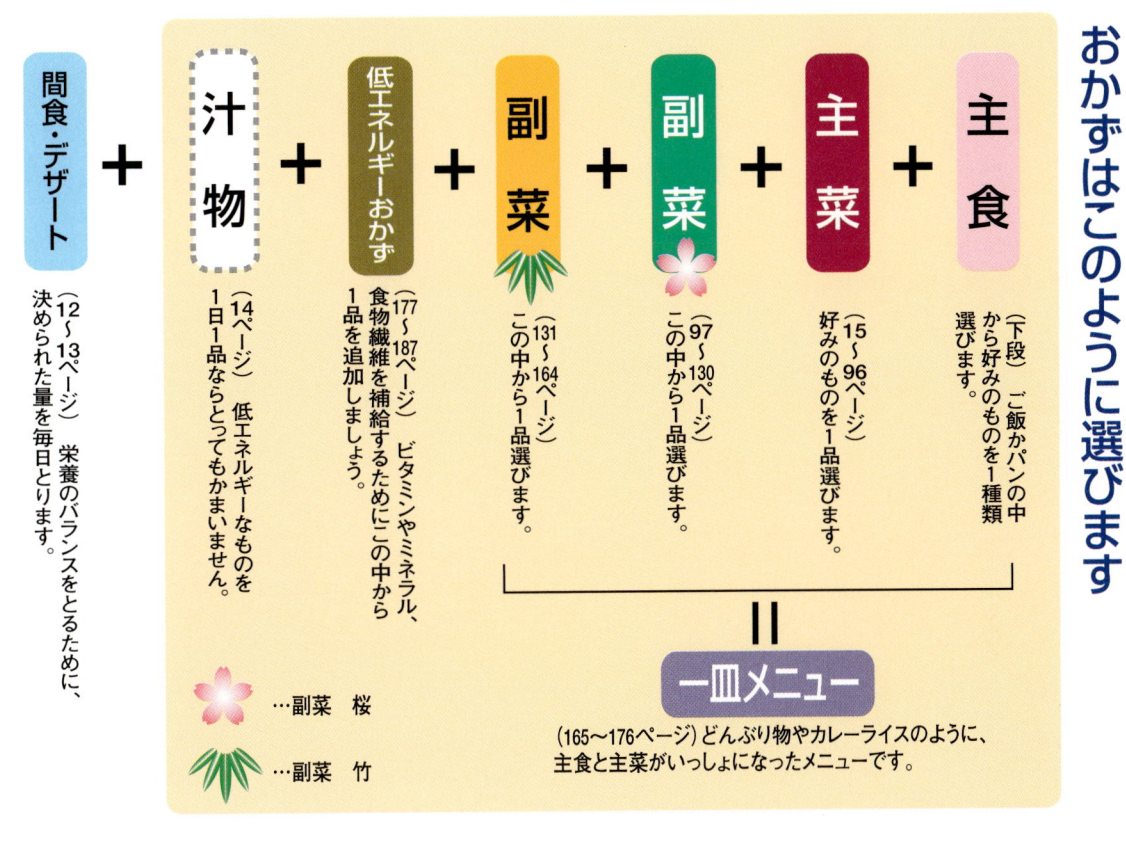

間食・デザート ＋ 汁物 ＋ 低エネルギーおかず ＋ 副菜 ＋ 副菜 ＋ 主菜 ＋ 主食

- **間食・デザート**（12〜13ページ）栄養のバランスをとるために、決められた量を毎日とります。
- **汁物**（14ページ）低エネルギーなものを1日1品ならとってもかまいません。
- **低エネルギーおかず**（177〜187ページ）ビタミンやミネラル、食物繊維を補給するためにこの中から1品を追加しましょう。
- **副菜**（131〜164ページ）この中から1品選びます。
- **副菜**（97〜130ページ）この中から1品選びます。
- **主菜**（15〜96ページ）好みのものを1品選びます。
- **主食**（下段）ご飯かパンの中から好みのものを1種類選びます。

🌸…副菜 桜
🎋…副菜 竹

＝ **一皿メニュー**
（165〜176ページ）どんぶり物やカレーライスのように、主食と主菜がいっしょになったメニューです。

主食を選びます

1食ごとに、以下のうち、いずれかを選びます。あなたにとって適正な1日の総摂取エネルギー量については、主治医や管理栄養士の指示をあおいでください。

適正エネルギー別　1食あたりの主食量

適正エネルギー	ご飯（目安量）	食パン（目安量）	バターロール（目安量）
1400kcal	小さい茶碗軽く1杯（100g）	6枚切り1枚（60g）	小2個弱（50g）
1600kcal	中くらいの茶碗八分目強（150g）	6枚切り1枚と半分（90g）	小2個と半分（75g）
1800kcal	中くらいの茶碗1杯（175g）	6枚切り2枚弱（110g）	小3個（90g）

牛乳・乳製品&果物は、毎日必ずとりましょう

■間食やデザートでとれば、栄養バランスは完璧に！

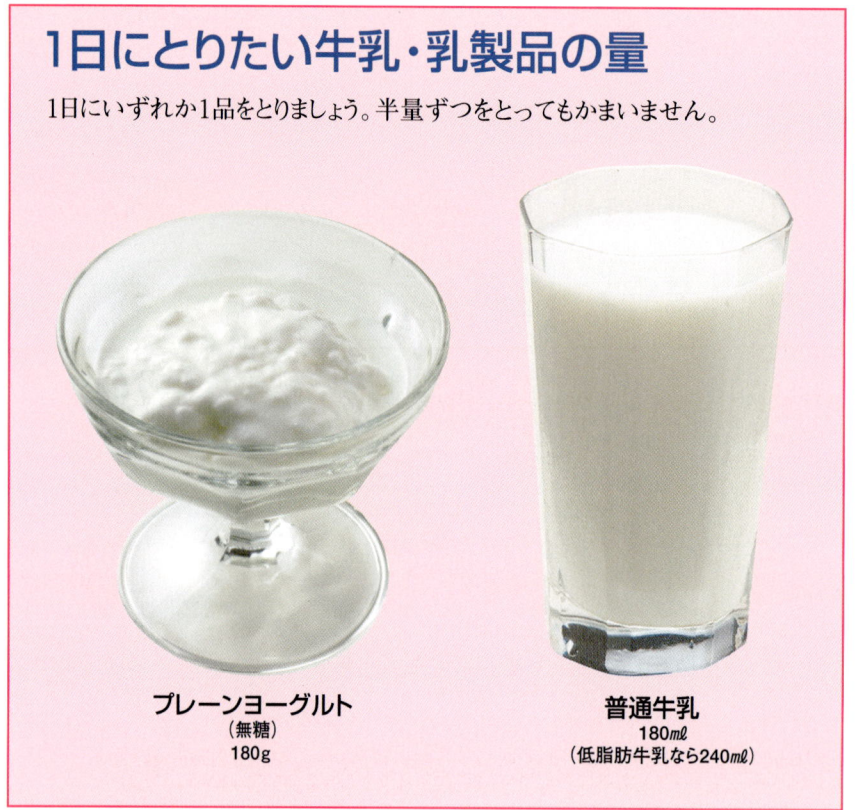

1日にとりたい牛乳・乳製品の量

1日にいずれか1品をとりましょう。半量ずつをとってもかまいません。

プレーンヨーグルト
（無糖）
180g

普通牛乳
180㎖
（低脂肪牛乳なら240㎖）

栄養のバランスをとるため、三度の食事とは別に、毎日必ずとってほしいのが「牛乳・乳製品」と「果物」です。

牛乳は不足しがちなカルシウムや良質なタンパク質を豊富に含む栄養価の高い食品です。1日180㎖（コップ約1杯）をとるようにしましょう。低脂肪牛乳なら240㎖飲めます。牛乳が苦手な人は、かわりにプレーンヨーグルト180gでもかまいません。その場合、砂糖を使うのはできるだけ避け、表に示したような果物を加えて、その甘みを利用することをおすすめします。

果物にはビタミン、ミネラル、食物繊維などが含まれ、特にビタミンCの重要な供給源です。1日に食べられる量は果物によって違うので、表を参考にしてください。果物は糖分も多く含まれるので、食べすぎるとエネルギーのとりすぎにつながります。必ず決められた量を守りましょう。

なお、牛乳と果物は、必ずしもいっしょにとる必要はありません。間食としてとってもいいし、三度の食事いずれかに飲み物として添えたり、デザートとしてとるなど、好みのスタイルでどうぞ。

1日に食べられる果物の量

1日にいずれか1種類の果物を、示されている分量だけとりましょう。
または、2種類の果物を半量ずつとってもかまいません。

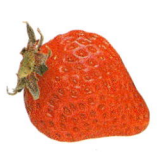
いちご
総重量　300g／正味量　290g
目安量　中15粒

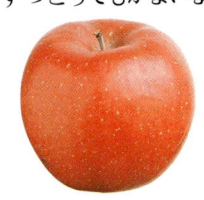
りんご
総重量　200g／正味量　170g
目安量　中 $\frac{1}{2}$ 個

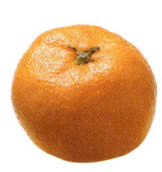
みかん
総重量　280g／正味量　220g
目安量　中2個

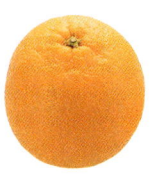
オレンジ（バレンシア）
総重量　420g／正味量　250g
目安量　中1個

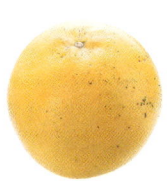
グレープフルーツ
総重量　340g／正味量　240g
目安量　中1個

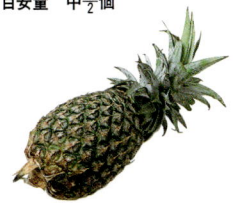
パイナップル
総重量　280g／正味量　180g
目安量　中 $\frac{2}{5}$ 個

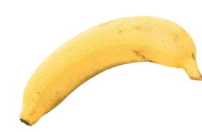
バナナ
総重量　180g／正味量　110g
目安量　中1本

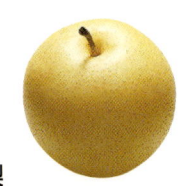
梨
総重量　260g／正味量　220g
目安量　中 $\frac{1}{2}$ 個

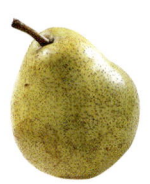
洋梨
総重量　200g／正味量　170g
目安量　中1個

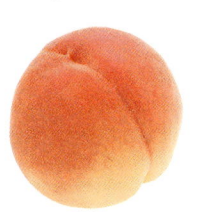
桃
総重量　270g／正味量　230g
目安量　中1個

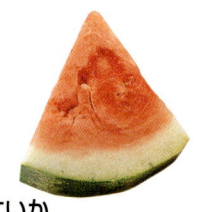
すいか
総重量　420g／正味量　250g

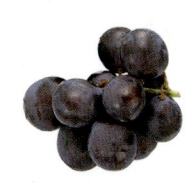
ぶどう（巨峰）
総重量　200g／正味量　160g
目安量　8～10粒

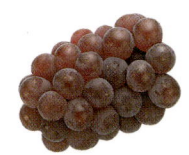
ぶどう（デラウェア）
総重量　200g／正味量　160g
目安量　中 $\frac{2}{3}$ 房

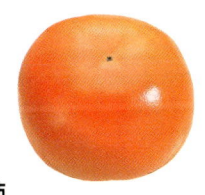
柿
総重量　180g／正味量　160g
目安量　中1個

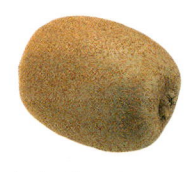
キウイフルーツ
総重量　200g／正味量　170g
目安量　中 $2\frac{1}{2}$ 個

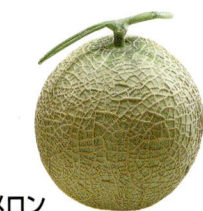
メロン
総重量　460g／正味量　230g

※正味量とは、皮や種を除いた純粋に食べられる量のことです。
※すいかとメロンは大きさに差があるので、目安に頼らず、きちんと計量しましょう。
「五訂日本食品標準成分表」のデータから概算

汁物は1日1杯までにしましょう

汁物のエネルギー量は、具を入れない状態では、みそ汁1杯が約25kcal、吸い物やコンソメスープはほぼゼロです。いずれも、このページに紹介した程度の貝・野菜・きのこ・海藻を具にした汁物なら、1日1杯であればエネルギーのことを考えないでとってもかまいません。

ただし、豚汁やけんちん汁などのように具だくさんなうえ、材料を油で炒めてあったり、ポタージュ類のようにバターや牛乳などが使ってある場合は例外です。エネルギー量、脂質量ともに多いからで、そうした汁物については「副菜」として扱います。具体的なとり方については、管理栄養士に相談してください。

ご飯食の場合、そのつど汁物をつけたくなりがちですが、塩分の面からもやはり1日1杯までにとどめるのが賢明です。

（例1）みそ汁

いずれも1杯の量は150mℓ、みその使用量は12gまで

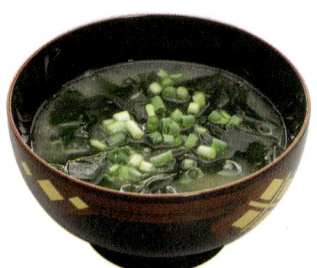

●わかめのみそ汁
（わかめ5g・万能ねぎ½本）
エネルギー28kcal
塩分1.7g

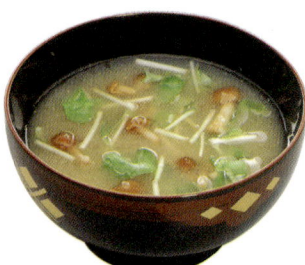

●なめこのみそ汁
（なめこ20g・三つ葉5g）
エネルギー30kcal
塩分1.6g

（例2）吸い物

いずれも1杯の量は150mℓ、しょうゆの使用量は小さじ½、塩少々まで

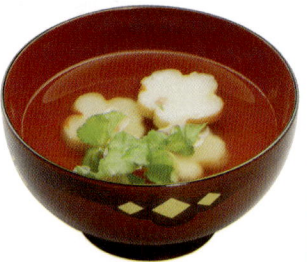

●麩の吸い物
（花麩3個・三つ葉1本）
エネルギー6kcal
塩分1.4g

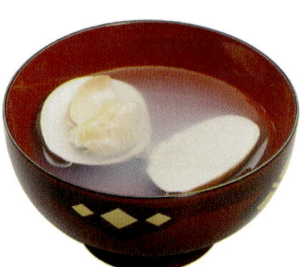

●はまぐりの吸い物
（殻つきはまぐり1個）
エネルギー9kcal
塩分1.6g

（例3）スープ

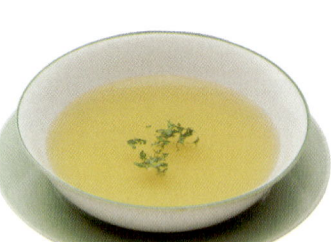

●コンソメスープ　200mℓ
（固形コンソメスープの素½個・塩少々・パセリのみじん切り少々）
エネルギー5kcal
塩分1.4g

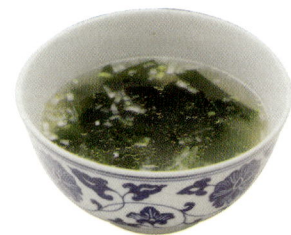

●わかめの中華スープ　150mℓまで
（わかめ5g・長ねぎ少々・ごま油小さじ½・塩少々・鶏ガラスープの素小さじ1）
エネルギー20kcal
塩分0.9g

血管をしなやかにし、動脈硬化を防ぐメニュー集

栄養バランスの要となる味わい豊かな献立の主役

主菜

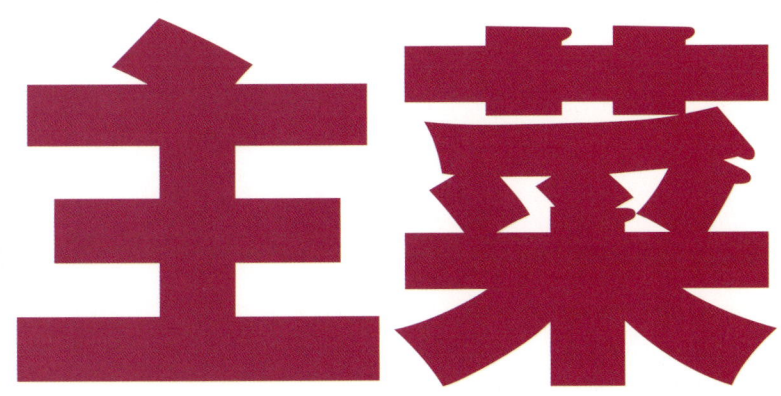

- 料理ごとに表示してあるエネルギー量、塩分量などの栄養データはすべて1人分です。
- 材料の分量は1人分です。特に指定のないものは原則として、使用量は正味量(野菜なら、へたや皮などを除いた、純粋に食べられる量)で表示してあります。
- 材料は、特に指定のないものは原則として、水洗いをすませ、野菜などは皮をむくなどの下ごしらえしたものを使います。
- 肉、魚、卵、豆腐や大豆製品をまんべんなくとるメニュー選びを心がけましょう。

▼1食分の献立のとり方　これは便利！好きなおかずを選ぶだけ！

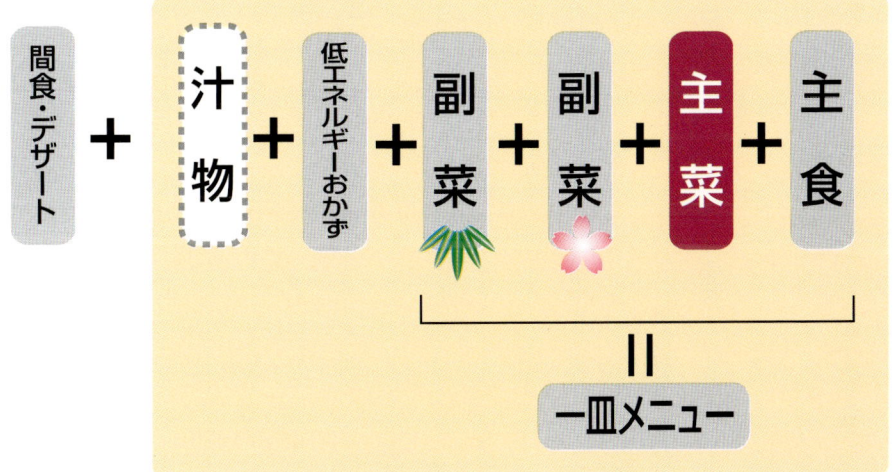

この仕組みに従っておかずなどを選んでいくと、栄養バランスを考慮したエネルギー(カロリー)計算にもとづく、健康的な1日の献立が自動的に設計できます。

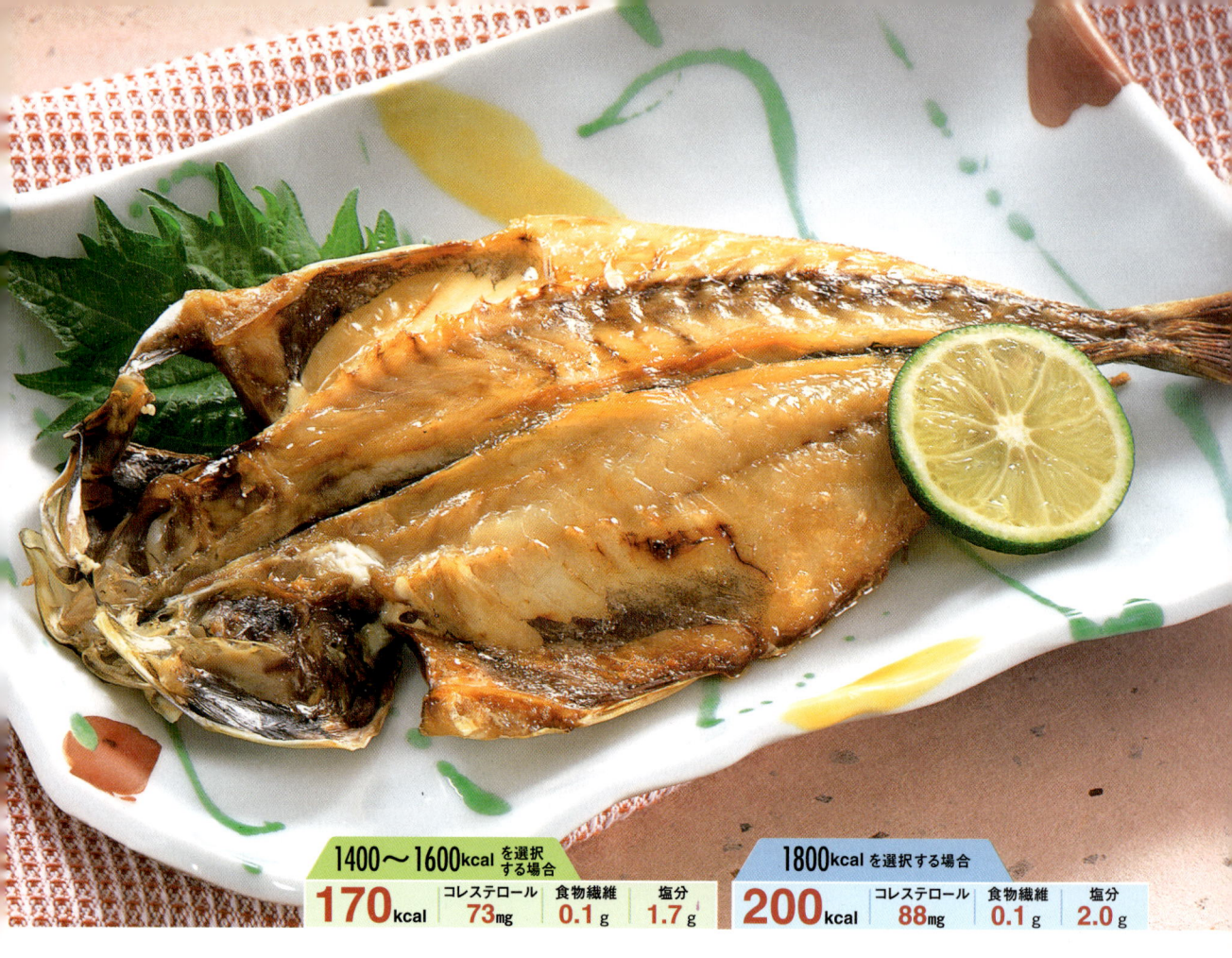

1400～1600kcal を選択する場合			
170kcal	コレステロール **73**mg	食物繊維 **0.1**g	塩分 **1.7**g

1800kcal を選択する場合			
200kcal	コレステロール **88**mg	食物繊維 **0.1**g	塩分 **2.0**g

忙しい朝に最適な定番焼き魚メニュー
あじの干物焼き

〈作り方〉

❶ よく熱した焼き網に、あじの開き干しを身の側を下にしてのせ、弱めの中火で焼く。ほどよい焼き色がついたら裏返し、火が通るまで焼く。

❷ 青じそを敷いた皿に①を盛り、かぼすの薄輪切りを添える。

健康メモ

干物は、おろした魚を食塩水につけて乾燥させてあるので、塩分があります。1食あたりの塩分摂取量は3g以内にとどめたいので、副菜はできるだけ塩分量の少ないものを選びましょう。

■材料（1人分）	1400～1600kcal	1800kcal
あじの開き干し	100g	大1枚（120g）
つけ合わせ		
青じそ	1枚	1枚
かぼす、またはすだち（薄輪切り）	1枚	1枚

主菜 魚介料理

脂肪が少なく低エネルギーな白身魚を使って

あまだいのちり蒸し

■材料(1人分)

		1400～1600kcal	1800kcal
あまだい(切り身)		90g	100g
絹ごし豆腐		60g	100g
生しいたけ		1個	1個
にんじん		20g	20g
春菊		20g	20g
昆布		10cm	10cm
塩		少々	少々
A	昆布だし	1/2カップ	1/2カップ
	日本酒	小さじ1	小さじ1
	塩	少々	少々
B	しょうゆ	小さじ1	小さじ1
	酢	小さじ2	小さじ2
大根おろし		大さじ1	大さじ1
一味とうがらし		少々	少々

〈作り方〉

❶ あまだいは切り身を半分に切り、ざるに並べてのせ、塩を振ってそのまましばらくおく。

❷ 昆布はぬれぶきんで表面の汚れをふき、水1/2カップにつけて、やわらかくなるまでもどす。昆布をつけた水は、昆布だしとしてAで使う。

❸ Bを合わせてたれを作り、取り鉢に移しておく。

❹ 大根おろしに一味とうがらしをまぜ合わせ、もみじおろしを作る。

❺ 豆腐は大きめのやっこに切る。生しいたけは、かさに浅く星形に3本の切り込みを入れる。にんじんは薄切りにして、花型で抜くか飾り切りにする。春菊はざく切りにする。

❻ 器に②の昆布を敷き、水けをふいた①のあまだいをのせて、まぜたAを注ぐ。

❼ 沸騰させた蒸し器に⑥を器ごと入れて強火で5分蒸し、⑤を加えてさらに2分蒸す。

❽ ⑦をとり出し、もみじおろしを適量加えた③のたれにつけて食べる。

1400～1600kcalを選択する場合 **170kcal** コレステロール 47mg 食物繊維 1.9g 塩分 1.9g

1800kcalを選択する場合 **200kcal** コレステロール 52mg 食物繊維 2.0g 塩分 1.9g

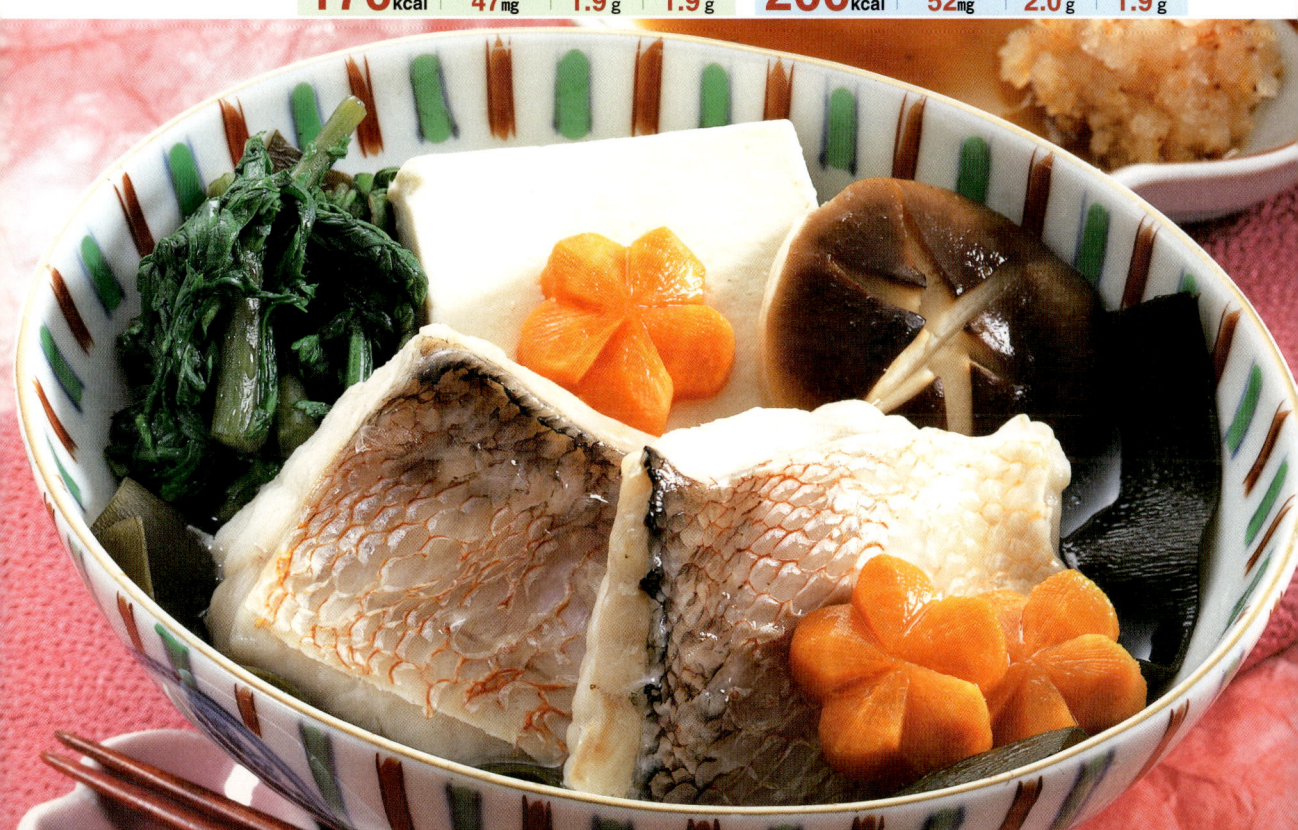

カレーの風味がきいて薄味でもおいしい

いかとしめじのカレーマリネ

〈作り方〉

1. いかは皮をむいて1cm幅の輪切りに。しめじは石づきを切り落として小分けにする。
2. 玉ねぎとにんにくはみじん切りにする。
3. 小さなボウルにAを入れてよくまぜ、マリネ液を作る。
4. 鍋に沸かした熱湯で、①をそれぞれ強火でさっとゆで、ざるに上げる。
5. ④に②と③を1時間以上つけ込む。
6. 器にサラダ菜を敷き、⑤を盛る。

健康メモ

いかは、低脂肪で低エネルギーの食品です。すみに含まれるリゾチームという成分には、抗ガン作用があるといわれています。

■材料（1人分）

		1400〜1600kcal	1800kcal
いか（胴）		110g	120g
しめじ		55g	55g
玉ねぎ		35g	35g
にんにく		$\frac{1}{4}$片	$\frac{1}{4}$片
A	水	大さじ3	大さじ3
	コンソメスープの素（固形）	$\frac{1}{4}$個	$\frac{1}{4}$個
	酢	小さじ1	小さじ1
	サラダ油	小さじ1弱	小さじ1強
	カレー粉	少々	少々
	塩、こしょう	各少々	各少々
つけ合わせ			
サラダ菜		3枚	3枚

1400〜1600kcalを選択する場合　170kcal　コレステロール 297mg　食物繊維 3.0g　塩分 1.5g

1800kcalを選択する場合　190kcal　コレステロール 324mg　食物繊維 3.0g　塩分 1.6g

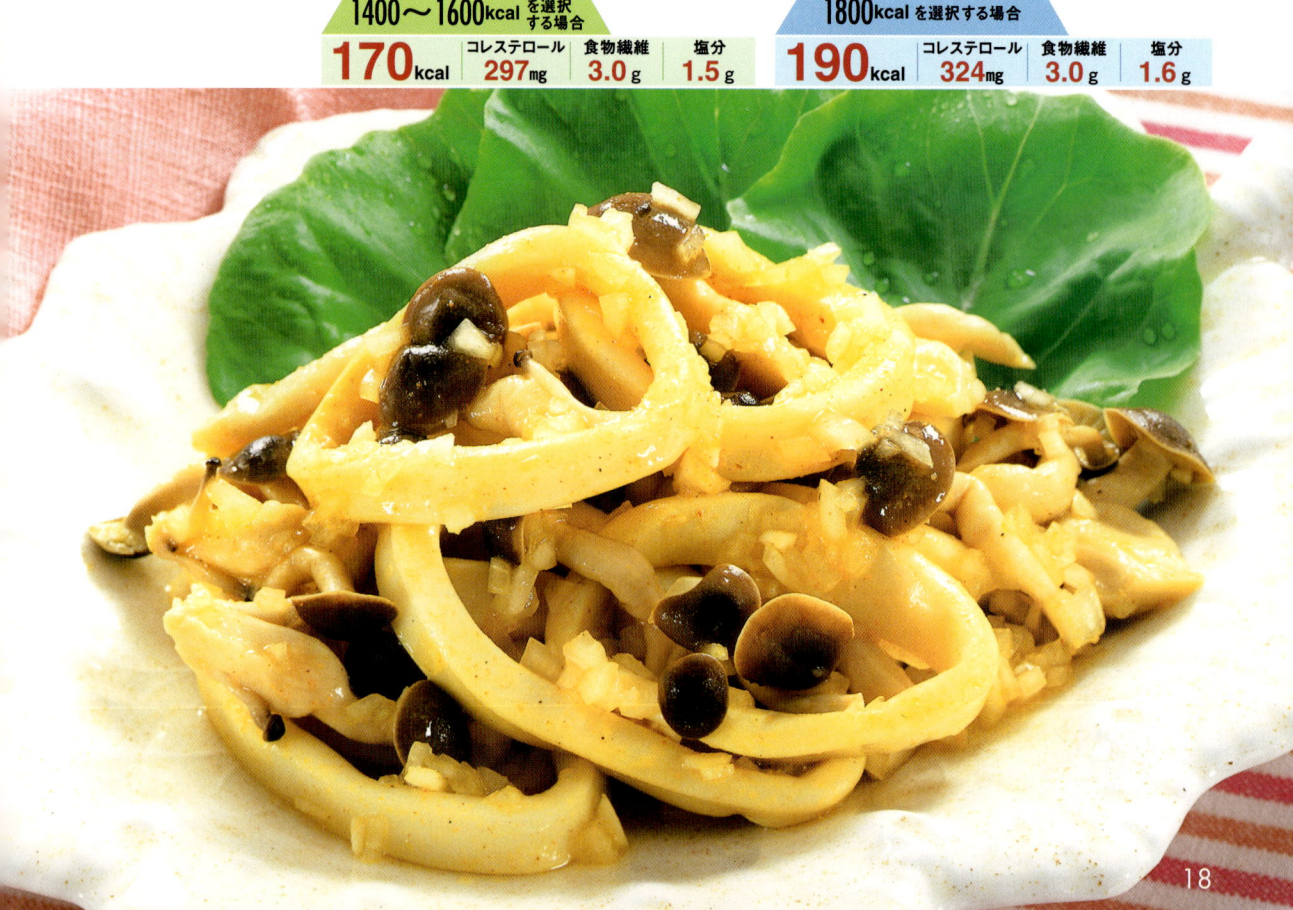

主菜 魚介料理

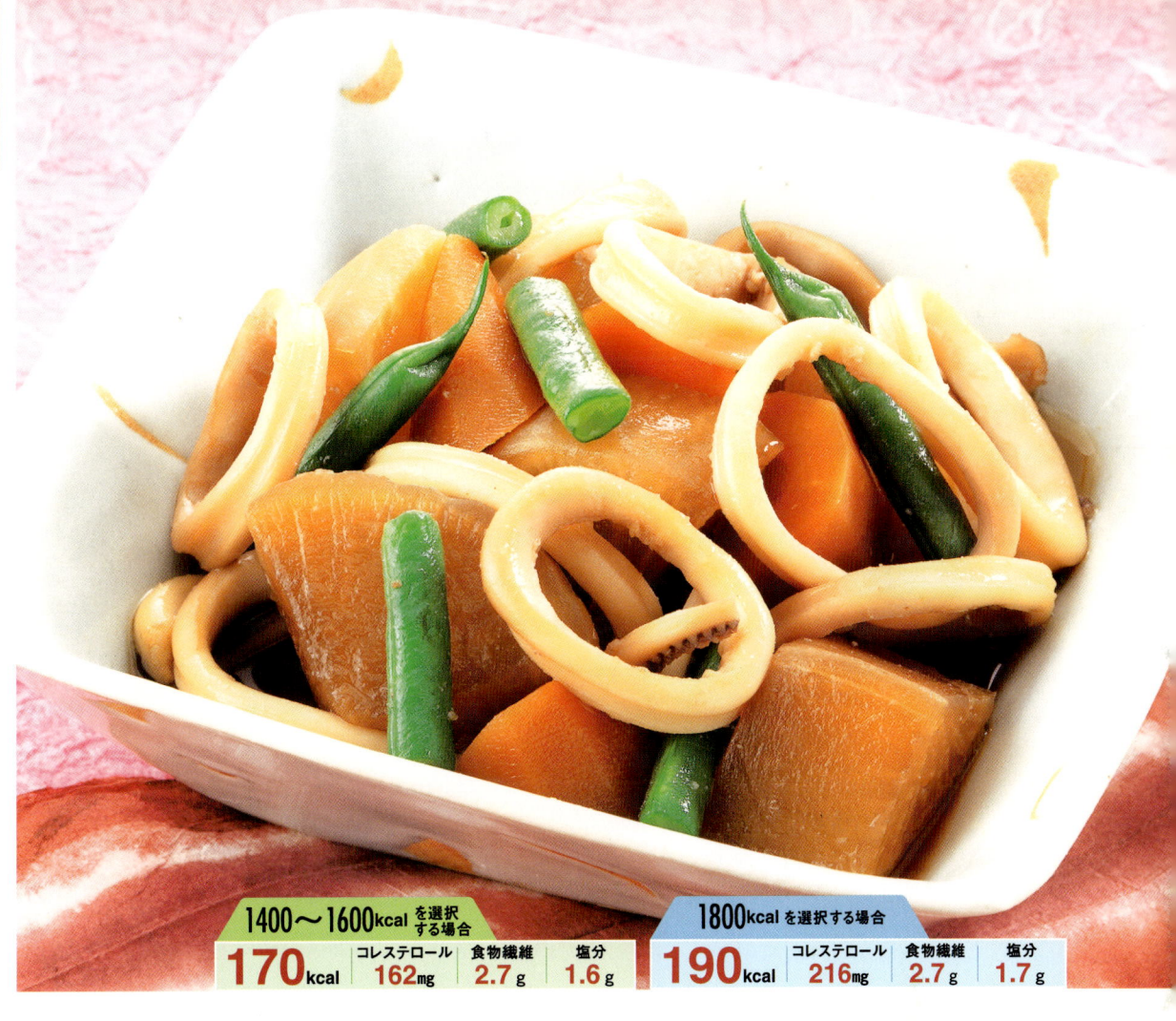

1400～1600kcalを選択する場合			
170kcal	コレステロール 162mg	食物繊維 2.7g	塩分 1.6g

1800kcalを選択する場合			
190kcal	コレステロール 216mg	食物繊維 2.7g	塩分 1.7g

いかのうまみを野菜にしみ込ませた

いかと野菜の煮物

〈作り方〉

❶ 大根は1cm厚さくらいのいちょう切りにし、にんじんは乱切りにする。

❷ いかの胴は皮をむき、1cm幅の輪切りにする。足は足先を切り落として2〜3本ずつくらいに切り分ける。

❸ 鍋にごま油を入れて熱し、①を強火で軽く炒め合わせる。ここにだし汁を加え、煮立ったら中火にして煮る。

❹ 大根が透き通ってきたらAを加え、②も入れて、いかの色が変わるまで煮る。筋をとったさやいんげんを3cm長さに切って加え、一煮して、火を止める。

■材料（1人分）		1400～1600kcal	1800kcal
いか		60g	80g
大根		100g	100g
にんじん		40g	40g
さやいんげん		15g	15g
だし汁		$\frac{3}{4}$カップ	$\frac{3}{4}$カップ
A	砂糖	小さじ$\frac{2}{3}$	小さじ$\frac{2}{3}$
	みりん	小さじ$\frac{1}{2}$	小さじ$\frac{1}{2}$
	しょうゆ	小さじ1強	小さじ1強
ごま油		小さじ$1\frac{1}{2}$	小さじ$1\frac{2}{3}$

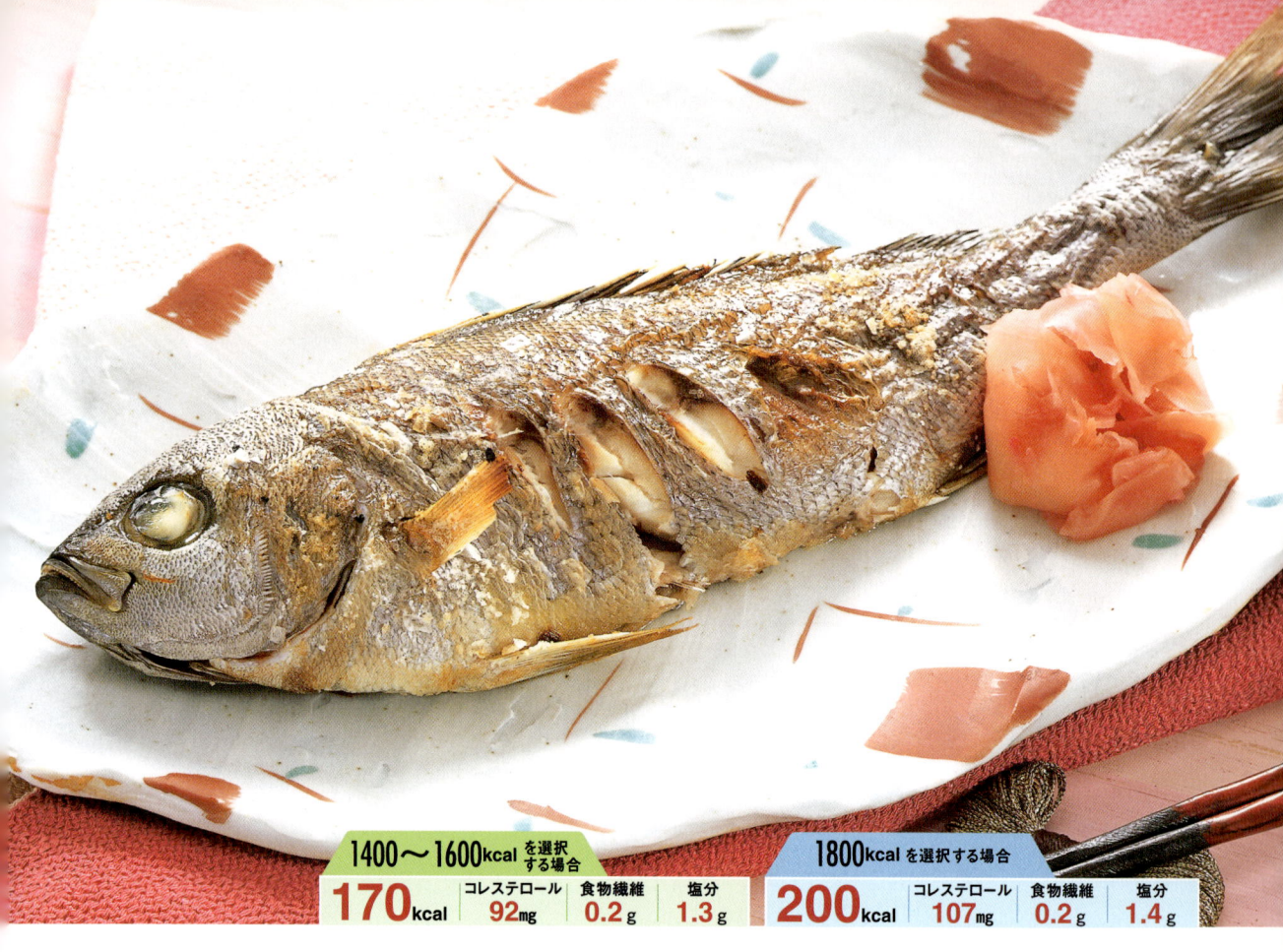

1400〜1600kcalを選択する場合			
170kcal	コレステロール 92mg	食物繊維 0.2g	塩分 1.3g

1800kcalを選択する場合			
200kcal	コレステロール 107mg	食物繊維 0.2g	塩分 1.4g

EPAやDHAを多く含む夏を代表する白身魚
いさきの塩焼き

◆材料（1人分）

	1400〜1600kcal	1800kcal
いさき	130g	150g
塩	少々	少々
つけ合わせ		
しょうがの甘酢漬け	10g	10g

〈作り方〉

❶ いさきは、エラを引き出して切りとり、盛りつけたとき裏側になるほう（頭を右にした面）の腹に切り込みを入れて腹わたをかき出す。手早く流水で腹の中やエラぶたの中もよく洗って、水けをふきとる。

❷ ①の表側（頭を左にした面）に、中までよく火が通るよう、また魚を焼いているときに皮が破けないように、斜めの切り込みを浅く3本入れる。

❸ 分量の塩を軽く握って、魚の30cmほど上から全体に均一に振り、裏面にも振る。

❹ よく熱した焼き網に③を頭が右にくるようにのせ、中火で焼く。ほどよく焼き色がついたら裏返し、同様に焼く。

❺ 皿に、④を頭が左にくるように盛りつけ、しょうがの甘酢漬けを添える。

健康メモ

いさきは初夏の産卵前が脂がのって特に美味。その脂には中性脂肪値を下げる働きを持つ脂肪酸の一種、EPAやDHAが多く含まれています。健康効果も高まる旬のものを味わってみてください。

主菜 魚介料理

いわしの脂にはEPAやDHAが豊富
いわしのさっぱり煮

〈作り方〉

❶ いわしは頭と内臓をとり除いて水洗いし、ペーパータオルなどで水けをふきとる。
❷ 鍋にAとしょうがの薄切り、梅干しを入れて強火にかけ、一煮立ちさせる。
❸ ②に①を入れ、再び煮立ったら落としぶたをし、骨がやわらかくなるまで弱火で40分ほど煮る(途中、汁けがなくなったら水を少量ずつ足していく)。
❹ ③を器に盛り、ゆでて半分に切ったオクラと煮汁の中のしょうがをつけ合わせ、煮汁をかける。

◆材料(1人分)

		1400～1600kcal	1800kcal
いわし		55 g	70 g
梅干し		1個	1個
しょうが(薄切り)		2～3枚	2～3枚
A	水	$\frac{1}{3}$カップ	$\frac{1}{3}$カップ
	日本酒	小さじ2	小さじ2
	しょうゆ	大さじ$\frac{1}{2}$	大さじ$\frac{1}{2}$
	酢	小さじ2	小さじ2
	砂糖	小さじ2	小さじ2
つけ合わせ			
オクラ		1本	1本

1400～1600kcal を選択する場合
180kcal　コレステロール 36mg　食物繊維 1.3g　塩分 4.7g

1800kcal を選択する場合
210kcal　コレステロール 46mg　食物繊維 1.3g　塩分 4.7g

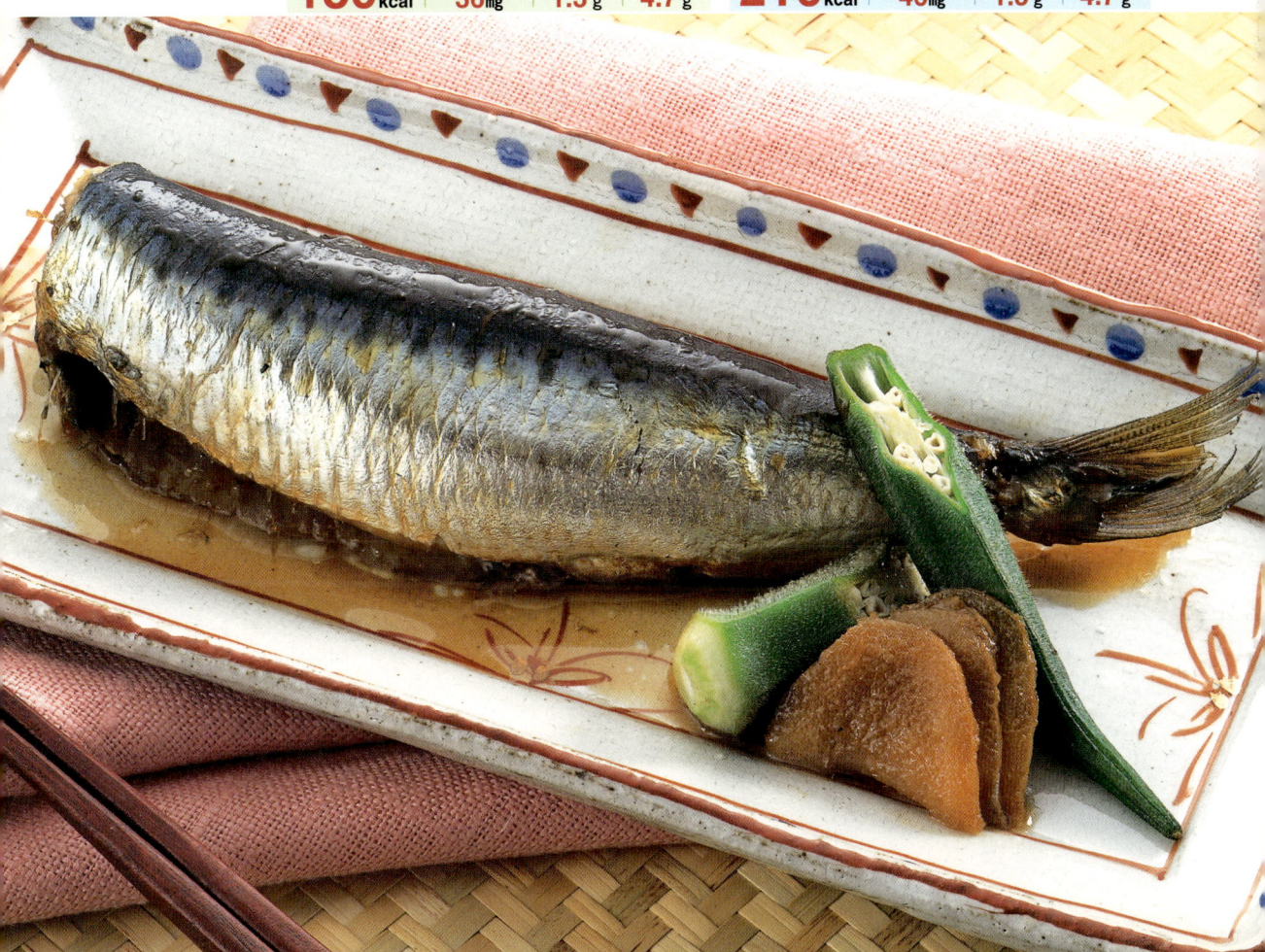

食欲を刺激するピリ辛中華おかず
えびのチリソース炒め

〈作り方〉
① むきえびは、背わたをとる。
② タアサイは3～4cm長さのざく切りにする。
③ 小さなボウルにAを入れ、よくまぜ合わせておく。
④ フライパンにごま油小さじ1を熱して②を強火で炒め、しんなりしたら盛りつけ用の器に敷いておく。
⑤ ④のフライパンに残りのごま油を熱し、長ねぎとしょうがのみじん切りを弱めの中火で炒める。香りが出たら、①を加えて強火で色が変わるまで炒め、③を加えて煮立てる。水どきかたくり粉でとろみをつけ、④の器に盛る。

※スープは、鶏ガラスープの素少々を湯大さじ3にといたもの

■材料（1人分）

		1400～1600kcal	1800kcal
むきえび		70g	100g
長ねぎ（みじん切り）		大さじ1	大さじ1
しょうが（みじん切り）		小さじ1	小さじ1
A	スープ	大さじ3	大さじ3
	酢	小さじ1	小さじ1
	しょうゆ	小さじ1強	小さじ1強
	日本酒	小さじ1	小さじ1
	砂糖	小さじ1	小さじ1
	トマトケチャップ	小さじ1	小さじ1
	豆板醤	少々	少々
ごま油		小さじ2弱	小さじ2弱
水どきかたくり粉		少々	少々
つけ合わせ			
タアサイ		70g	70g

1400～1600kcalを選択する場合
170kcal コレステロール 120mg 食物繊維 1.7g 塩分 2.4g

1800kcalを選択する場合
200kcal コレステロール 170mg 食物繊維 1.7g 塩分 2.6g

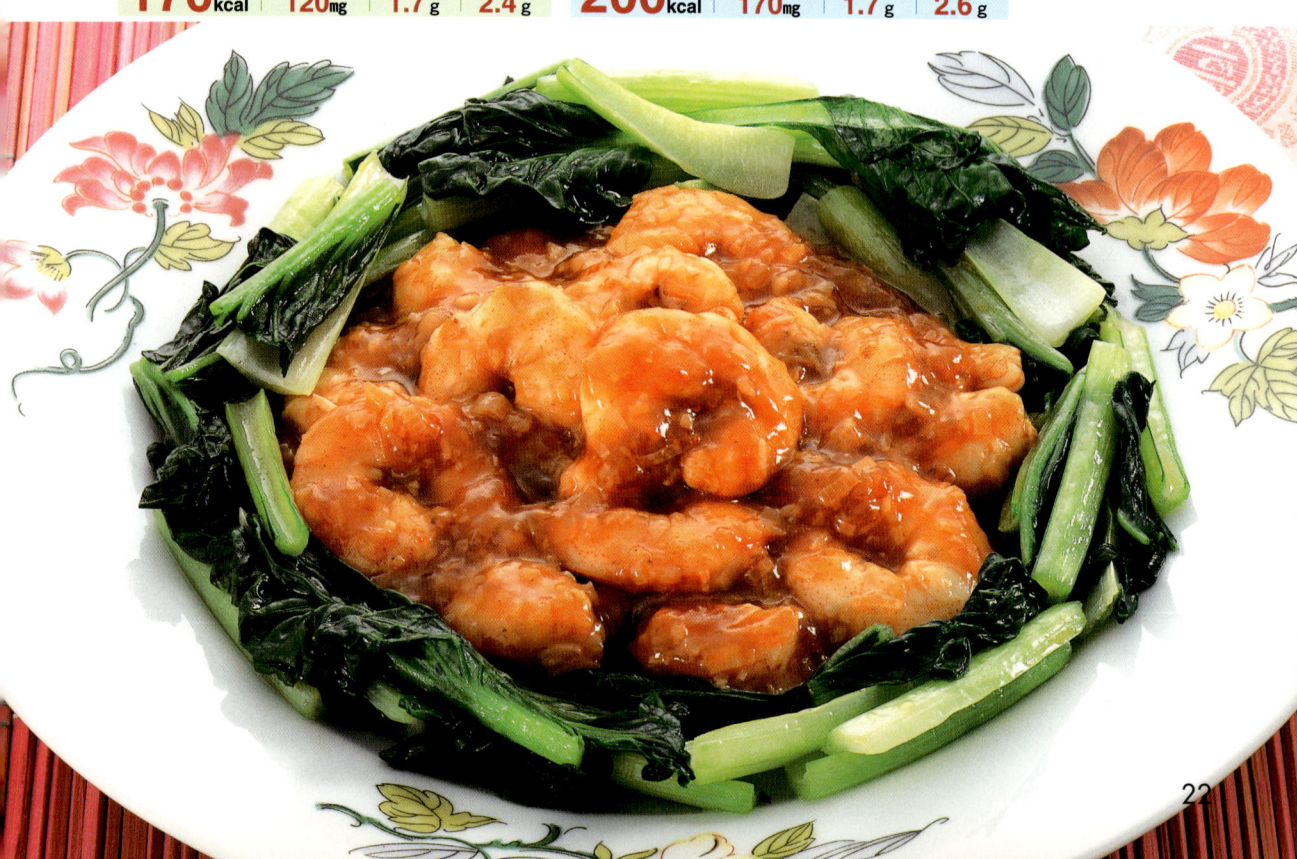

主菜 魚介料理

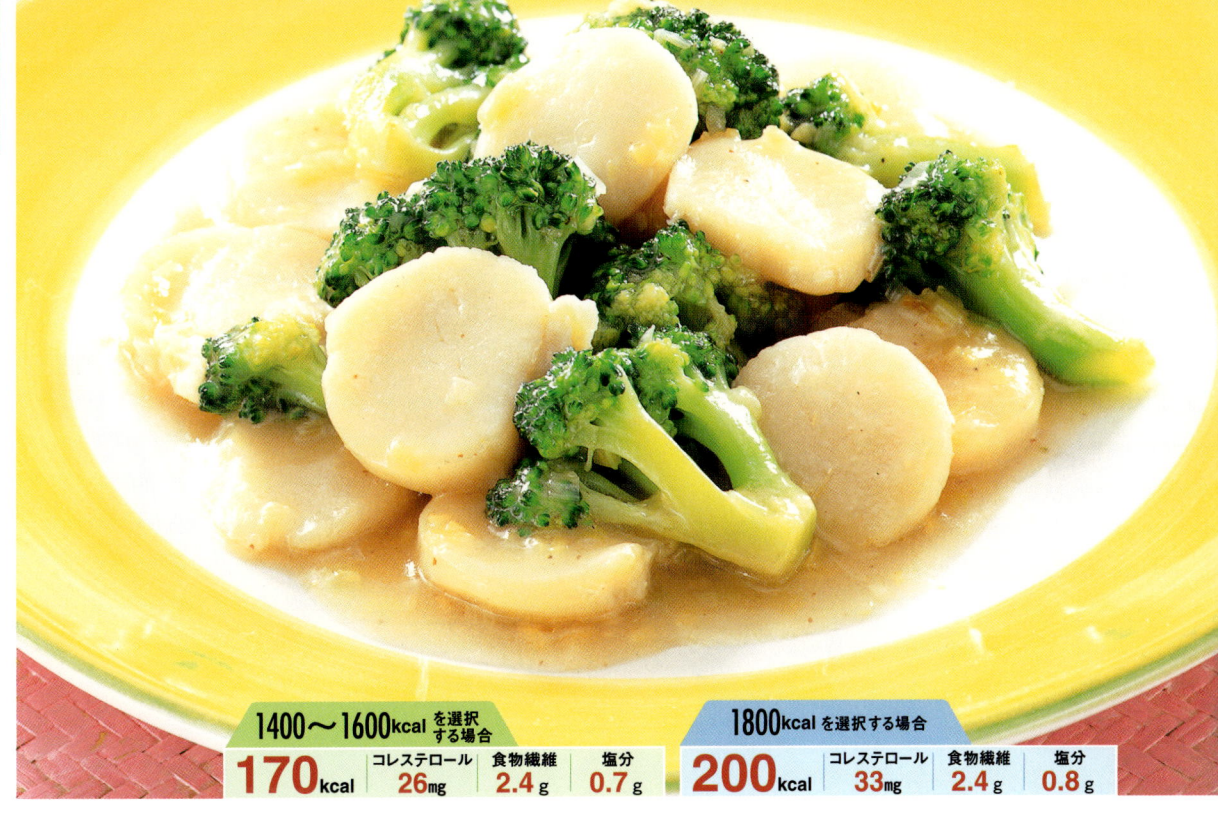

1400〜1600kcalを選択する場合				1800kcalを選択する場合			
170kcal	コレステロール 26mg	食物繊維 2.4g	塩分 0.7g	**200**kcal	コレステロール 33mg	食物繊維 2.4g	塩分 0.8g

ごま油で風味よく炒め合わせた
貝柱とブロッコリーの炒め物

〈作り方〉

❶ ほたて貝柱は、厚さを2〜3等分に切る。

❷ ブロッコリーは小房に分け、鍋に沸かした熱湯で2〜3分緑色が鮮やかになるまでゆで、ざるに上げて水けをきる。

❸ フライパンにごま油を熱して、長ねぎとしょうがのみじん切りを弱めの中火で炒め、香りが出たら①と②を加えて強火で炒め合わせる。

❹ ③に、まぜ合わせたAを加えて一煮立ちさせ、水どきかたくり粉を回し入れてとろみをつける。

■材料(1人分)		1400〜1600kcal	1800kcal
ほたて貝柱		80g	100g
ブロッコリー		50g	50g
長ねぎ(みじん切り)		大さじ1	大さじ1
しょうが(みじん切り)		小さじ1	小さじ1
A	水	大さじ1	大さじ1
	鶏ガラスープの素	小さじ1/2	小さじ1/2
	日本酒	小さじ2	小さじ2
ごま油		小さじ1強	小さじ1 1/2
水どきかたくり粉		少々	少々

健康メモ

いかやえび、たこ、貝類などは、以前はコレステロールが多い食品とされていましたが、精度の高い新しい方法で測定すると、それほど多くはないことがわかっています。しかも、これらの食品には、コレステロールを上げる飽和脂肪酸があまり含まれていないうえに、コレステロールが腸管から吸収されるのを抑える働きのあるステロール類が多く含まれています。これらのことを考え合わせると、食べすぎない限り、含まれているコレステロールにあまり神経質になる必要はないといえるでしょう。

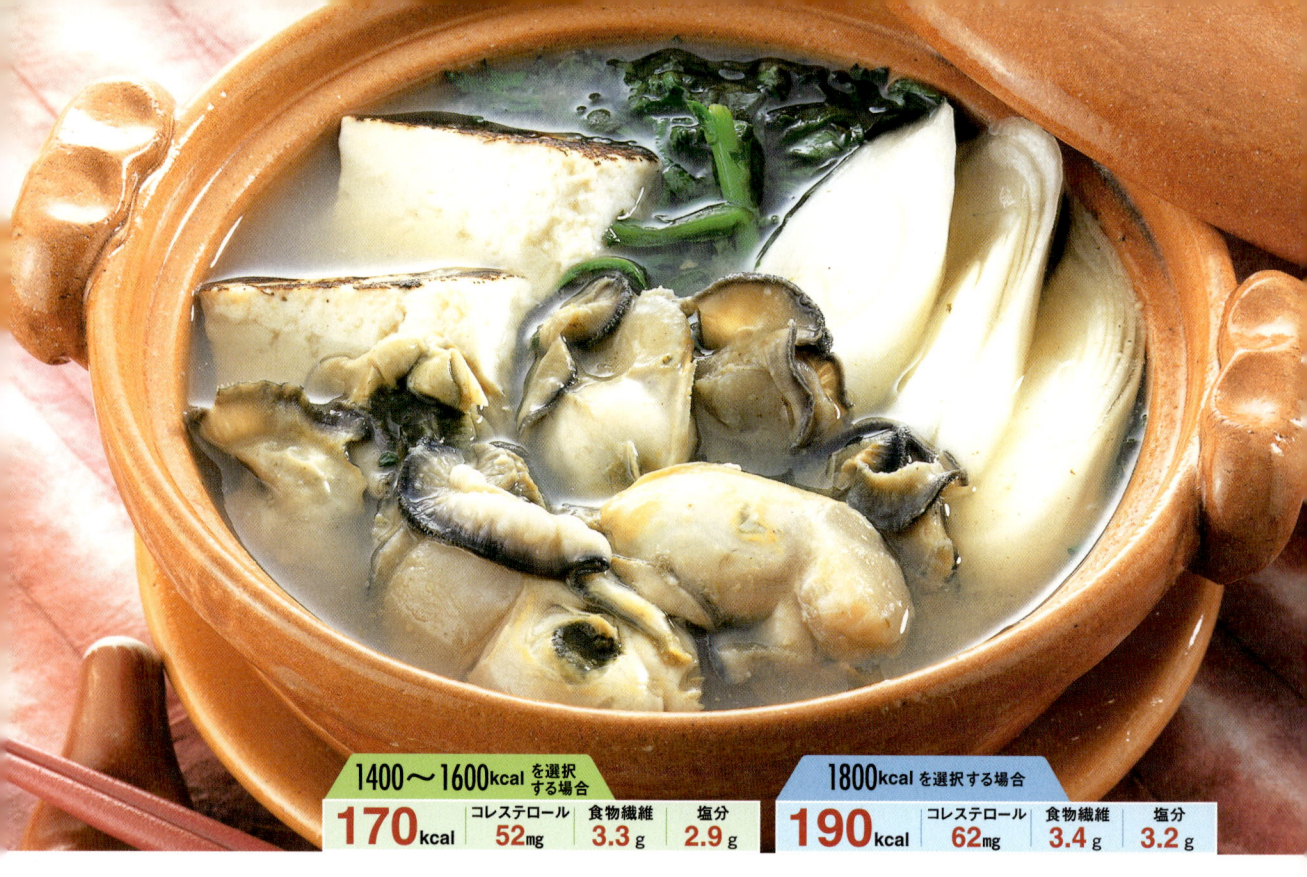

1400〜1600kcalを選択する場合				1800kcalを選択する場合			
170kcal	コレステロール 52mg	食物繊維 3.3g	塩分 2.9g	190kcal	コレステロール 62mg	食物繊維 3.4g	塩分 3.2g

カキは、滋養に富んだ海のミルク
カキのみそ鍋

■材料（1人分）

	1400〜1600kcal	1800kcal
カキ（むき身）	100g	120g
焼き豆腐	60g	70g
春菊	50g	50g
長ねぎ	30g	30g
だし汁	1カップ	1カップ
日本酒	小さじ1	小さじ1
みそ（甘口）	小さじ1強	小さじ1強
みそ（辛口）	小さじ1強	小さじ1強

〈作り方〉

❶ カキは目のあらいざるに入れ、薄い塩水（分量外）につけながら軽く振り洗いして汚れを落とす。水けをきってさらに水でさっと洗い、水けをきっておく。

❷ 焼き豆腐は食べやすい大きさに四角く切る。

❸ 春菊は5cm長さのざく切りにし、長ねぎは斜めに切る。

❹ 土鍋にだし汁と日本酒を入れて煮立て、2種類のみそをとき入れてから❷と❸を加え、野菜がしんなりしてきたら、❶を入れて中火でさっと煮る。

健康メモ

カキは別名"海のミルク"と呼ばれるほどその栄養価は高く、良質のタンパク質やビタミンB群、亜鉛などのミネラルがたいへん多く含まれています。また、アミノ酸の一種で、肝臓でコレステロールの代謝にかかわるタウリンという成分も豊富です。カキが最もおいしく栄養価も高まるのは、その身に含まれる水分が減少してくる12〜1月にかけてです。こうした旬をとらえて積極的に利用したいものです。

主菜　魚介料理

低エネルギーなのにこっくりとした味わい
かじきのオイスター炒め

■材料（1人分）

		1400〜1600kcal	1800kcal
めかじき（切り身）		80g	100g
きくらげ（乾燥）		1枚	1枚
青梗菜		60g	60g
赤ピーマン		30g	30g
A	しょうゆ	小さじ1/2	小さじ1/2
	日本酒	小さじ1	小さじ1
	しょうが汁	少々	少々
B	にんにく（薄切り）	少々	少々
	しょうが（薄切り）	少々	少々
	赤とうがらし（小口切り）	少々	少々
C	オイスターソース	小さじ1 1/3	小さじ1 1/3
	しょうゆ	小さじ1/2	小さじ1/2
	日本酒	大さじ1/2	大さじ1/2
	塩、こしょう	各少々	各少々
ごま油		小さじ1	小さじ1

〈作り方〉

❶ かじきの切り身は幅2cm×長さ5cm大に切り、A材料がかぶるくらいの熱湯を注いで軽くゆで、ざるに分ほどおく。

❷ きくらげは水につけてもどし、石づきをとって食べやすい大きさに切る。青梗菜は根元から縦に4〜6等分に裂き、さらに長さを半分に切る。赤ピーマンは乱切りにする。

❸ 中華鍋にサラダ油大さじ1と塩少々（ともに分量外）を入れて熱し、②を強火でさっと炒める。ここに、①を合わせた中につけて10分ほどおく。

❹ 中華鍋にごま油とBを入れて弱火にかけ、香りが出たら①を加え、両面とも強火で炒めて火を通す。ここに③を加えて手早く炒め合わせ、まぜておいたCを回し入れて、全体に味をからめる。

1400〜1600kcalを選択する場合　170kcal　コレステロール 37mg　食物繊維 1.8g　塩分 2.0g

1800kcalを選択する場合　190kcal　コレステロール 46mg　食物繊維 1.8g　塩分 2.0g

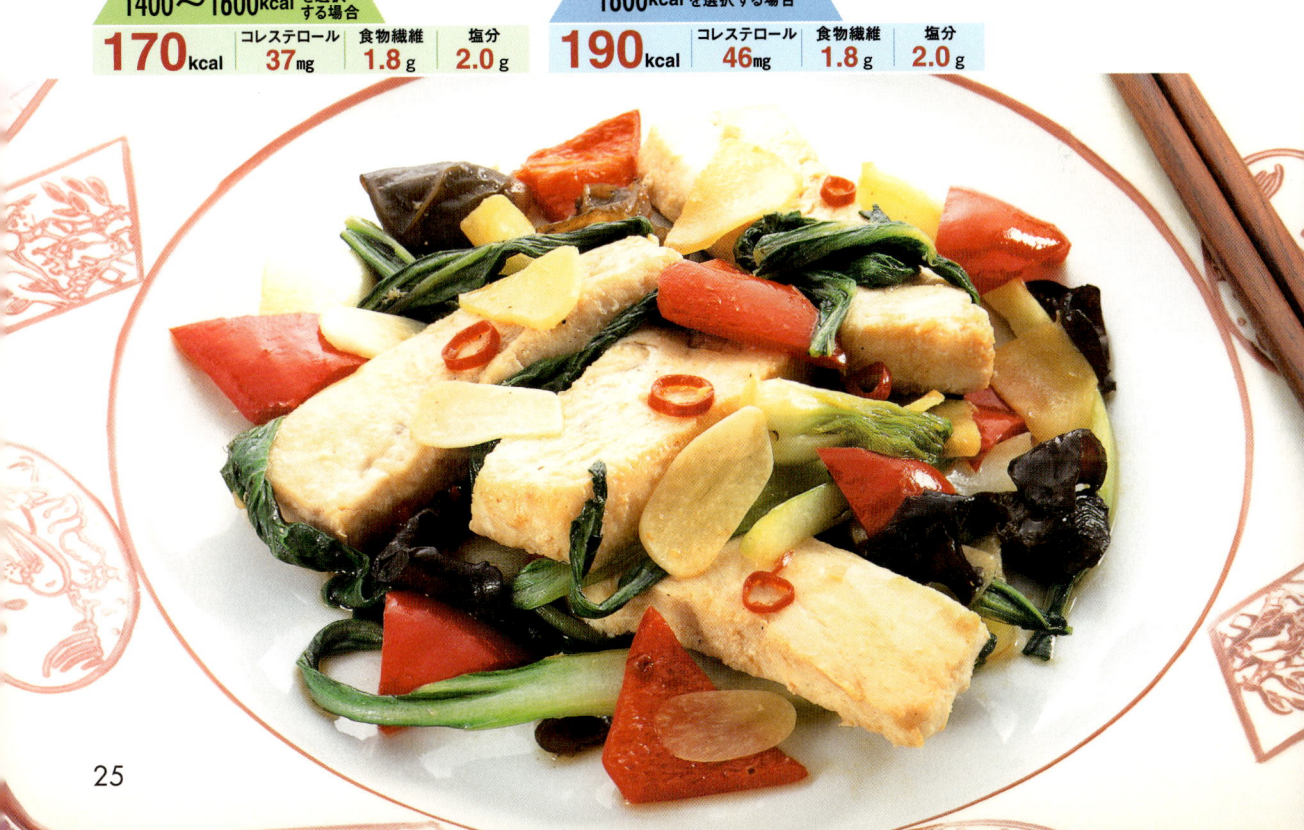

脂の乗った秋の戻りがつおにはEPAやDHAがたっぷり

かつおのたたき

〈作り方〉
1. かつおのたたきは5切れ程度に切る。
2. 万能ねぎは小口切りにし、大根はせん切りにする。
3. 器に大根を盛り、青じそを敷いて①を盛り、その上に②の万能ねぎと半分に切ったにんにくを散らす。おろししょうがを添え、Aはかつおに回しかけるか別皿に入れて添える。

健康メモ

秋にとれる戻りがつおには、EPAやDHAが多く含まれています。どちらも血液をサラサラにして動脈硬化を防ぎ、心筋梗塞や脳梗塞を予防する働きがあります。

■材料（1人分）

		1400〜1600kcal	1800kcal
かつおのたたき（市販品）		90g	110g
にんにく（薄切り）		3枚	3枚
万能ねぎ		1本	1本
おろししょうが		少々	少々
A	しょうゆ	小さじ1強	小さじ1強
	酢	小さじ$1\frac{1}{3}$	小さじ$1\frac{1}{3}$
つけ合わせ			
大根（薄輪切り）		40g	40g
青じそ		3枚	3枚

1400〜1600kcalを選択する場合
170kcal／コレステロール 52mg／食物繊維 1.0g／塩分 1.0g

1800kcalを選択する場合
200kcal／コレステロール 64mg／食物繊維 1.0g／塩分 1.0g

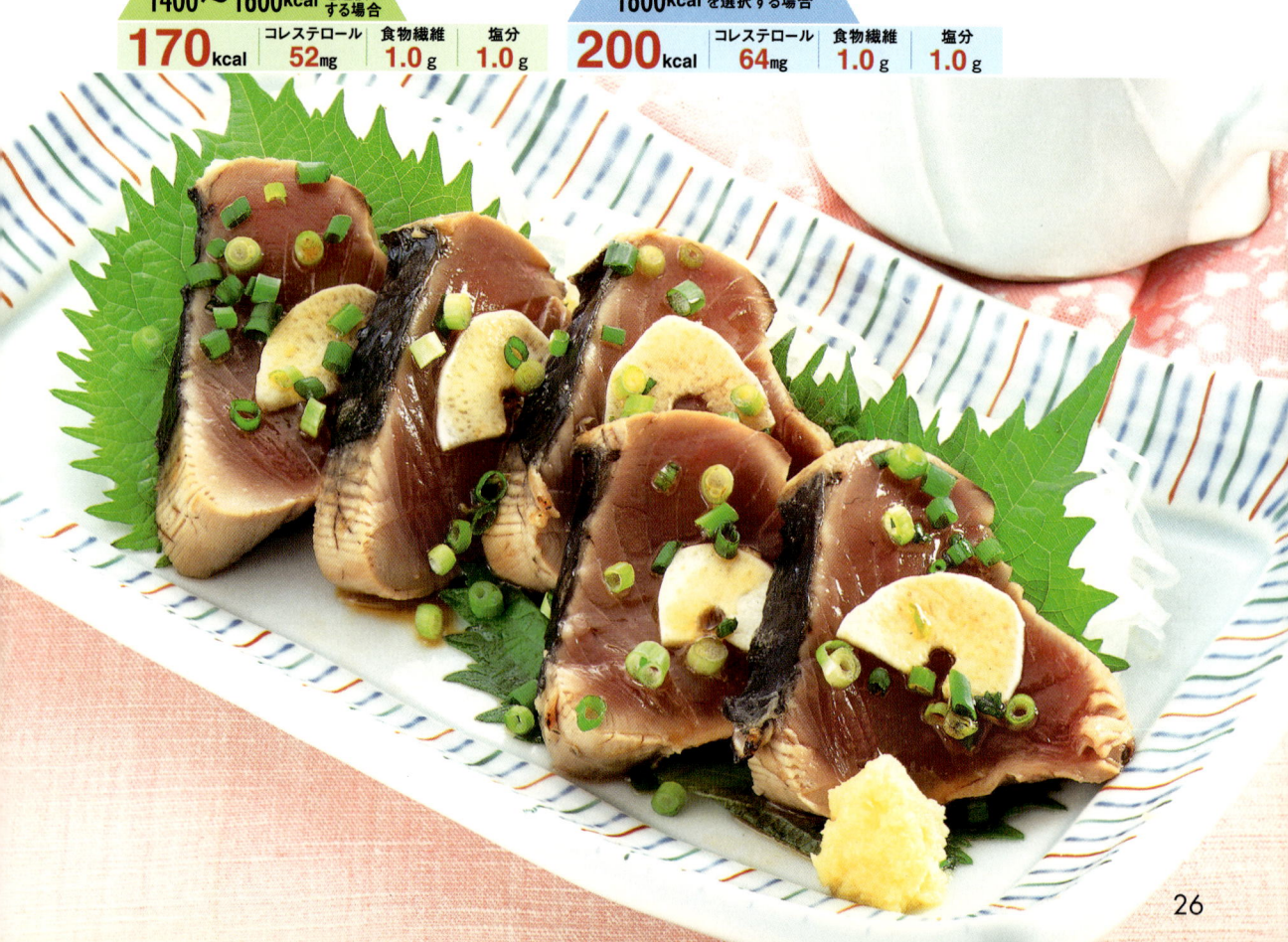

主菜 魚介料理

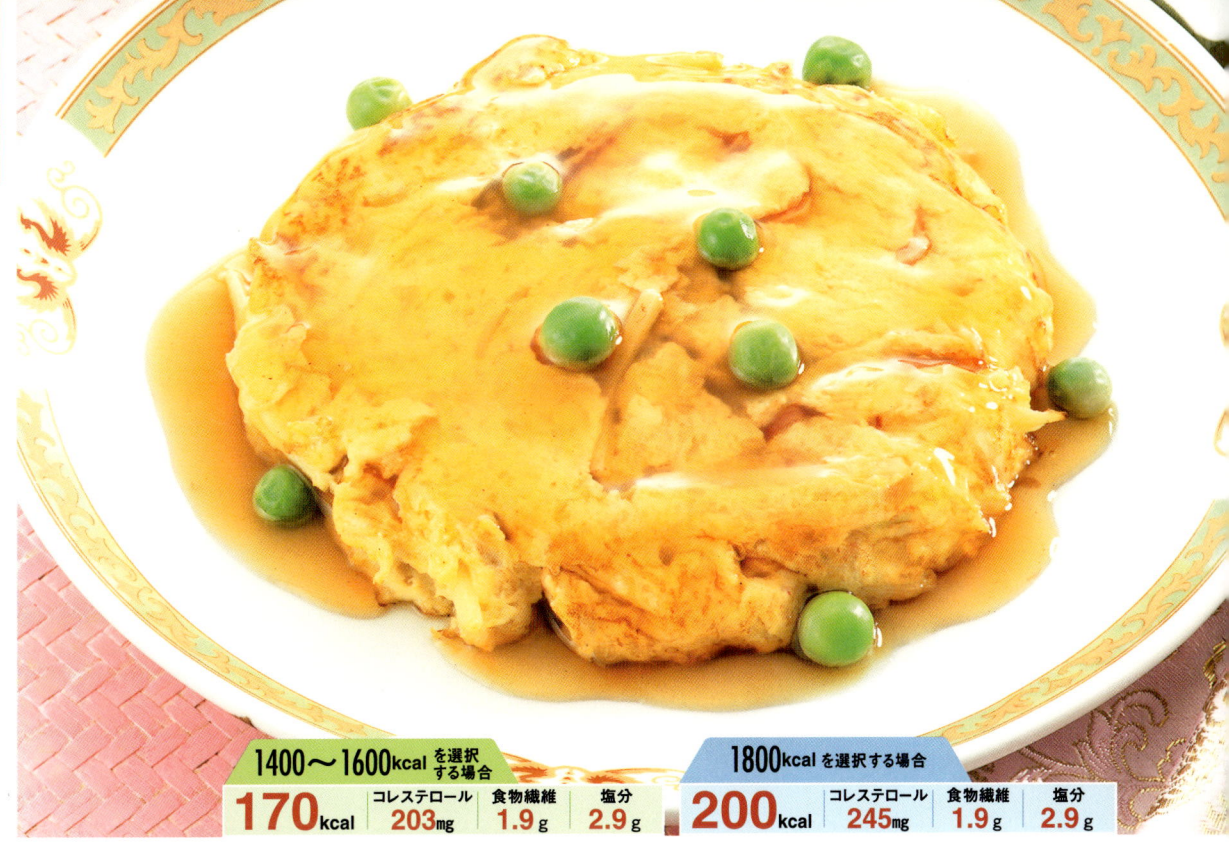

	1400〜1600kcalを選択する場合				1800kcalを選択する場合			
	kcal	コレステロール	食物繊維	塩分	kcal	コレステロール	食物繊維	塩分
	170	203mg	1.9g	2.9g	200	245mg	1.9g	2.9g

卵料理も1日の献立に上手にとり入れて

かに玉

〈作り方〉

① かにには軟骨をとり除き、身をあらくほぐしておく。
② ゆでたけのこはせん切りにし、長ねぎは薄い斜め切りにする。
③ グリンピースは鍋に沸かした熱湯でさっとゆでておく。
④ 鍋に日本酒を入れて熱し、①と②を入れて中火でいり、野菜がしんなりしたら火を止めて冷ます。
⑤ ボウルに卵をときほぐして④をまぜ、塩とこしょうで味をつける。
⑥ 鍋にAを入れて煮立て、水どきかたくり粉でとろみをつけてあんを作る。
⑦ フライパンにサラダ油を熱して⑤を流し入れ、フライ返しなどで大きくまぜながら半熟状に固まってくるまで炒める。卵の縁が固まってきたら、フライ返しを入れて丸く形をととのえ、裏返してっと焼き、底に焼き色がついたら皿に移す。
⑧ ⑦に⑥をかけ、③を散らす。

■材料（1人分）

		1400〜1600kcal	1800kcal
かに（缶詰め）		50g	50g
卵		40g	M玉1個（50g）
ゆでたけのこ		30g	30g
長ねぎ		20g	20g
日本酒		小さじ2	小さじ2
塩、こしょう		各少々	各少々
A	だし汁	$\frac{1}{4}$カップ	$\frac{1}{4}$カップ
	しょうゆ	小さじ2強	小さじ2強
	砂糖	小さじ$\frac{1}{3}$	小さじ$\frac{1}{3}$
	しょうが汁	少々	少々
水どきかたくり粉		少々	少々
サラダ油		小さじ1弱	小さじ1
グリンピース		小さじ1	小さじ1

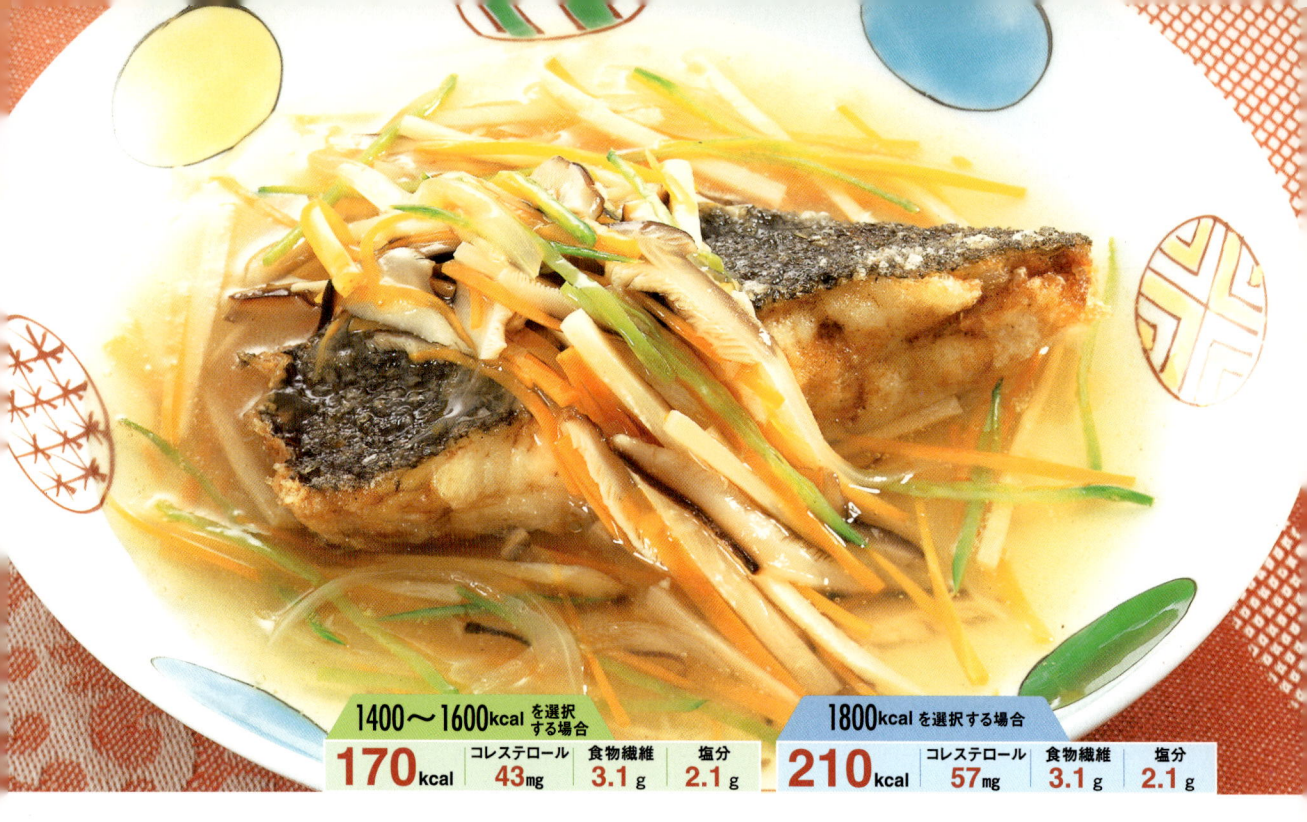

	1400〜1600kcalを選択する場合			1800kcalを選択する場合			
	170 kcal	コレステロール 43mg	食物繊維 3.1g	塩分 2.1g	210 kcal	コレステロール 57mg	食物繊維 3.1g	塩分 2.1g

彩りのきれいなせん切り野菜のあんをかけた

かれいの五目あんかけ

■材料（1人分）

		1400〜1600kcal	1800kcal
かれい（中骨つき）		60g	80g
玉ねぎ		20g	20g
にんじん		10g	10g
ゆでたけのこ		10g	10g
干ししいたけ		1個	1個
絹さや		2枚	2枚
塩		少々	少々
かたくり粉		少々	少々
だし汁		1カップ	1カップ
A	しょうゆ	小さじ2強	小さじ2強
	日本酒	小さじ2	小さじ2
	砂糖	小さじ$\frac{2}{3}$	小さじ$\frac{2}{3}$
水どきかたくり粉		少々	少々
揚げ油		適量	適量

〈作り方〉

❶ かれいはペーパータオルなどでよく水けをふき、塩とかたくり粉をまぶす。

❷ 揚げ油を180度に熱して①を入れ、こんがりと揚げ色がついたらとり出して油をきっておく。

❸ 干ししいたけは水でもどしてせん切りにする。玉ねぎ、にんじん、ゆでたけのこ、絹さやもせん切りにする。

❹ 鍋にだし汁を入れて煮立て、③を中火で煮る。野菜に火が通ったら、Aで味をつけ、水どきかたくり粉を回し入れてとろみをつける。

❺ ②を器に盛り、④をかける。

健康メモ

かれいは、高タンパク、低脂肪で消化がよく、胃にやさしい食材です。味が淡泊なので、油で揚げることで、おいしさがいっそう増します。揚げ油には、植物性の油（なたね油、コーン油、調合油など）を使って、カラリと揚げましょう。

主菜 / 魚介料理

淡泊な味で胃にやさしい
かれいの煮つけ

〈作り方〉

❶ かれいは盛りつけたときに上になる面(黒い皮のほう)に、斜め十字に浅く切り目を入れる。
❷ 平鍋にAとしょうがの薄切りを入れて強火にかけ、一煮立ちさせる。①のかれいを黒い皮のほうを上にして入れ、煮立ったら落としぶたをして、中火で8～10分煮る。
❸ つけ合わせの小松菜は鍋に沸かした熱湯でしんなりするまでゆでて水にとり、3cm長さくらいのざく切りにする。しょうがはせん切りにする。
❹ ②を器に盛ってしょうがのせん切りをのせ、煮汁をかけて、ゆでた小松菜を右手前に添える。

■材料(1人分)		1400～1600kcal	1800kcal
かれい(中骨つき)		120g	150g
A	だし汁	3/4カップ	3/4カップ
	日本酒	小さじ1 1/2	小さじ1 1/2
	しょうゆ	小さじ2強	小さじ2強
	みりん	小さじ1	小さじ1
	砂糖	小さじ1	小さじ1
しょうが(薄切り)		2～3枚	2～3枚
つけ合わせ			
小松菜		30g	30g
しょうが		少々	少々

健康メモ

かれいは良質のタンパク質が多く、約20％含まれています。脂質は1～2gと少なめですが、子持ちがれいには6g程度含まれます。栄養成分では、ビタミンB₂やEが豊富。

1400～1600kcalを選択する場合
170kcal　コレステロール 85mg　食物繊維 0.8g　塩分 2.3g

1800kcalを選択する場合
200kcal　コレステロール 107mg　食物繊維 0.8g　塩分 2.4g

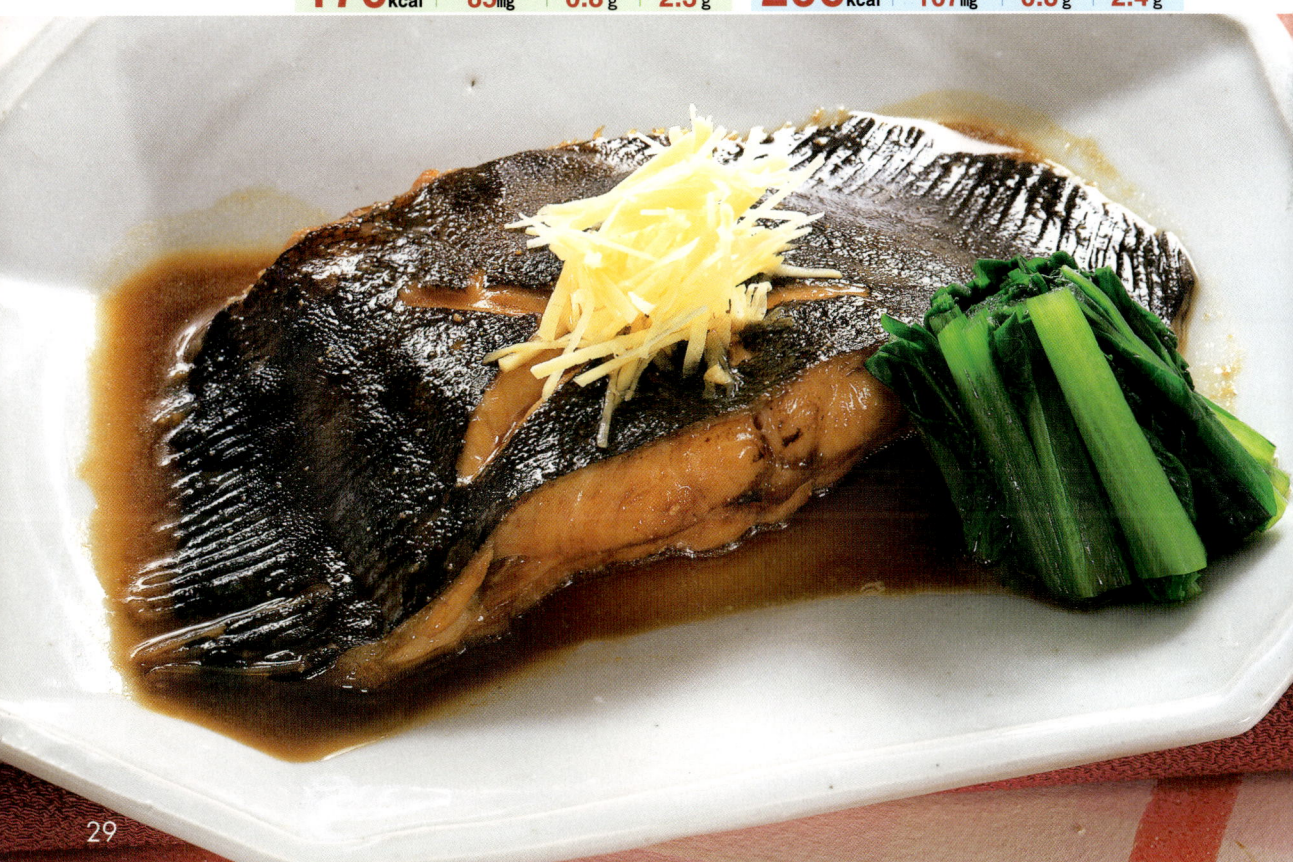

薄味にあっさりと仕上げた
きんめだいの煮つけ

■材料（1人分）		1400〜1600kcal	1800kcal
きんめだい（切り身）		90g	100g
しょうが（薄切り）		3枚	3枚
A	だし汁	1/2カップ	1/2カップ
	しょうゆ	小さじ2強	小さじ2強
	みりん	小さじ1	小さじ1
つけ合わせ			
しめじ		40g	40g

健康メモ

きんめだいは身には脂肪分が多く、その脂肪には、血液を固まりにくくし、中性脂肪値を下げるなどの働きを持つEPAやDHAが多く含まれています。また、きんめだいの赤い皮に含まれるアスタキサンチンという成分には抗酸化作用があるといわれており、体の酸化を防ぐ働きを期待できます。

〈作り方〉

❶ 鍋にAとしょうがの薄切りを入れて強火にかけ、煮立ったらきんめだいを皮を上にして入れる。一煮立ちしたら中火にして落としぶたをし、15分ほど煮る。途中、煮汁をスプーンですくって全体にかけ、つややかに煮上げる。

❷ しめじは石づきを切り落として小分けにし、❶のきんめだいが煮上がる直前に鍋に入れ、さっと火を通す。

❸ ❶を皿に盛って煮汁をかけ、しめじとしょうがを右手前に添える。

1400〜1600kcalを選択する場合
180kcal　コレステロール 54mg　食物繊維 1.6g　塩分 1.9g

1800kcalを選択する場合
190kcal　コレステロール 60mg　食物繊維 1.6g　塩分 1.9g

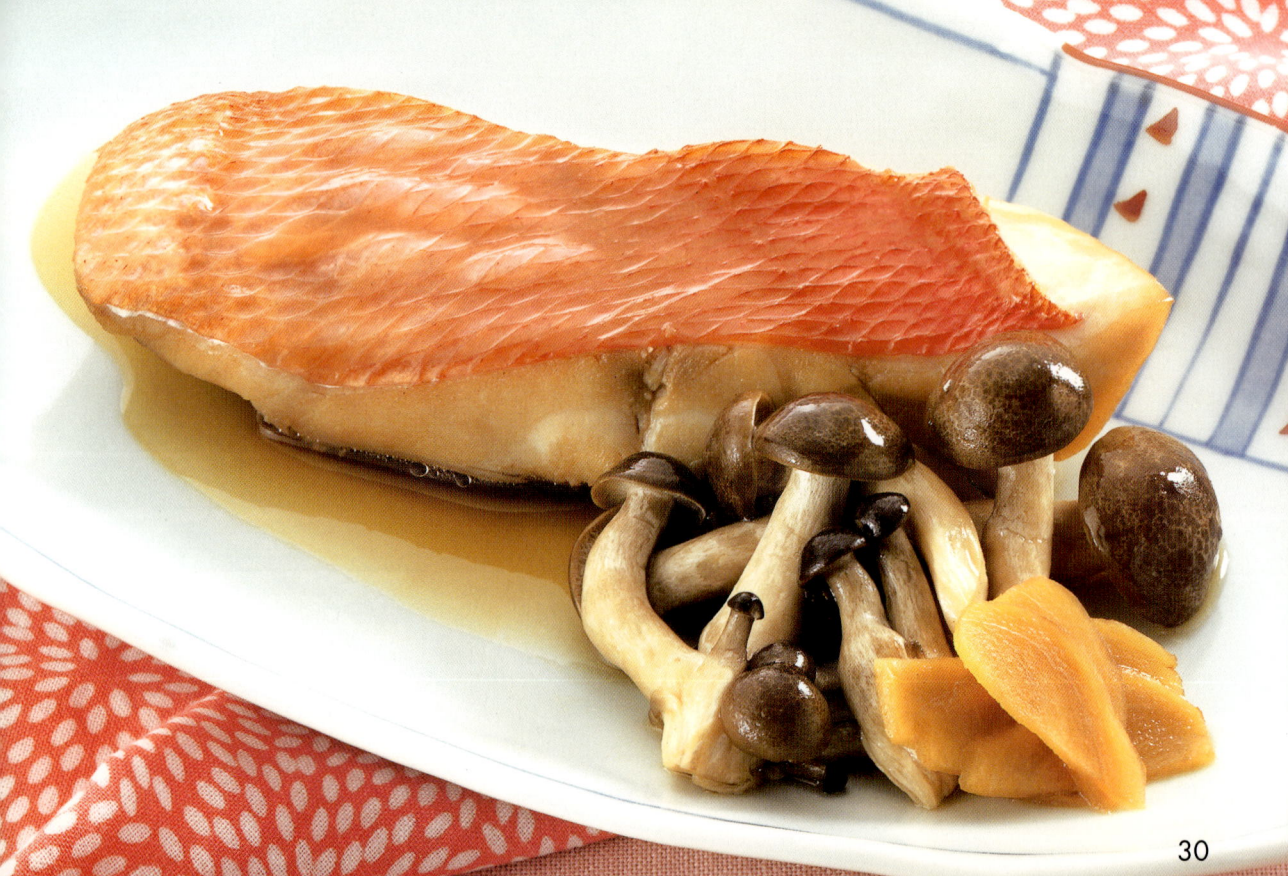

主菜 魚介料理

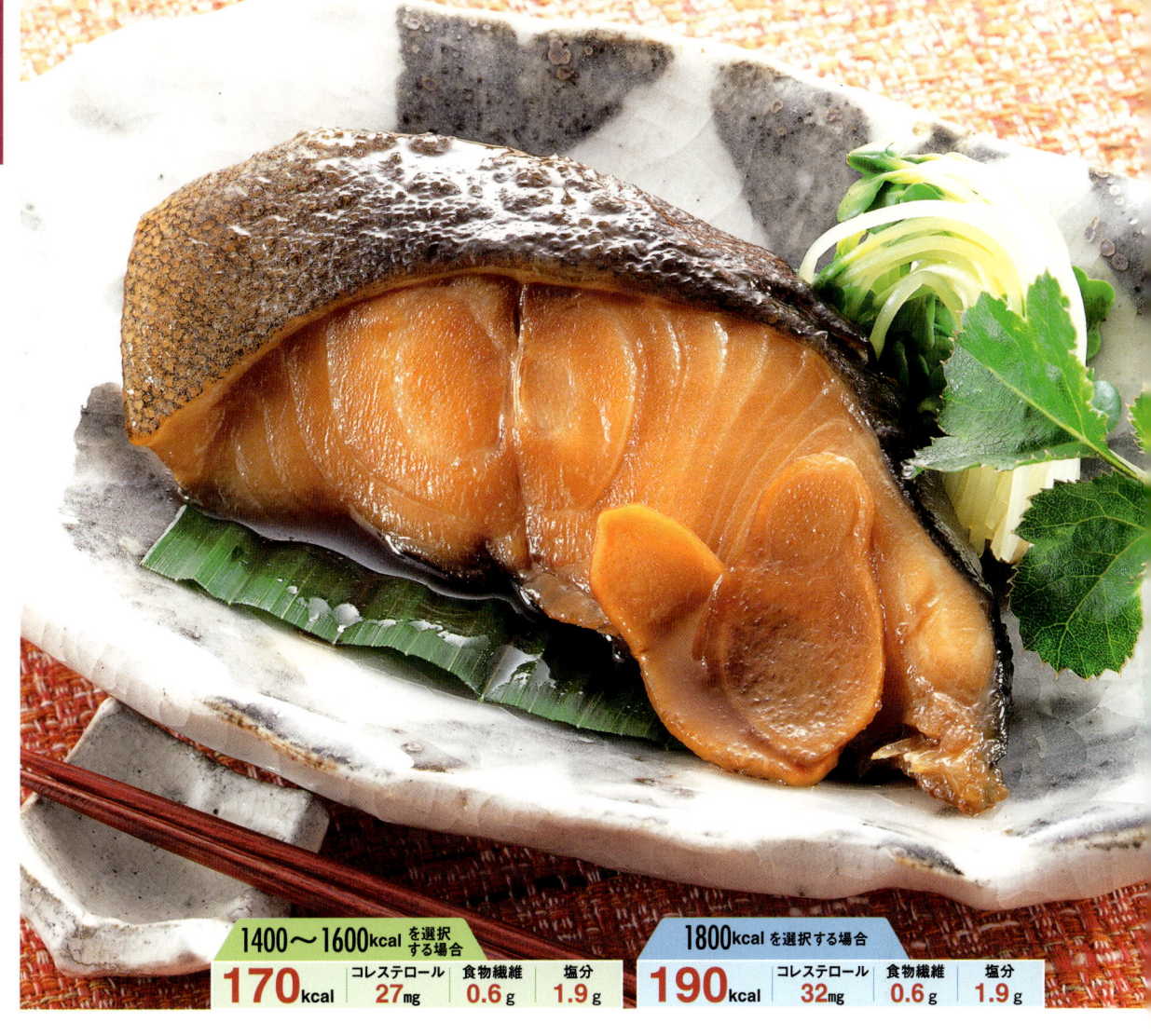

1400～1600kcalを選択する場合			
170kcal	コレステロール 27mg	食物繊維 0.6g	塩分 1.9g

1800kcalを選択する場合			
190kcal	コレステロール 32mg	食物繊維 0.6g	塩分 1.9g

ビタミンAやEを多く含むほか栄養豊富な魚

銀だらの煮つけ

■材料（1人分）

		1400～1600kcal	1800kcal
銀だら（切り身）		60g	70g
しょうが（薄切り）		2枚	2枚
A	だし汁	$\frac{1}{4}$カップ	$\frac{1}{4}$カップ
	しょうゆ	小さじ2強	小さじ2強
	日本酒	小さじ2	小さじ2
	砂糖	小さじ1	小さじ1
貝割れ菜		25g	25g

〈作り方〉

❶鍋にAの調味料としょうがの薄切りを入れて火にかけ、煮立ったら銀だらを入れる。落としぶたをし、ときどき煮汁をかけながら中火で3～5分煮る。

❷貝割れ菜は根元を切り落とし、鍋に沸かした熱湯でさっとゆでて冷水にとり、水けをしぼる。

❸皿に煮汁ごと❶を盛ってしょうがも添え、❷をつけ合わせて、あれば浜ぼうふう（刺し身のつまの一種）を1本飾る。

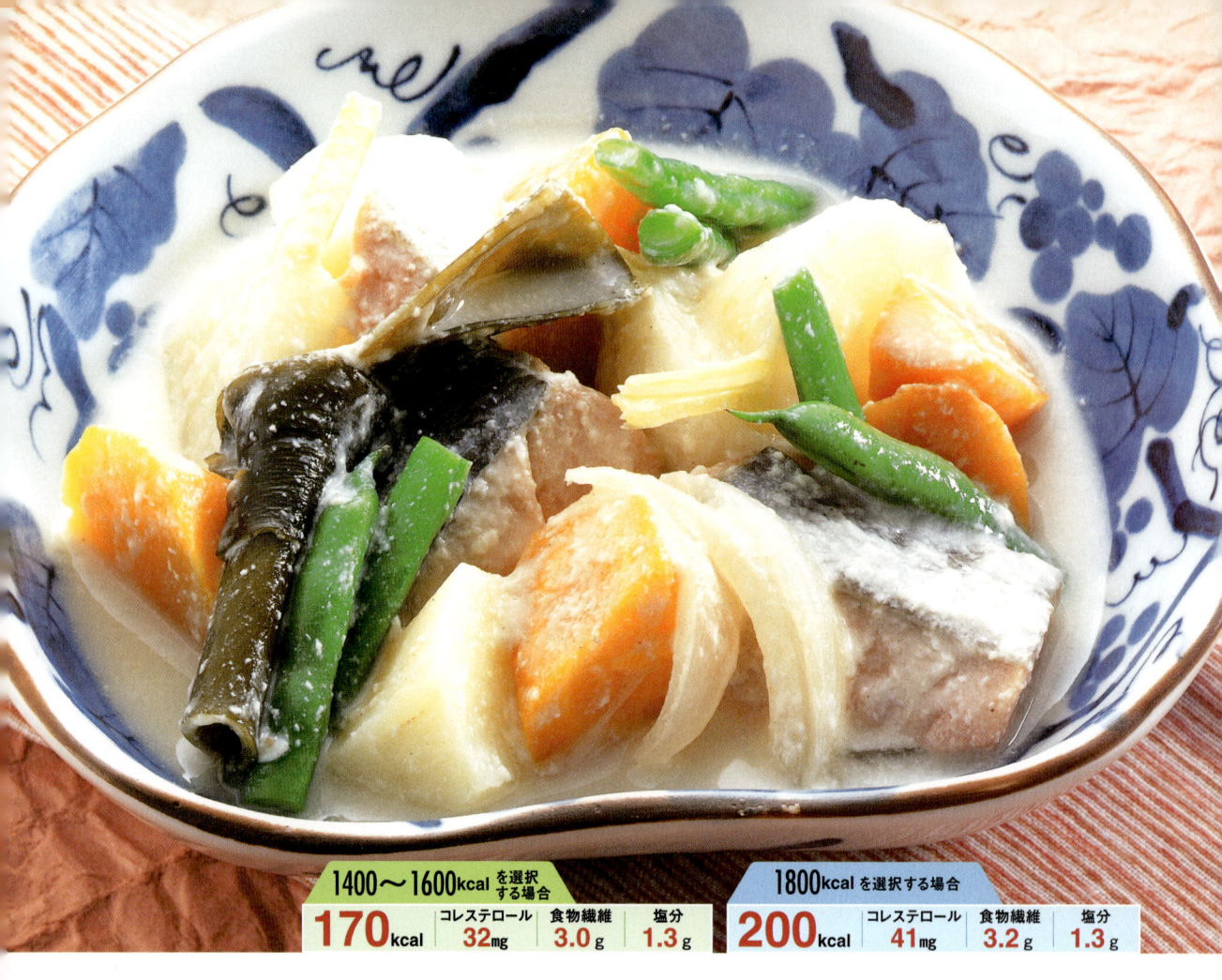

1400～1600kcalを選択する場合				1800kcalを選択する場合			
170kcal	コレステロール **32**mg	食物繊維 **3.0**g	塩分 **1.3**g	**200**kcal	コレステロール **41**mg	食物繊維 **3.2**g	塩分 **1.3**g

野菜といっしょに酒かすで煮込んだ鍋物風
鮭のかす煮

《作り方》

❶昆布は水につけて少しやわらかくし、2cm幅に切って結び昆布にする。

❷じゃがいもは一口大に切り、にんじんは乱切りにする。かぶは茎を少し残して3等分に切り、玉ねぎはくし形に切る。さやいんげんは筋をとって3cm長さに切り、鍋に沸かした熱湯でさっとゆでておく。

❸鍋にだし汁と❶の結び昆布を入れて火にかけ、煮立ったらさやいんげん以外の❷を入れて中火で煮る。野菜にほぼ火が通ったところで、2～3等分に切った生鮭を加え、一煮立ちさせる。

❹Aを小さなボウルに入れて合わせ、❸の汁を少し加えてときのばし、❸の鍋に入れる。弱火で3分ほど煮て、仕上げにさやいんげんを加えてまぜる。

■材料（1人分）		1400～1600kcal	1800kcal
生鮭（切り身）		55g	70g
じゃがいも		30g	30g
にんじん		30g	30g
かぶ		20g	20g
玉ねぎ		30g	30g
さやいんげん		10g	10g
昆布		5cm	5cm
だし汁		1カップ	1カップ
A	酒かす	15g	20g
	日本酒	小さじ1	小さじ1
	塩	小さじ$\frac{1}{5}$	小さじ$\frac{1}{5}$

主菜 / 魚介料理

豊富な健康成分が動脈硬化やガンを予防する
鮭の幽庵焼き

■材料（1人分）

		1400～1600kcal	1800kcal
生鮭（切り身）		90g	110g
ゆず（輪切り）		1枚	1枚
A	しょうゆ	小さじ1$\frac{1}{2}$	小さじ1$\frac{1}{2}$
	日本酒	小さじ2	小さじ2
	みりん	大さじ$\frac{1}{2}$強	大さじ$\frac{1}{2}$強
つけ合わせ			
はじかみしょうが		1本	1本
きゅうり		20g	20g
塩		少々	少々

健康メモ
鮭には、コレステロールや中性脂肪を減らすEPAや、脳の働きを活性化するDHA、強力な抗酸化作用で目や肌の老化、それに動脈硬化やガンを防ぐアスタキサンチンが含まれています。

〈作り方〉

❶バットなどに生鮭を入れ、よくまぜ合わせたAをかけてゆずの輪切りをのせ、10分ほどおく。
❷きゅうりは薄い輪切りにし、塩を振ってしばらくおき、しんなりしたら水けを軽くしぼる。
❸焼き網を火にかけてよく熱し、①の汁けをふいて、盛りつけるときに表になるほうを下にして網にのせる。弱めの火かげんで焼き色がつくまで焼き、裏返して同様に焼く。
❹③を皿に盛り、②のきゅうりとはじかみしょうがをつけ合わせる。

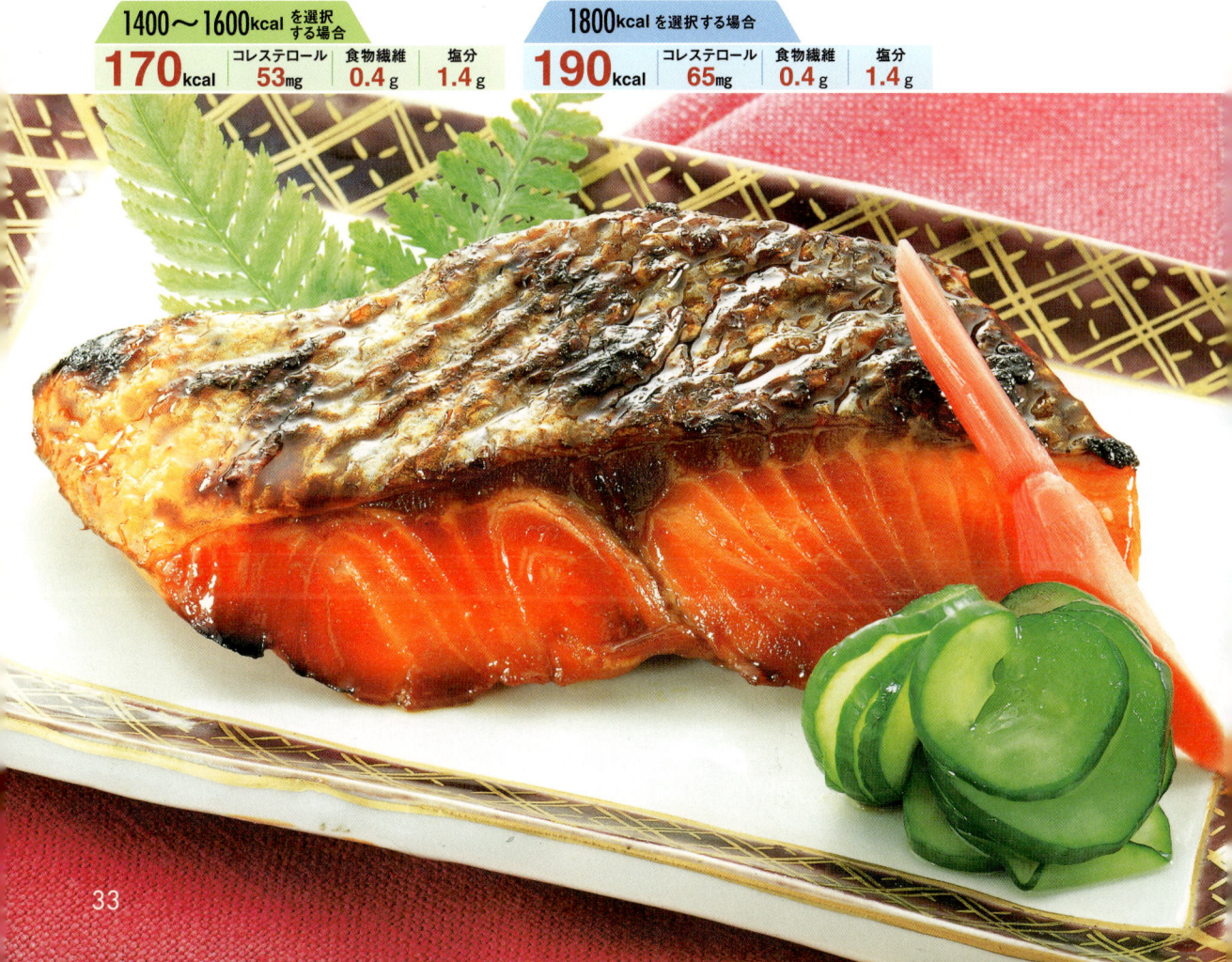

1400～1600kcalを選択する場合
170kcal　コレステロール 53mg　食物繊維 0.4g　塩分 1.4g

1800kcalを選択する場合
190kcal　コレステロール 65mg　食物繊維 0.4g　塩分 1.4g

脂肪が少なく淡泊な風味のたいは白身魚の王様
刺し身サラダ

〈作り方〉

❶ 大根ときゅうり、ラディシュはせん切りにする。長ねぎは3cm長さに切り、白い部分だけをせん切りにする。それぞれ水につけてパリッとさせ、水けをきる。トマトは1cm角に切り、カットわかめは水につけてもどす。

❷ Aを小さなボウルに入れてよくまぜ合わせ、ドレッシングを作る。

❸ たいは、3mm厚さのそぎ切りにする。

❹ 皿に、手でちぎったサニーレタスを敷き、①の大根ときゅうり、ラディシュ、長ねぎをまぜてこんもりと盛って、わかめをあしらう。この野菜の上にたいを並べてトマトを散らし、②のドレッシングを回しかけて、いりごまを振る。全体をまぜ合わせて食べる。

■材料（1人分）		1400〜1600kcal	1800kcal
たい（刺し身用のさく）		70g	85g
大根		30g	30g
きゅうり		$\frac{1}{4}$本	$\frac{1}{4}$本
長ねぎ		20g	20g
ラディシュ		1個	1個
トマト		小$\frac{1}{2}$個	小$\frac{1}{2}$個
サニーレタス		1枚	1枚
カットわかめ（乾燥）		ひとつまみ(1g)	ひとつまみ(1g)
A	酢	小さじ1	小さじ1
	しょうゆ	小さじ1$\frac{1}{2}$	小さじ1$\frac{1}{2}$
	塩、こしょう	各少々	各少々
	おろししょうが	小さじ$\frac{1}{2}$	小さじ$\frac{1}{2}$
いりごま（白）		少々	少々

1400〜1600kcalを選択する場合
170kcal コレステロール 51mg 食物繊維 2.1g 塩分 1.5g

1800kcalを選択する場合
200kcal コレステロール 62mg 食物繊維 2.1g 塩分 1.5g

主菜 魚介料理

	1400〜1600kcalを選択する場合				1800kcalを選択する場合			
	170kcal	コレステロール **133**mg	食物繊維 **0.5**g	塩分 **1.2**g	**190**kcal	コレステロール **141**mg	食物繊維 **0.5**g	塩分 **1.2**g

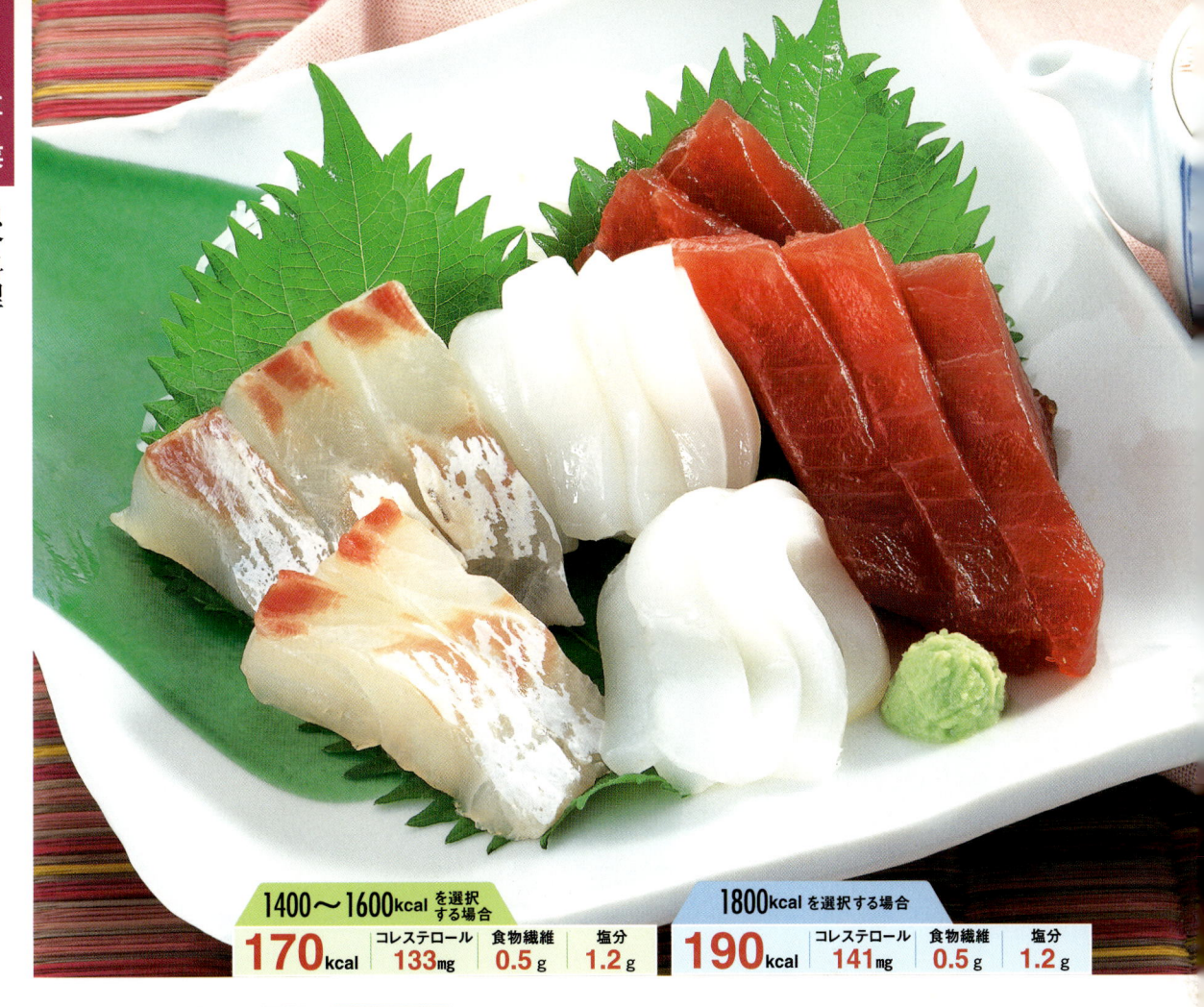

栄養成分がまるごととれる
刺し身盛り合わせ

■材料（1人分）	1400〜1600kcal	1800kcal
まぐろ（赤身）	60g	70g
たい	30g	35g
いか	30g	50g
練りわさび	少々	少々
しょうゆ	小さじ1強	小さじ1強
つけ合わせ		
大根	30g	30g
青じそ	2枚	2枚

〈作り方〉
刺し身にしてあるものを買った場合は、せん切りにした大根、青じそとともに器に盛り合わせ、練りわさびと別皿に入れたしょうゆを添える。
さくなどで買った場合は、まぐろとたいは平づくり（約1cm厚さに引き切りしたもの）にし、いかは皮をむいて長さ4〜5cm、幅7〜8mmくらいの細切りにする。

健康メモ
たいといえば一般にまだいをさし、高タンパク、低脂肪の代表的な白身魚とされています。しかし、市場に出回っているまだいの約75％は養殖ものなので、天然ものと栄養価はさほど変わりませんが、脂質だけは天然ものの100gあたり5.8gに対して、養殖ものは10.8gとかなり多くなっています。この脂質にはEPAとDHAが豊富に含まれています。

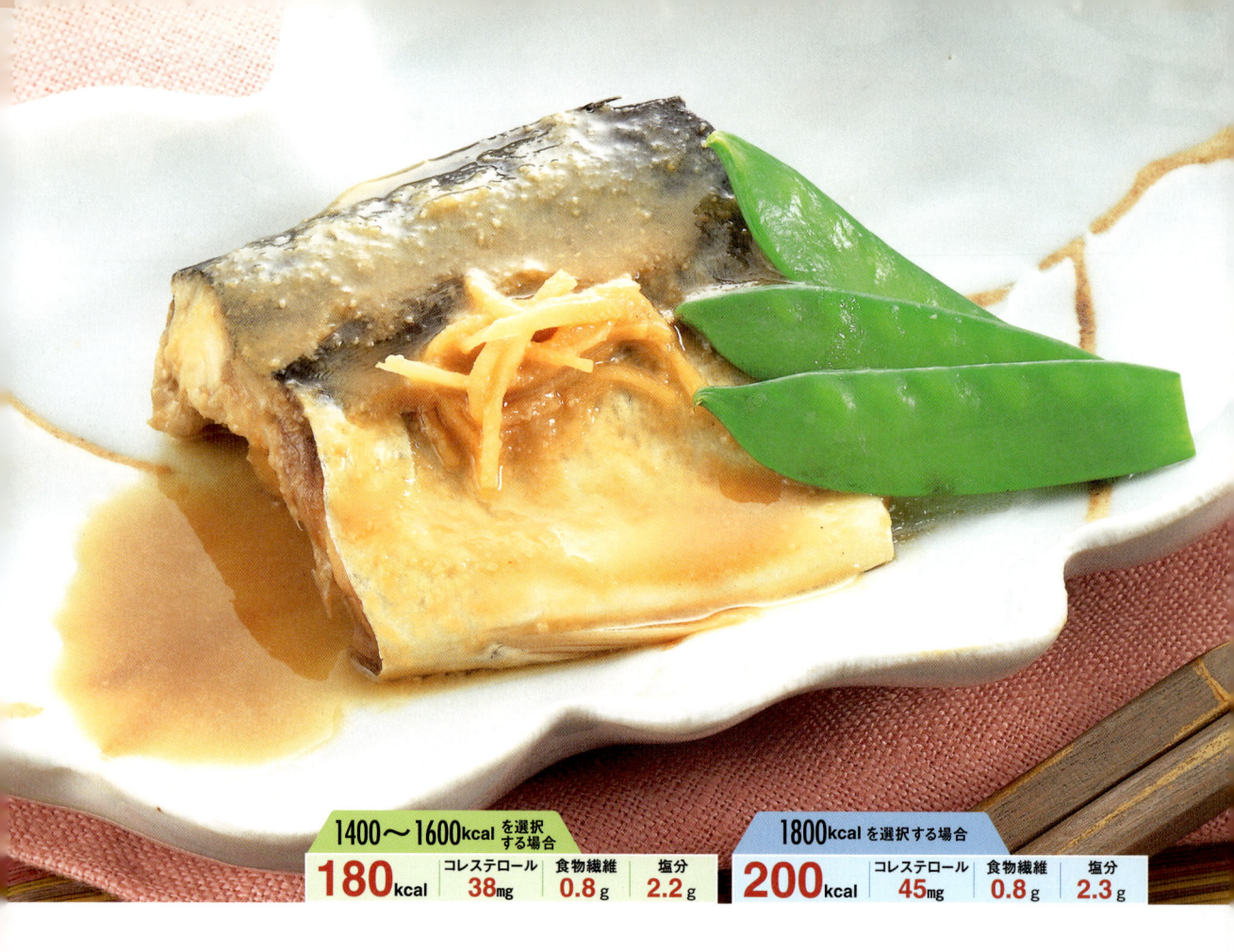

	1400〜1600kcalを選択する場合				1800kcalを選択する場合			
	180 kcal	コレステロール 38mg	食物繊維 0.8g	塩分 2.2g	200 kcal	コレステロール 45mg	食物繊維 0.8g	塩分 2.3g

EPAとDHAをたっぷり含む青背魚の代表選手
さばのみそ煮

〈作り方〉

❶鍋に、よくまぜ合わせたAとしょうがのせん切りを入れて強火にかけ、煮立ったらさばを皮側を上にして入れる。再び煮立ったら、落としぶたをして弱火にし、約15分煮る。途中、何度かスプーンで煮汁をすくって魚の表面にかけながら煮ると味がよくしみ込む。

❷①のさばを器に盛り、鍋の中の煮汁を少し煮詰めてからさばにかける。

❸絹さやは筋をとって鍋に沸かした熱湯でさっとゆで、②に添える。

■材料(1人分)		1400〜1600kcal	1800kcal
さば(切り身)		60g	70g
しょうが(せん切り)		少々	少々
A	だし汁	½カップ	½カップ
	しょうゆ	小さじ½	小さじ½
	みりん	小さじ1	小さじ1
	みそ	小さじ2	小さじ2
	砂糖	小さじ1	小さじ1
つけ合わせ			
絹さや		3枚	3枚

健康メモ

　さばの豊富な脂肪にはEPAとDHAがたっぷり含まれています。EPAは悪玉コレステロールや中性脂肪を減らし、血液をサラサラに保ちます。DHAにもEPAと同様の働きがあるうえに、脳の働きを活発にする作用があります。

主菜 / 魚介料理

旬のさんまには脂がたっぷり
さんまの塩焼き

〈作り方〉
① さんまは流水の下で手早く洗ってペーパータオルで水けをふく。
② ①の両面に、塩をできるだけ均一に振りかける。
③ 焼き網を熱して頭が右にくるように②をのせ、中火で焼く。ほどよく焼き色がついたら裏返し、同様に焼く。
④ 皿に、頭が左にくるように盛りつけ、すりおろした大根と半月切りにしたすだちを添えて、大根おろしにしょうゆをかける。

■材料（1人分）

	1400〜1600kcal	1800kcal
さんま	中$\frac{1}{3}$尾（55g）	大$\frac{1}{3}$尾（65g）
塩	少々	少々
大根	30g	30g
しょうゆ	小さじ$\frac{1}{2}$	小さじ$\frac{1}{2}$
すだち（半月切り）	1枚	1枚

健康メモ

旬のさんまには100g中に24.6gも脂質が含まれていますが、旬以外は$\frac{1}{4}$ぐらいに減ってしまいます。さんまも青背魚なので、その脂肪にはEPAやDHAが豊富に含まれています。

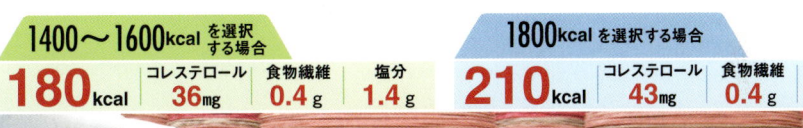

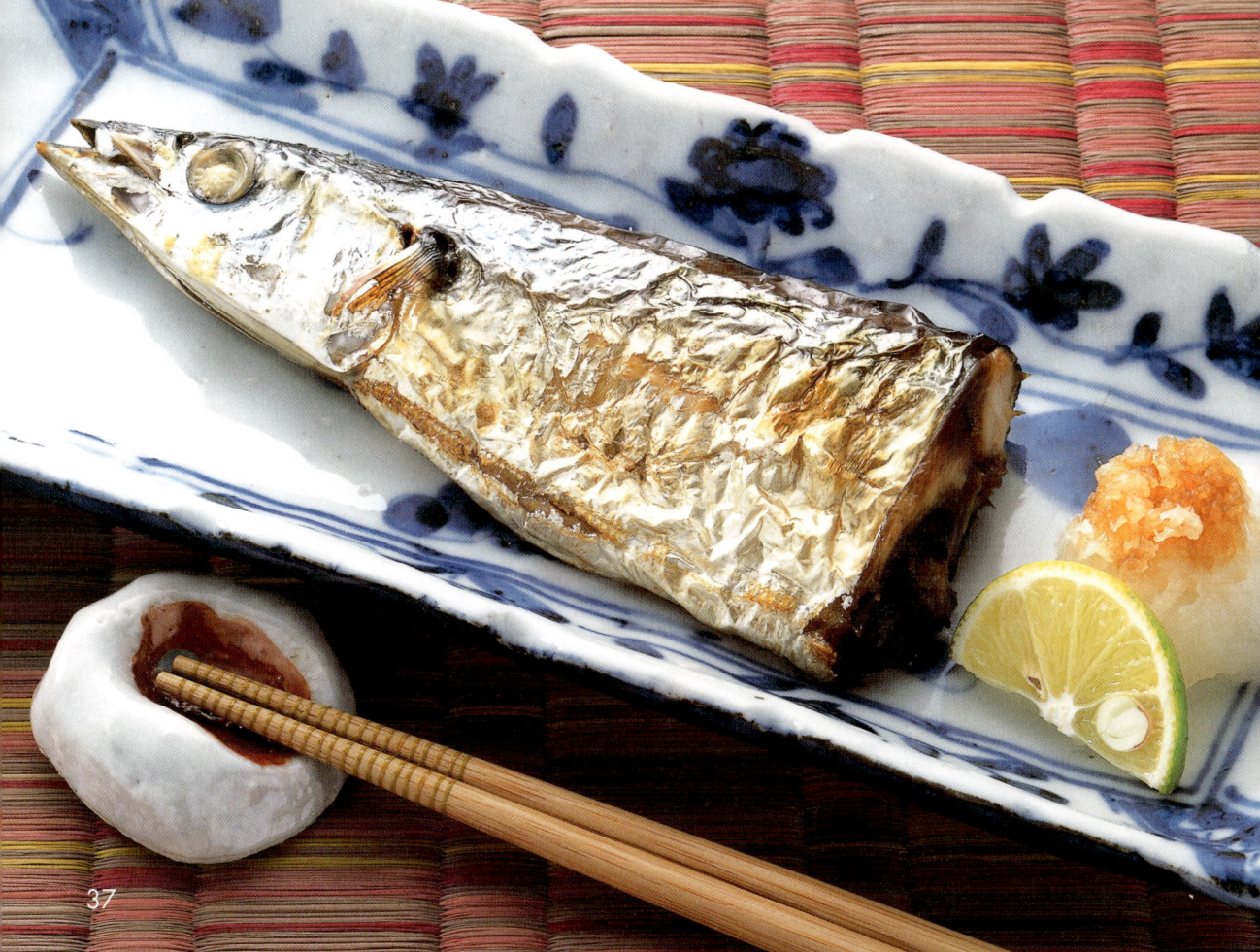

1400〜1600kcalを選択する場合
180kcal ／ コレステロール 36mg ／ 食物繊維 0.4g ／ 塩分 1.4g

1800kcalを選択する場合
210kcal ／ コレステロール 43mg ／ 食物繊維 0.4g ／ 塩分 1.4g

すずきなど低エネルギーな魚で作りたい
白身魚のハーブ焼き

〈作り方〉
❶ すずきの両面に塩とこしょうを振り、タイムとローズマリーの生葉をちぎってまぶしておく。
❷ 赤ピーマンは細切りにする。
❸ フライパンにオリーブ油とにんにくの薄切りを入れて弱火にかけ、香りが出たら❷を強火でさっと炒めてとり出す。
❹ ❸のフライパンに❶を入れ、中火で両面ともかりっと香ばしく焼く。
❺ ❹を皿に盛ってつけ合わせ用のタイムとローズマリーをのせ、炒めた赤ピーマンとクレソンをつけ合わせる。

■材料（1人分）

	1400〜1600kcal	1800kcal
すずき（切り身）	80g	100g
タイム（生）	少々	少々
ローズマリー（生）	少々	少々
にんにく（薄切り）	少々	少々
塩	小さじ$\frac{1}{3}$	小さじ$\frac{1}{3}$
こしょう	少々	少々
オリーブ油	小さじ2弱	小さじ2弱
つけ合わせ		
赤ピーマン	30g	30g
クレソン	1本	1本
タイム（生）	少々	少々
ローズマリー（生）	1本	1本

健康メモ

オリーブ油には、一価不飽和脂肪酸の一種、オレイン酸が非常に多く含まれ、悪玉コレステロールを減らす働きがあります。大いに利用したいところですが、使いすぎはエネルギー過剰になるので注意しましょう。

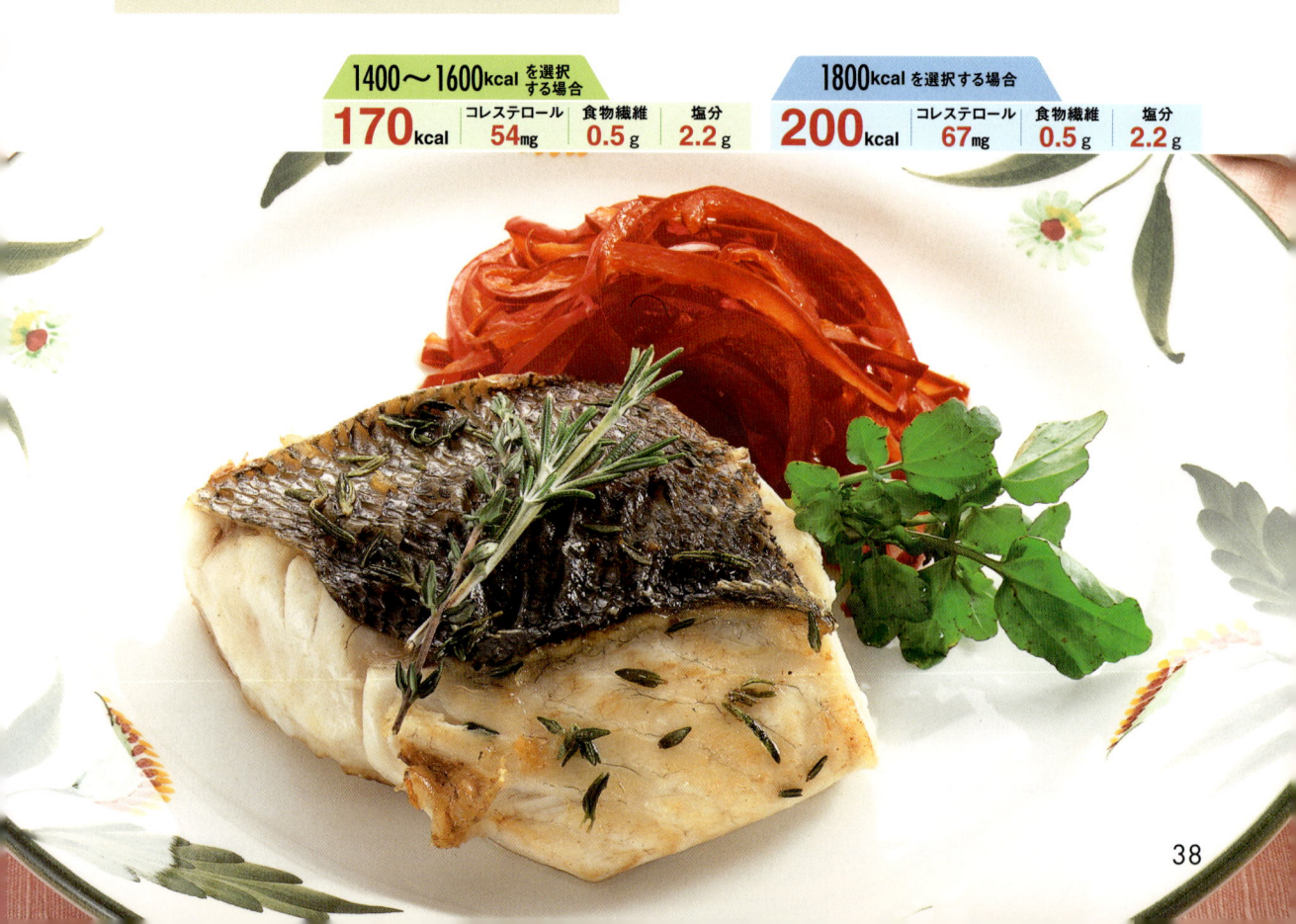

1400〜1600kcalを選択する場合
170kcal　コレステロール 54mg　食物繊維 0.5g　塩分 2.2g

1800kcalを選択する場合
200kcal　コレステロール 67mg　食物繊維 0.5g　塩分 2.2g

主菜 魚介料理

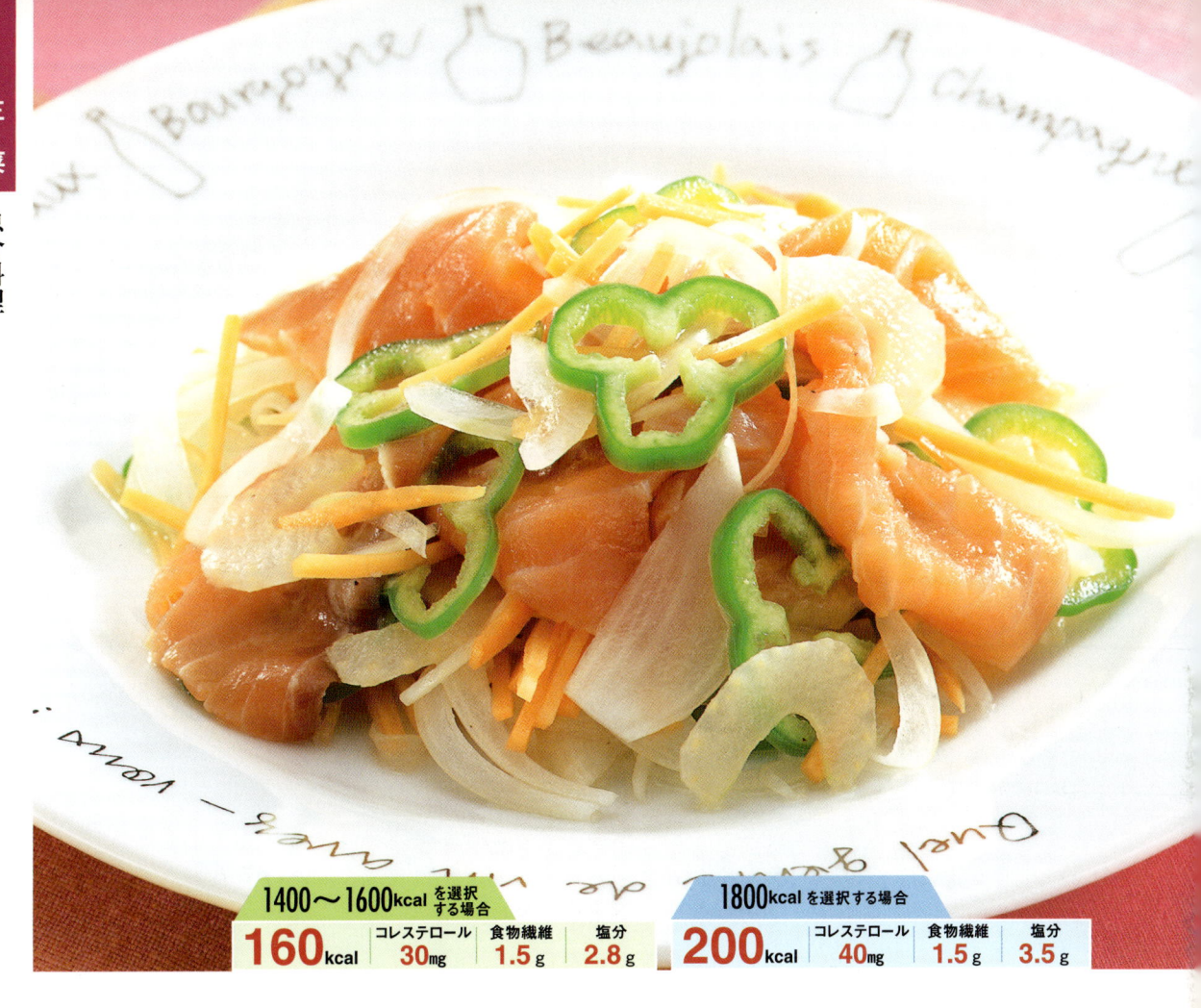

1400〜1600kcalを選択する場合				1800kcalを選択する場合			
160kcal	コレステロール 30mg	食物繊維 1.5g	塩分 2.8g	200kcal	コレステロール 40mg	食物繊維 1.5g	塩分 3.5g

色が美しく風味もよい紅鮭の燻製を使った

スモークサーモンのマリネ

〈作り方〉

❶ スモークサーモンは食べやすい長さに切る。
❷ ピーマンは2〜3mm幅の輪切りにし、セロリと玉ねぎは薄切り、にんじんはせん切りにする。
❸ 小さなボウルにAを入れてよくまぜ、マリネ液を作る。
❹ バットなどに①と②を重ね入れ、③をかけて1時間以上つけ込む。
❺ ④を野菜ごと器に盛る。

■材料（1人分）

		1400〜1600kcal	1800kcal
スモークサーモン		60g	80g
ピーマン		10g	10g
セロリ		20g	20g
玉ねぎ		30g	30g
にんじん		20g	20g
A	水	大さじ3	大さじ3
	コンソメスープの素（固形）	$\frac{1}{4}$個	$\frac{1}{4}$個
	酢	小さじ2	小さじ2
	レモン汁	小さじ1	小さじ1
	サラダ油	小さじ1	小さじ1
	塩、こしょう	各少々	各少々

	1400～1600kcalを選択する場合				1800kcalを選択する場合			
	160kcal	コレステロール 38mg	食物繊維 0.3g	塩分 0.7g	**200**kcal	コレステロール 50mg	食物繊維 0.3g	塩分 0.7g

バターをマーガリンにかえて焼く

たらのムニエル

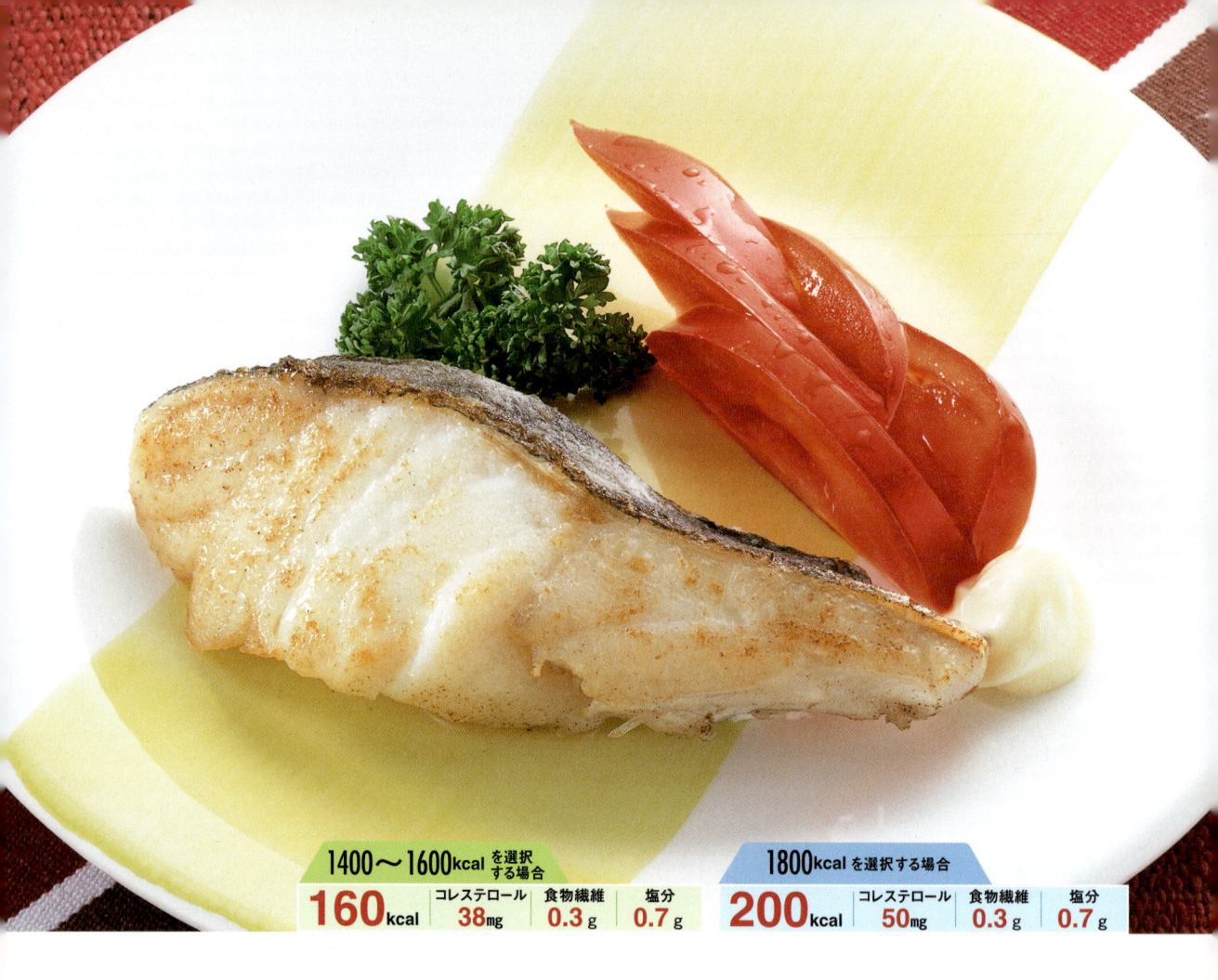

■材料（1人分）	1400～1600kcal	1800kcal
生だら（切り身）	60g	80g
塩、こしょう	各少々	各少々
小麦粉	大さじ$\frac{1}{2}$	大さじ$\frac{1}{2}$
マーガリン	小さじ$1\frac{1}{2}$	小さじ2
マヨネーズ	小さじ1	小さじ1
つけ合わせ		
トマト	20g	20g
パセリ	少々	少々

〈作り方〉

❶生だらはペーパータオルなどで水けをふきとり、両面に軽く塩とこしょうを振って5分ほどおく。
❷①をペーパータオルではさみ、軽く押さえて水けを吸いとり、両面に小麦粉をまぶす。余分な粉ははたき落とす。
❸フライパンにマーガリンを入れて弱火にかけ、マーガリンがとけたら②を入れて、中火で両面をこんがりと焼く。
❹③を器に盛って、飾り切りにしたトマトとパセリをつけ合わせ、マヨネーズを添える。

健康メモ

たらは脂肪やコレステロールが少なく、高タンパクな魚です。味が淡泊なのでムニエルにしましたが、バターにはコレステロール値を上昇させやすい飽和脂肪酸が多いので、マーガリンにかえて作ってあります。

主菜 魚介料理

野菜たっぷりで低エネルギーな
たらちり鍋

■材料（1人分）

		1400～1600kcal	1800kcal
たら（切り身）		80g	100g
木綿豆腐		60g	70g
春菊		50g	50g
白菜		40g	40g
長ねぎ		30g	30g
生しいたけ		2個	2個
昆布		10cm	10cm
A	しょうゆ	大さじ1強	大さじ1強
	酢	大さじ1	大さじ1
万能ねぎ（小口切り）		1～2本分	1～2本分
削りがつお		ひとつまみ	ひとつまみ

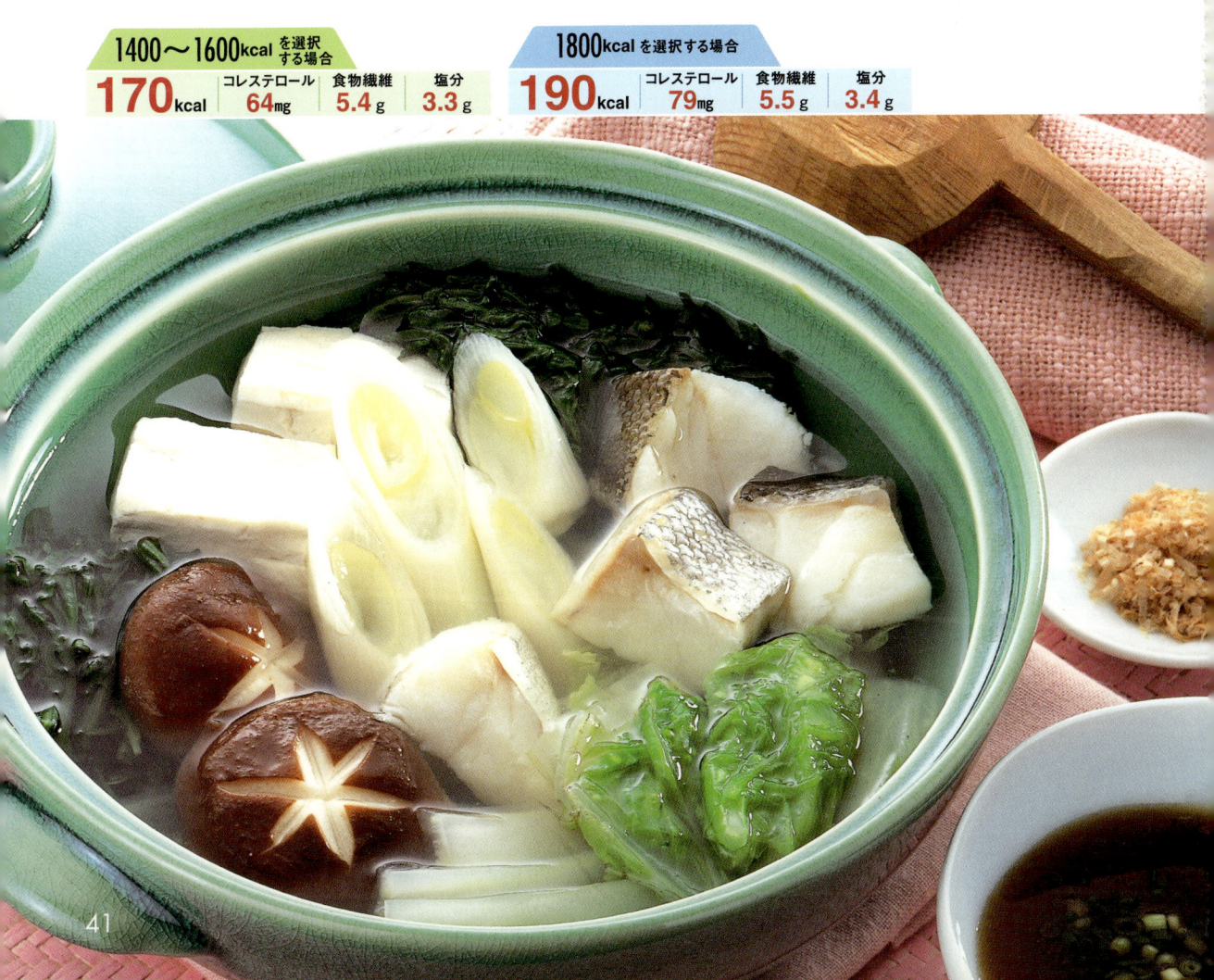

〈作り方〉

❶ 春菊は長さ5cm程度のざく切りに、白菜は茎と葉に切り分けて、茎は一口大のそぎ切りにし、葉はざく切りにする。長ねぎは斜め切りにする。生しいたけは石づきをとり、かさに浅く星形に3本の切り込みを入れる。

❷ 木綿豆腐は二～三つに切る。

❸ たらは一口大に切る。

❹ 小さな器にAを合わせておく。

❺ 土鍋に、汚れをふいた昆布を敷いて水1カップを入れ、火にかける。煮立ってきたら、たらと野菜、木綿豆腐を並べ入れ、アクをとりながら中火で煮る。

❻ 取り鉢に入れた❹に薬味の万能ねぎを入れ、削りがつおを添えて、煮えたものからとり出して、つけて食べる。

1400～1600kcalを選択する場合
170kcal　コレステロール **64**mg　食物繊維 **5.4**g　塩分 **3.3**g

1800kcalを選択する場合
190kcal　コレステロール **79**mg　食物繊維 **5.5**g　塩分 **3.4**g

低エネルギーな魚介と野菜を揚げた
天ぷらの盛り合わせ

〈作り方〉

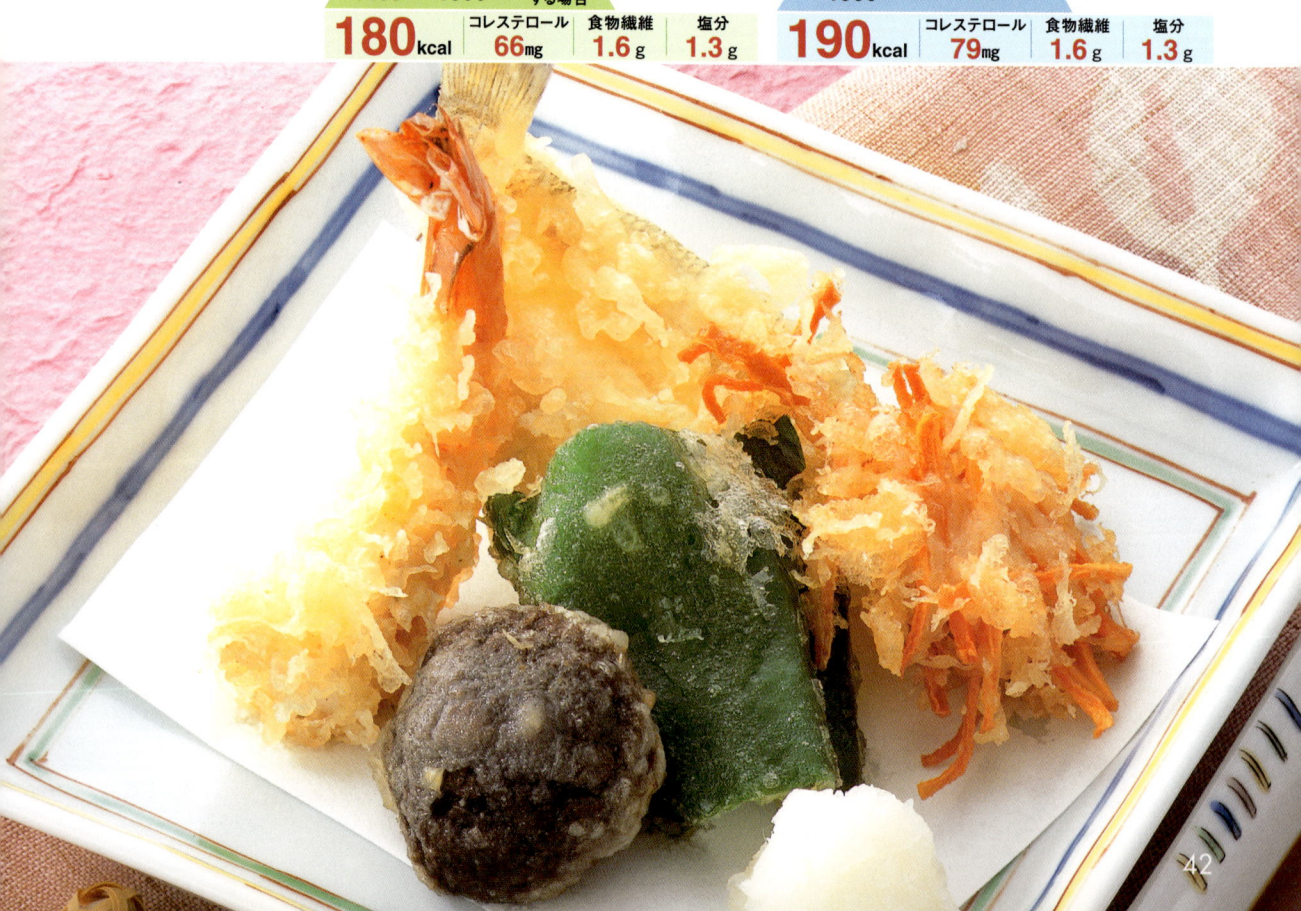

① きすはペーパータオルなどで水けをふきとる。
② えびは姿がまっすぐに揚がるように、腹側に数カ所浅い切り込みを入れておく。
③ にんじんはせん切りにし、ピーマンは食べやすい大きさに切る。生しいたけは石づきをとる。
④ 大根はすりおろす。
⑤ ボウルにAの冷水ととき卵、塩を入れてまぜ、小麦粉を振り入れてさっくりとまぜ、衣を作る。
⑥ 揚げ油を170度に熱し、生しいたけとピーマンに⑤の衣をつけてカラリと揚げる。にんじんも衣をつけて一つにまとめ、カラリと揚げる。
⑦ 揚げ油の温度を少し上げ、①と②も衣をつけて揚げる。
⑧ 器に⑥と⑦を盛り合わせ、軽く汁けをしぼった④を添える。つけじょうゆは小皿に入れて添える。

■材料（1人分）

		1400〜1600kcal	1800kcal
きす（背開き）		15g	20g
車えび		15g	20g
にんじん		10g	10g
ピーマン		10g	10g
生しいたけ		1個	1個
大根		30g	30g
しょうゆ		小さじ1強	小さじ1強
A	小麦粉	大さじ1	大さじ1
	冷水	大さじ1	大さじ1
	とき卵	大さじ$\frac{1}{2}$	大さじ$\frac{1}{2}$
	塩	少々	少々
揚げ油		適量	適量

1400〜1600kcalを選択する場合
180kcal／コレステロール 66mg／食物繊維 1.6g／塩分 1.3g

1800kcalを選択する場合
190kcal／コレステロール 79mg／食物繊維 1.6g／塩分 1.3g

主菜 魚介料理

1400〜1600kcalを選択する場合				1800kcalを選択する場合			
160kcal	コレステロール 64mg	食物繊維 2.7g	塩分 2.2g	200kcal	コレステロール 80mg	食物繊維 3.3g	塩分 2.6g

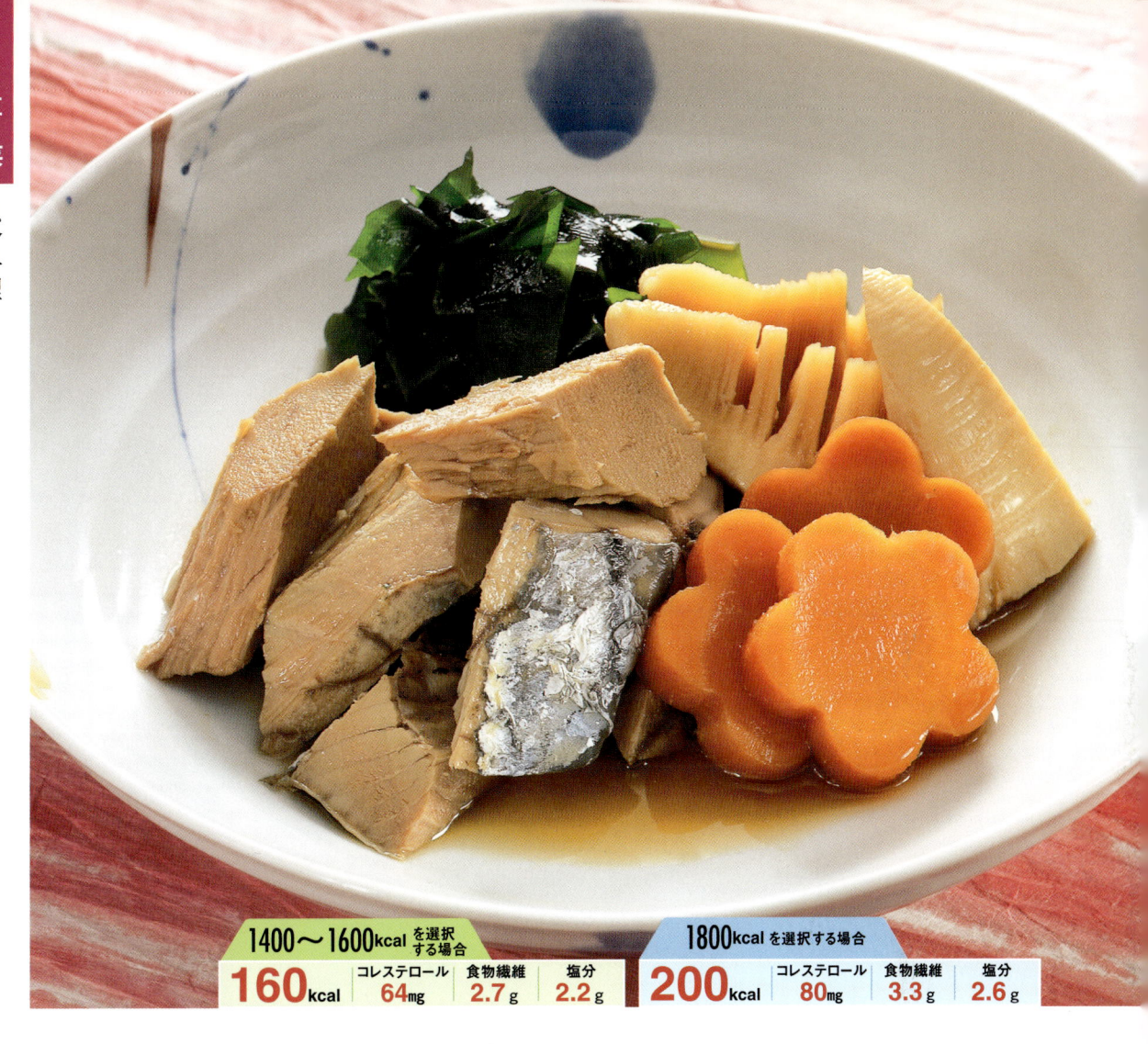

かつおの身を蒸したなまりは鉄分が豊富

なまりと野菜の炊き合わせ

■材料（1人分）

		1400〜1600kcal	1800kcal
かつおのなまり		80g	100g
わかめ（塩蔵）		15g	15g
にんじん		20g	20g
ゆでたけのこ		50g	70g
だし汁		$\frac{3}{4}$カップ	$\frac{3}{4}$カップ
A	砂糖	小さじ1	小さじ1
	みりん	小さじ$\frac{1}{2}$	小さじ1弱
	しょうゆ	小さじ2強	大さじ1弱

〈作り方〉

① なまりはざるにのせて熱湯を回しかけ、食べやすい大きさに割る。

② わかめは塩を洗い流して水けをきり、食べやすい長さに切る。

③ にんじんは1cm厚さの輪切りにし（写真のように花型で抜いてもよい）、ゆでたけのこも食べやすい大きさに切る。

④ 鍋にだし汁を入れて煮立て、①と③を入れて弱めの中火で5〜6分煮る。Aを加えて中火で10分ほど煮、②を加えて一煮し、火を止める。

⑤ 器に④を彩りよく盛り合わせ、汁を少しはる。

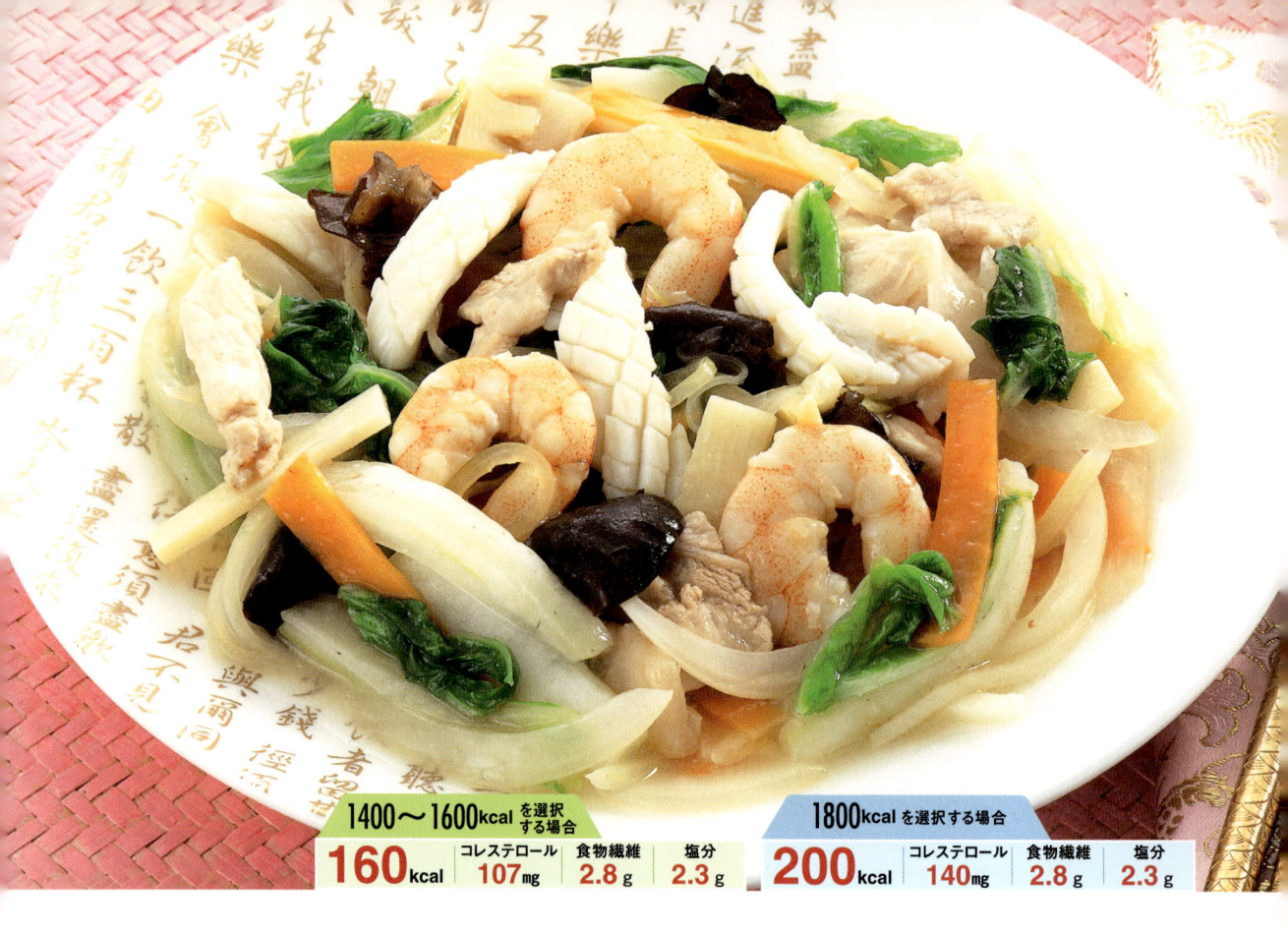

1400〜1600kcalを選択する場合				1800kcalを選択する場合			
160kcal	コレステロール 107mg	食物繊維 2.8g	塩分 2.3g	200kcal	コレステロール 140mg	食物繊維 2.8g	塩分 2.3g

野菜もたっぷりとれる一皿

八宝菜

〈作り方〉

❶ いかは皮をむき、表面に2〜3mm幅の斜めの格子に切り目を入れ、3cm長さの1cm幅に切る。ゆでたけのことにんじんは3cm長さの短冊に切って、熱湯で軽くゆでておく。

❷ 豚ロース肉は3cm長さの短冊状に切り、芝えびは背わたを竹串などでとる。

❸ きくらげは水につけてもどし、石づきをとって食べやすい大きさにちぎっておく。玉ねぎは薄切りに、白菜は3cm角に切る。

❹ フライパンにサラダ油を入れて熱し、②、①の順に入れて強火で炒める。いかの色が変わったら③を加えて炒め合わせ、スープと日本酒を入れて煮立てる。塩とこしょうで味をつけ、水どきかたくり粉を回し入れてとろみをつける。

■材料（1人分）

	1400〜1600kcal	1800kcal
いか（胴）	20g	30g
豚ロース肉（薄切り）	30g	40g
芝えび（むき身）	20g	20g
玉ねぎ	50g	50g
白菜	50g	50g
ゆでたけのこ	20g	20g
にんじん	10g	10g
きくらげ（乾燥）	1枚	1枚
塩	小さじ$\frac{1}{2}$弱	小さじ$\frac{1}{2}$弱
こしょう、スープ	各少々	各少々
日本酒	小さじ1	小さじ1
水どきかたくり粉	少々	少々
サラダ油	小さじ1	小さじ1強

※スープは、鶏ガラスープの素少々を湯少々にといたもの

主菜 魚介料理

新鮮な海の幸を軽く煮込んだ地中海料理
ブイヤベース

〈作り方〉

❶はまぐりは塩水につけて砂を吐かせ、殻をよく洗っておく。
❷生だらは一口大に切る。
❸トマトは皮を湯むき(皮に浅く十文字の切り目を入れ、熱湯にさっとくぐらせてむく方法)して種をとり除き、あらみじんに切る。
❹玉ねぎとにんにくはみじん切りにする。
❺厚手の鍋にオリーブ油を熱して④を弱火で炒め、香りが出たら①と②、③、Aを加え、はまぐりの口が開くまで強火で煮る。
❻塩とこしょうで味をととのえ、器に盛ってパセリのみじん切りを散らす。

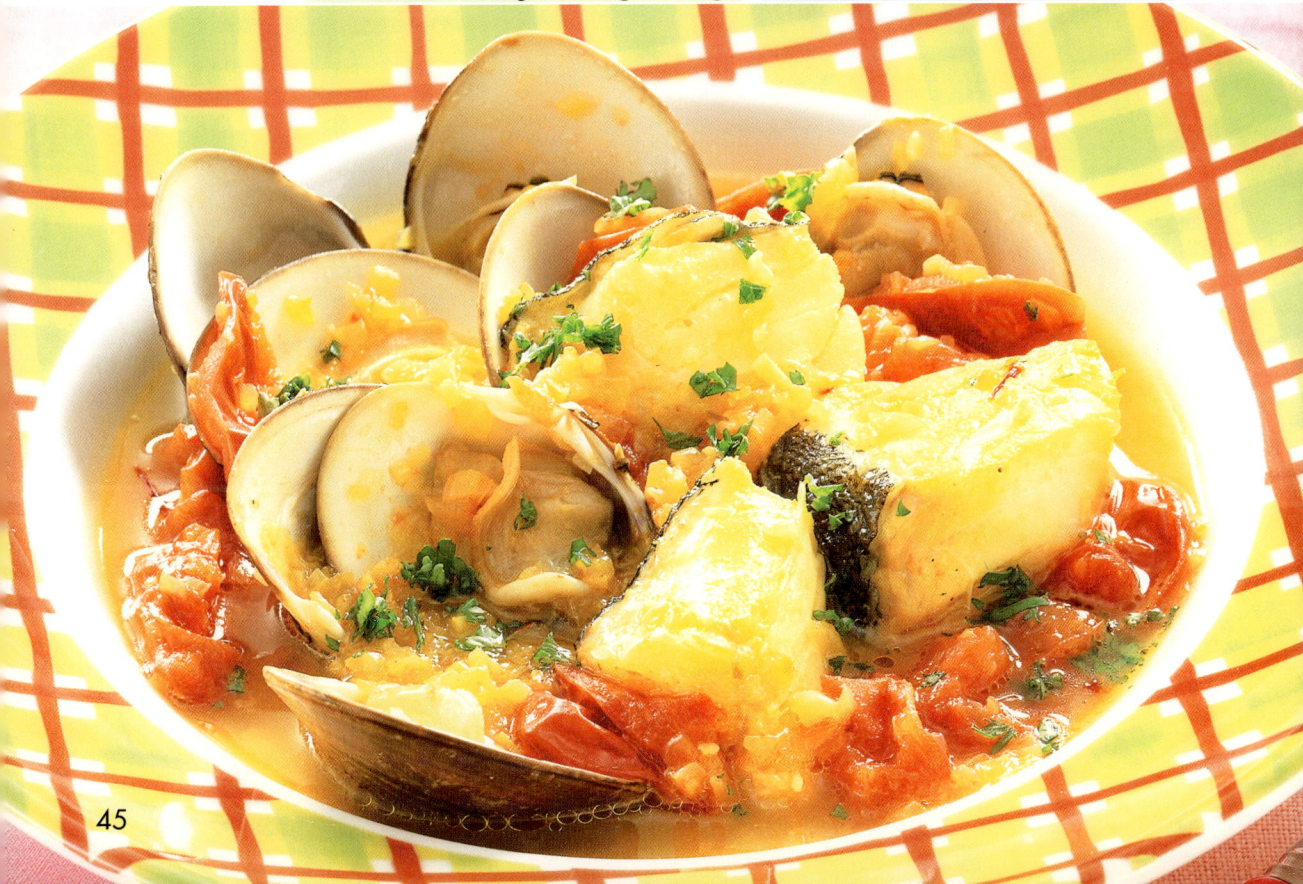

■材料(1人分)

		1400〜1600kcal	1800kcal
はまぐり(殻つき)		80 g	100 g
生だら		70 g	80 g
トマト		100 g	100 g
玉ねぎ		50 g	50 g
にんにく		$\frac{1}{2}$片	$\frac{1}{2}$片
A	水	1カップ	1カップ
	コンソメスープの素(固形)	$\frac{1}{2}$個	$\frac{1}{2}$個
	サフラン	少々	少々
塩		小さじ$\frac{1}{5}$	小さじ$\frac{1}{5}$
こしょう		少々	少々
オリーブ油		小さじ1	小さじ1強
パセリ(みじん切り)		少々	少々

1400〜1600kcalを選択する場合
170kcal コレステロール 62mg 食物繊維 2.0g 塩分 3.4g

1800kcalを選択する場合
200kcal コレステロール 72mg 食物繊維 2.0g 塩分 3.8g

フライパンで簡単にできる
ぶりの照り焼き

■材料（1人分）

		1400～1600kcal	1800kcal
ぶり（切り身）		50g	60g
A	しょうゆ	大さじ1/2強	大さじ1/2強
	みりん	小さじ1	小さじ1
サラダ油		小さじ1/2	小さじ1/2
つけ合わせ			
はじかみしょうが		1本	1本

〈作り方〉

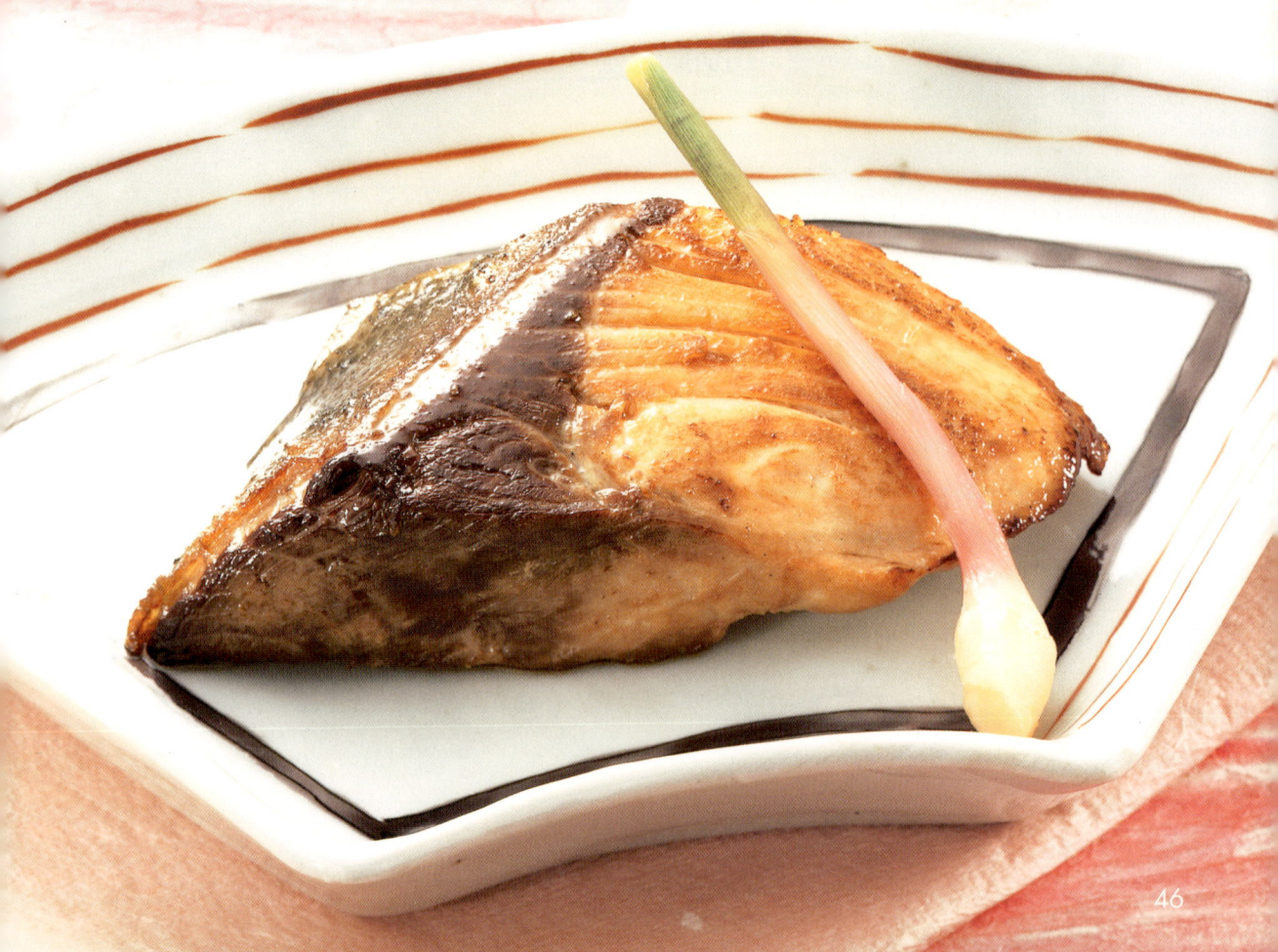

① ぶりをバットなど平らな容器に入れ、合わせたAをからめて10～15分ほどおく。
② フライパンにサラダ油を入れて熱し、①の汁けをふいて入れ（つけ汁はとっておく）、中火で両面を焼きつける。ほどよい焼き色がついたらふたをして火を弱め、蒸し焼きにして、中まで火を通す。
③ ②につけ汁を回し入れ、フライパンを揺すりながら汁を全体にからめて火を止める。
④ ③を皿に盛り、はじかみしょうがを添える。

健康メモ
ぶりにはEPAとDHAが豊富に含まれていて、その含有量は魚介類の中でもトップレベルです。

1400～1600kcalを選択する場合
170kcal ｜ コレステロール 36mg ｜ 食物繊維 0g ｜ 塩分 1.4g

1800kcalを選択する場合
190kcal ｜ コレステロール 43mg ｜ 食物繊維 0g ｜ 塩分 1.4g

主菜　魚介料理

1400〜1600kcalを選択する場合				1800kcalを選択する場合			
170kcal	コレステロール 32mg	食物繊維 1.4g	塩分 1.9g	**200**kcal	コレステロール 39mg	食物繊維 1.4g	塩分 2.0g

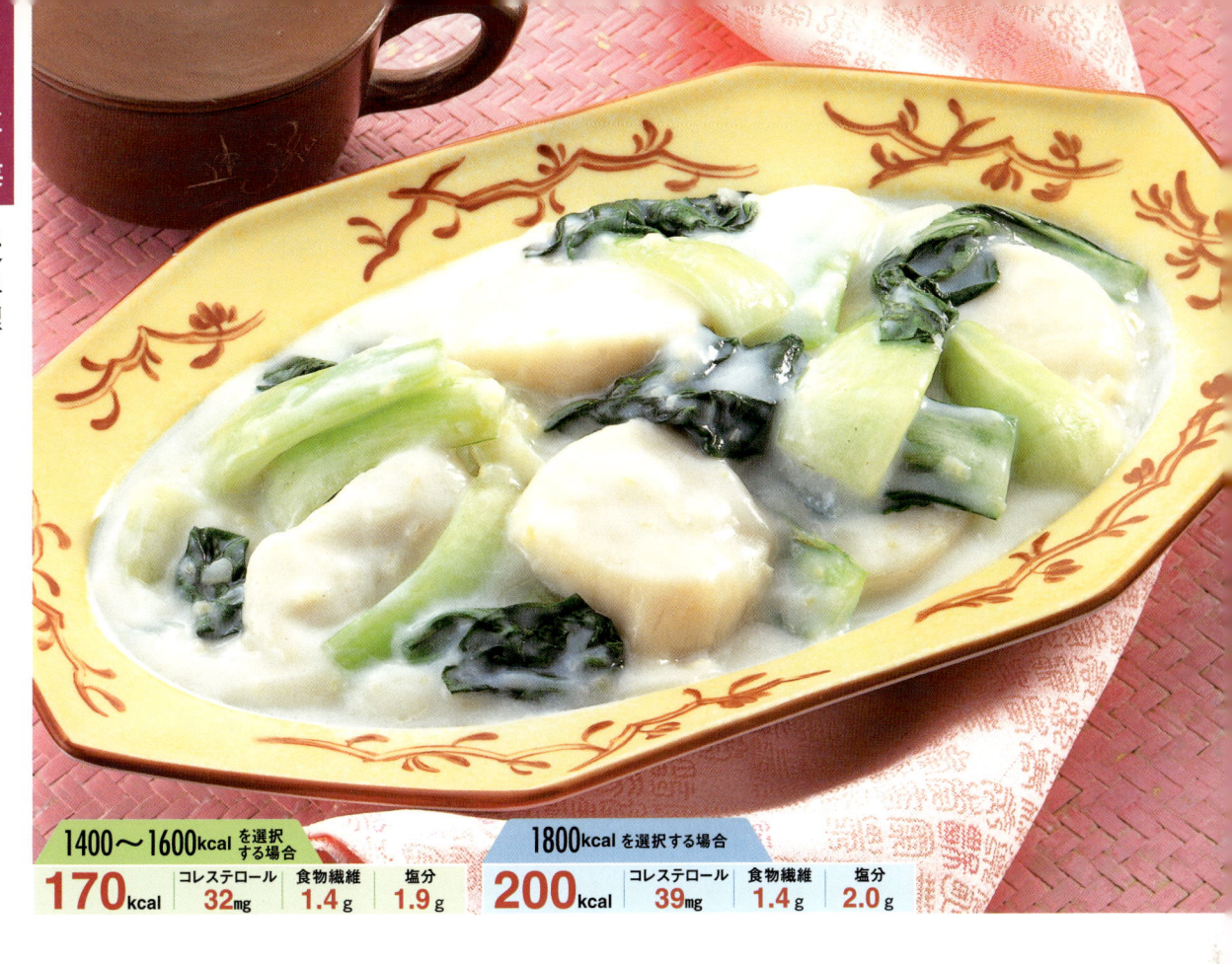

豊富なうまみ成分を利用した中華おかず

ほたて貝柱と青梗菜（チンゲンサイ）のクリーム煮

〈作り方〉

❶ 青梗菜は葉はざく切りにし、茎は縦に4〜6等分にする。

❷ ほたて貝柱は厚みを2〜3等分にする。

❸ Aを小さなボウルに入れ、よくまぜ合わせておく。

❹ フライパンにごま油を入れて熱し、長ねぎとしょうがのみじん切りを弱火で炒めて香りを出す。①の茎、葉、②の順に入れて強火で炒め合わせ、③を加えて一煮し、水どきかたくり粉を回し入れてとろみをつける。

健康メモ

ほたて貝柱には、うまみ成分であるコハク酸やグリシン、アラニン、グルタミン酸、イノシン酸などが豊富に含まれます。このうまみを利用して野菜もたくさんとりましょう。

■材料（1人分）

	1400〜1600kcal	1800kcal
ほたて貝柱	80g	100g
青梗菜	100g	100g
長ねぎ（みじん切り）	10g	10g
しょうが（みじん切り）	少々	少々
A 牛乳	$\frac{1}{4}$カップ	$\frac{1}{4}$カップ
A 水	大さじ2	大さじ2
A 日本酒	小さじ2	小さじ2
A 塩	小さじ$\frac{1}{3}$弱	小さじ$\frac{1}{3}$弱
A こしょう	少々	少々
ごま油	小さじ1	小さじ1強
水どきかたくり粉	少々	少々

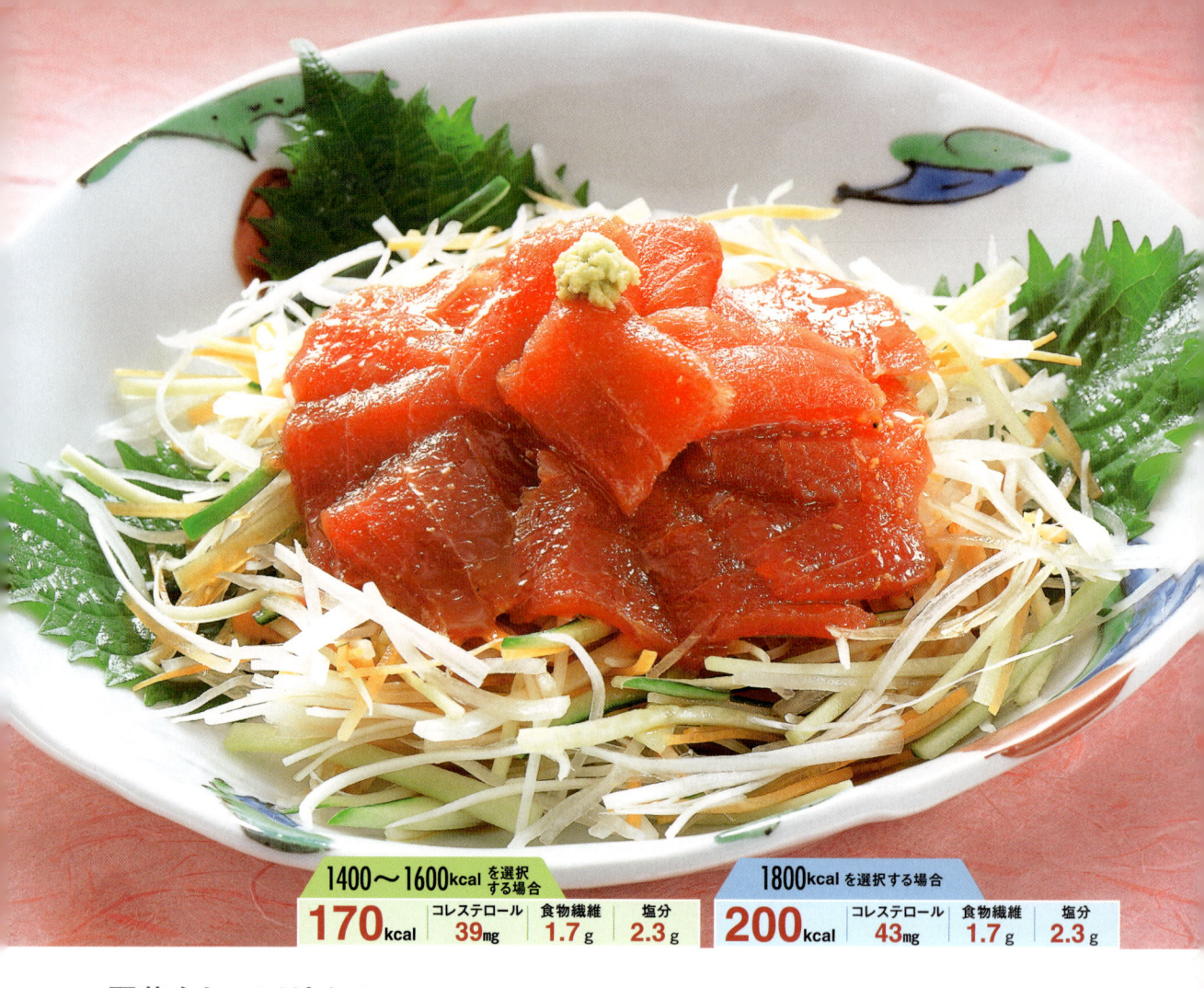

1400〜1600kcalを選択する場合				1800kcalを選択する場合			
170kcal	コレステロール 39mg	食物繊維 1.7g	塩分 2.3g	**200**kcal	コレステロール 43mg	食物繊維 1.7g	塩分 2.3g

野菜もたっぷりとれる
まぐろサラダ

〈作り方〉
❶大根、きゅうり、にんじん、長ねぎは長さをそろえてせん切りにし、水にさらしてシャキッとさせ、水けをきる。
❷まぐろは薄いそぎ切りにする。
❸小さなボウルにAを入れてまぜ、ドレッシングを作る。
❹器に青じそを敷き、まぜ合わせた①の野菜を広げ、②をのせて③を回しかけ、練りわさびを添える。

健康メモ
トロの脂肪に含まれるDHA量は全魚介類の中でナンバーワンを誇りますが、エネルギー量が過剰になるため、ここでは赤身を使っています。

■材料（1人分）

		1400〜1600kcal	1800kcal
まぐろ（赤身・刺し身用）		90g	100g
大根		50g	50g
きゅうり		20g	20g
にんじん		15g	15g
長ねぎ		15g	15g
青じそ		3枚	3枚
A	しょうゆ	大さじ1	大さじ1
	だし汁	小さじ2	小さじ2強
	酢	小さじ2	小さじ2強
	サラダ油	小さじ1	小さじ1強
練りわさび		少々	少々

主菜 魚介料理

京都風の上品なみそ漬け
まながつおの西京焼き

■材料（1人分）

		1400〜1600kcal	1800kcal
まながつお（切り身）		70g	90g
塩		少々	少々
A	西京みそ	60g	60g
	みりん	小さじ1	小さじ1
	日本酒	小さじ1	小さじ1
つけ合わせ			
みょうが		1個	1個
B	酢	小さじ1$\frac{1}{2}$	小さじ1$\frac{1}{2}$
	砂糖	小さじ$\frac{2}{3}$	小さじ$\frac{2}{3}$
すだち（輪切り）		1枚	1枚

〈作り方〉

❶ まながつおはざるにのせて塩を両面に振り、30分ほどおく。浮いてきた水けはペーパータオルでふきとる。

❷ Aを小さなボウルに入れてよくまぜ、みそ床を作る。この半量をバットなどに入れて広げ、①のまながつおを入れる。残りのみそ床をまながつおの上にのせて、全体をおおうように平らにのばす。ラップをかけ、上から手で押しつけて中の空気を抜き、3〜5時間漬け込む。

❸ みょうがは酢少々（分量外）を加えた熱湯でしんなりするまでゆで、まぜ合わせておいたBに1時間ほど漬け込んで半分に切る。

❹ 焼き網を火にかけてじゅうぶんに熱し、みそをぬぐい落とした②をのせて、焦がさないように弱めの火で両面を焼き、中まで火を通す。これを器に盛り、③とすだちを添える。

1400〜1600kcalを選択する場合			
170kcal	コレステロール 49mg	食物繊維 0.7g	塩分 1.2g

1800kcalを選択する場合			
200kcal	コレステロール 63mg	食物繊維 0.7g	塩分 1.3g

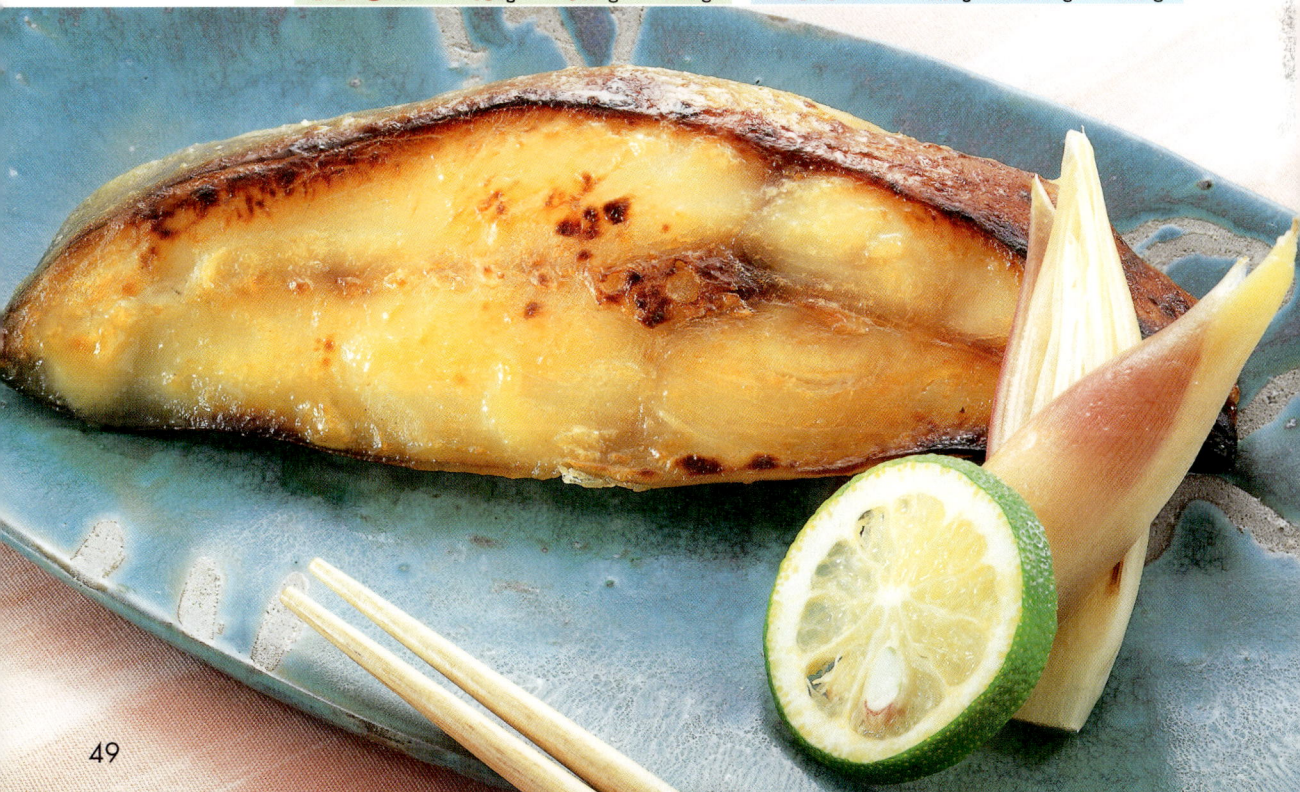

寒むつなら脂がいちだんと乗って美味

むつのしょうが煮

〈作り方〉

❶ しょうがはせん切りにし、長ねぎは斜め薄切りにする。えのきだけは根元を切り落として小分けにする。さやいんげんは筋をとり、鍋に沸かした熱湯でしんなりするまでゆで、水にとって水けをきり、小口切りにする。

❷ 鍋にAと、①のしょうがと長ねぎを入れて強火にかけ、一煮立ちしたらむつを入れる。再び煮立ったら中火にして落としぶたをし、10〜15分煮て、器に盛る。

❸ ②の鍋に①のえのきだけを入れて弱めの中火でさっと煮、むつに添える。鍋に残った煮汁をむつに回しかけ、①のさやいんげんを散らす。

■材料（1人分）

		1400〜1600kcal	1800kcal
	むつ（切り身）	65g	80g
	しょうが	5g	5g
	長ねぎ	20g	20g
	えのきだけ	30g	30g
	さやいんげん	5g	5g
A	だし汁	$\frac{1}{4}$カップ	$\frac{1}{4}$カップ
A	しょうゆ	大さじ1	大さじ1
A	砂糖	小さじ1	小さじ1
A	日本酒	小さじ1	小さじ1

1400〜1600kcalを選択する場合
170kcal ／ コレステロール 38mg ／ 食物繊維 1.8g ／ 塩分 2.4g

1800kcalを選択する場合
200kcal ／ コレステロール 47mg ／ 食物繊維 1.8g ／ 塩分 2.5g

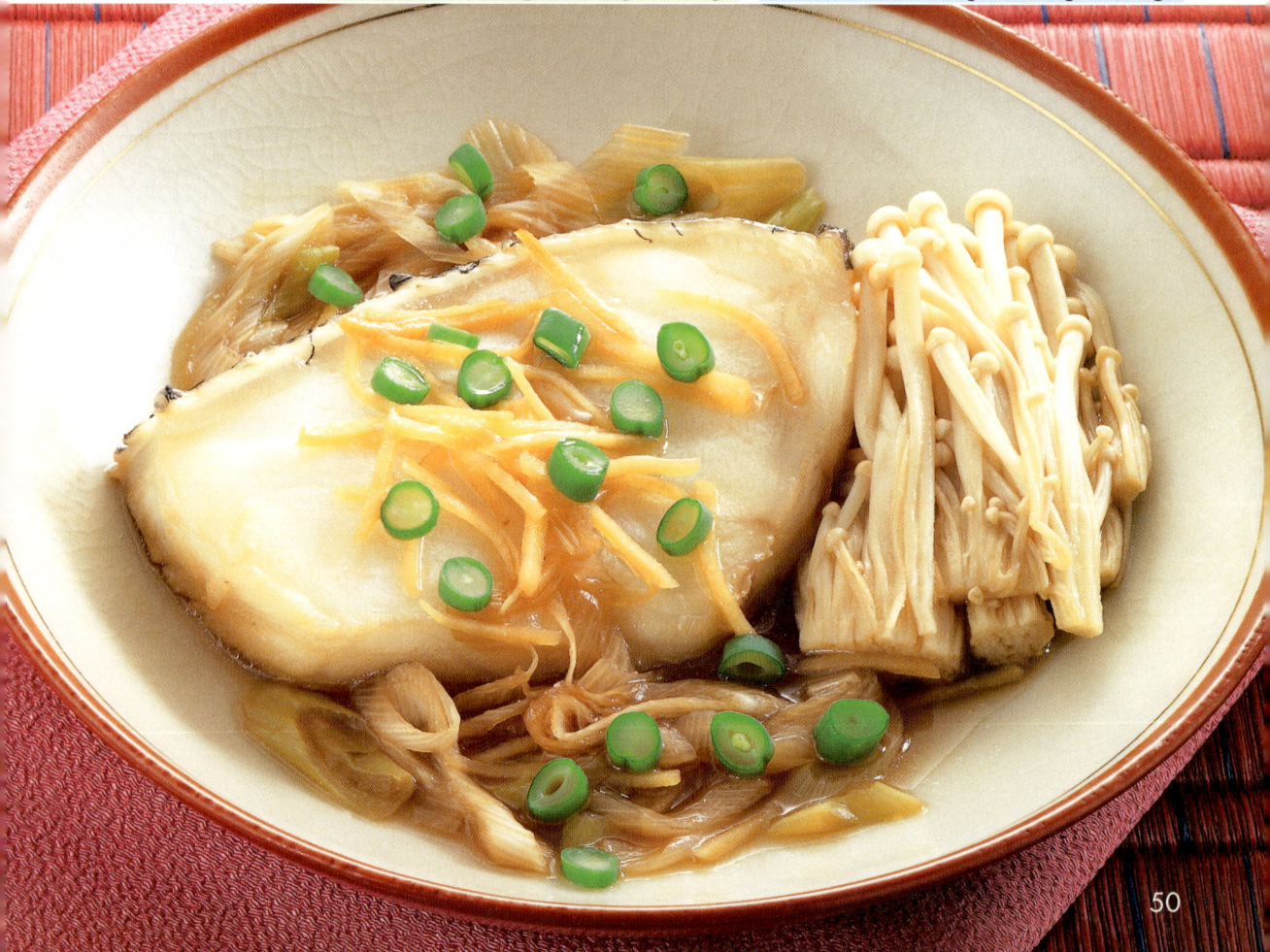

主菜

魚介料理／肉料理

1400〜1600kcalを選択する場合			
170kcal	コレステロール 39mg	食物繊維 1.9g	塩分 1.4g

1800kcalを選択する場合			
190kcal	コレステロール 52mg	食物繊維 1.9g	塩分 1.4g

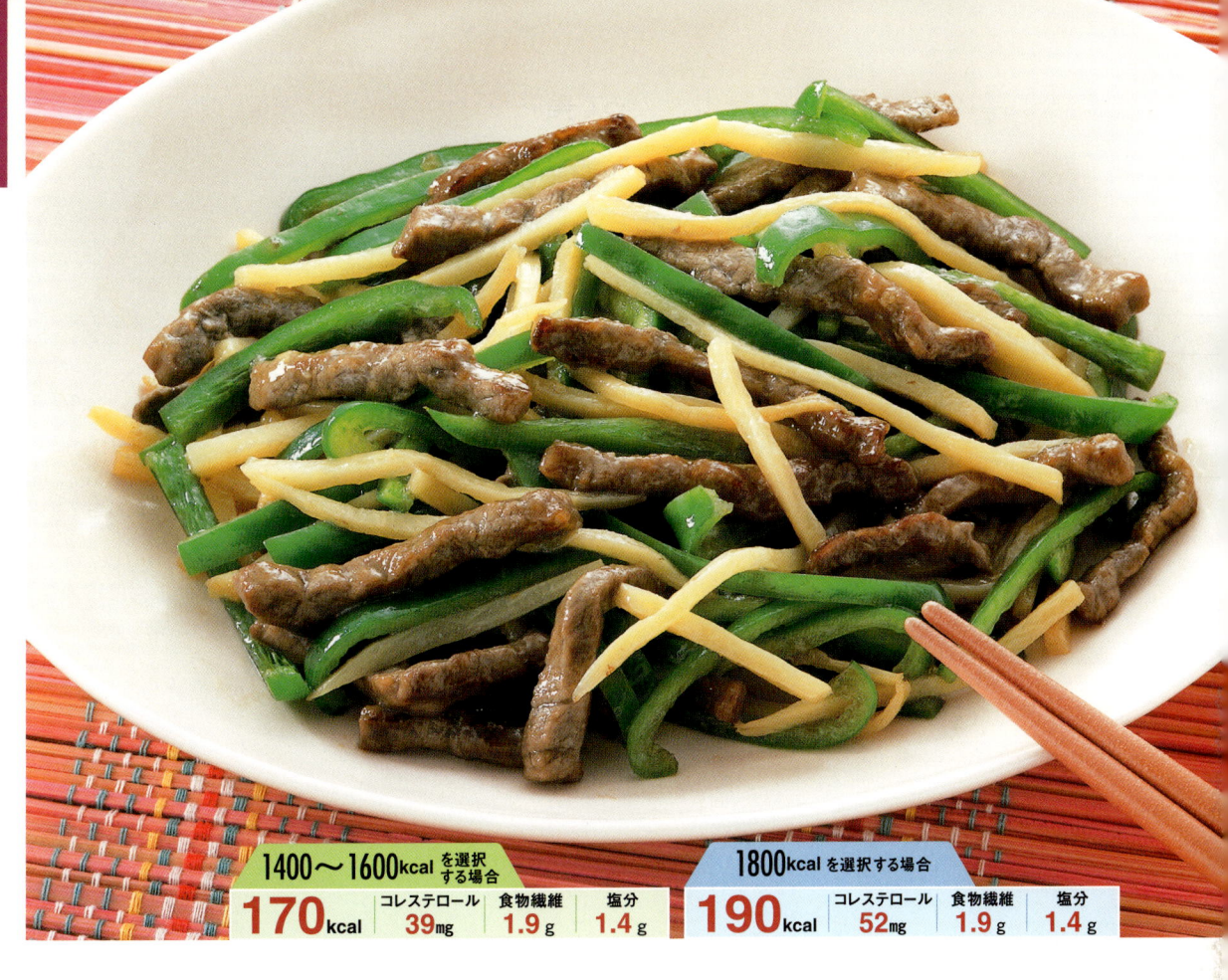

脂肪の少ない赤身のもも肉を使った

牛肉とピーマンの細切り炒め

〈作り方〉

❶ 牛もも肉はまな板の上に1枚ずつ広げ、5〜6mm幅の細切りにする。これをボウルに入れ、下味をつけるためにAを加えて手でもみ込み、10分ほどおく。

❷ ピーマンは縦半分に切ったあと、端から縦に細く切る。

❸ ゆでたけのこも、ピーマンと長さ、太さをそろえて、細切りにする。

❹ しょうがはみじん切りにする。

❺ フライパンにサラダ油を入れて熱し、❹のしょうがを入れて弱火で炒め、香りが出たら❶を加えて強火で炒める。

❻ 牛肉に火が通って色が変わったら、❷と❸も加えて手早く炒め合わせる。

❼ ❻の野菜がしんなりしたら、まぜ合わせておいたBで調味する。

■材料（1人分）

		1400〜1600kcal	1800kcal
牛もも肉（薄切り）		60g	80g
ピーマン		40g	40g
ゆでたけのこ		40g	40g
しょうが		少々	少々
A	しょうゆ	小さじ$\frac{1}{2}$	小さじ$\frac{1}{2}$
	みりん	小さじ$\frac{1}{2}$	小さじ$\frac{1}{2}$
	かたくり粉	小さじ$\frac{2}{3}$	小さじ$\frac{2}{3}$
B	しょうゆ	小さじ1強	小さじ1強
	みりん	小さじ$\frac{1}{2}$	小さじ$\frac{1}{2}$
サラダ油		小さじ1弱	小さじ1弱

1400～1600kcalを選択する場合				1800kcalを選択する場合			
170kcal	コレステロール **39**mg	食物繊維 **1.5**g	塩分 **1.3**g	**200**kcal	コレステロール **52**mg	食物繊維 **1.5**g	塩分 **1.3**g

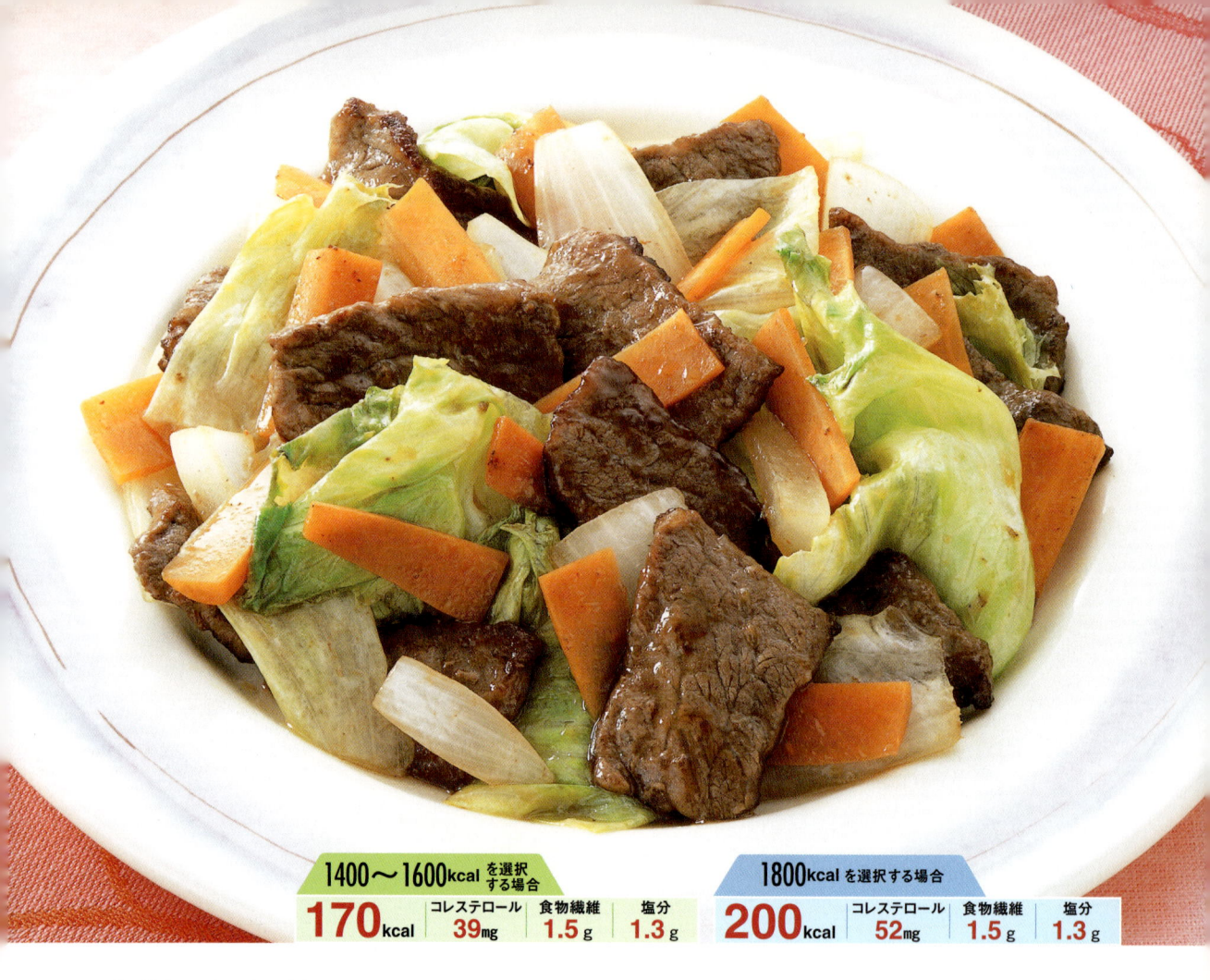

中華調味料を使った本格味

牛肉のオイスター炒め

〈作り方〉

❶牛もも肉は一口大に切る。これをボウルに入れ、Aを加えて手でもみ込み、10分ほどおいて下味をつける。
❷にんじんは3cm長さの短冊切りにする。玉ねぎは縦2～3等分に切ったあと、さらに長さを半分に切る。
❸レタスは手で一口大にちぎる。
❹フライパンにサラダ油を入れて熱し、①を入れて強火で炒める。
❺牛肉に火が通って色が変わったら、②を加えて手早く炒め合わせる。
❻⑤の野菜がしんなりしたところで③を加えて一炒めし、まぜ合わせておいたBで調味する。

■材料（1人分）

		1400～1600kcal	1800kcal
牛もも肉（薄切り）		60g	80g
にんじん		20g	20g
玉ねぎ		20g	20g
レタス		60g	60g
A	しょうゆ	小さじ$\frac{1}{3}$	小さじ$\frac{1}{3}$
	みりん	小さじ$\frac{1}{3}$	小さじ$\frac{1}{3}$
	かたくり粉	小さじ$\frac{1}{2}$	小さじ$\frac{1}{2}$
B	オイスターソース	小さじ$\frac{1}{2}$	小さじ$\frac{1}{2}$
	しょうゆ	小さじ1弱	小さじ1弱
	日本酒	小さじ$\frac{1}{2}$	小さじ$\frac{1}{2}$
サラダ油		小さじ1強	小さじ1強

主菜 肉料理

切り口の彩りがおいしさをそそる
牛肉の八幡巻き

■材料（1人分）

		1400〜1600kcal	1800kcal
牛もも肉（薄切り）		80 g	100 g
ごぼう		40 g	40 g
にんじん		30 g	30 g
さやいんげん		30 g	30 g
A	だし汁	$\frac{1}{4}$カップ	$\frac{1}{4}$カップ
	しょうゆ	小さじ1強	小さじ1強
	みりん	小さじ$\frac{1}{2}$	小さじ$\frac{1}{2}$
つけ合わせ			
貝割れ菜		10 g	10 g

〈作り方〉

❶ ごぼうは皮をこそげ、長さを牛肉の幅に合わせて切り、四つ割りにする。5分ほど水にさらし、ペーパータオルなどで水けをふく。

❷ にんじんも長さを牛肉の幅に合わせて切り、5mm角の拍子木切りにする。さやいんげんは筋をとっておく。

❸ 牛もも肉をまな板の上に1枚ずつ広げ、①と②を等分にのせてくるくる巻く。

❹ 鍋にAを入れて煮立て、③を並べ入れて弱めの中火で15〜20分煮る。

❺ ④を食べやすい大きさに切り、切り口を見せて器に盛る。貝割れ菜は根元を切り落とし、長さを3等分に切って添える。

1400〜1600kcalを選択する場合
170 kcal　コレステロール 52 mg　食物繊維 4.0 g　塩分 1.1 g

1800kcalを選択する場合
200 kcal　コレステロール 65 mg　食物繊維 4.0 g　塩分 1.1 g

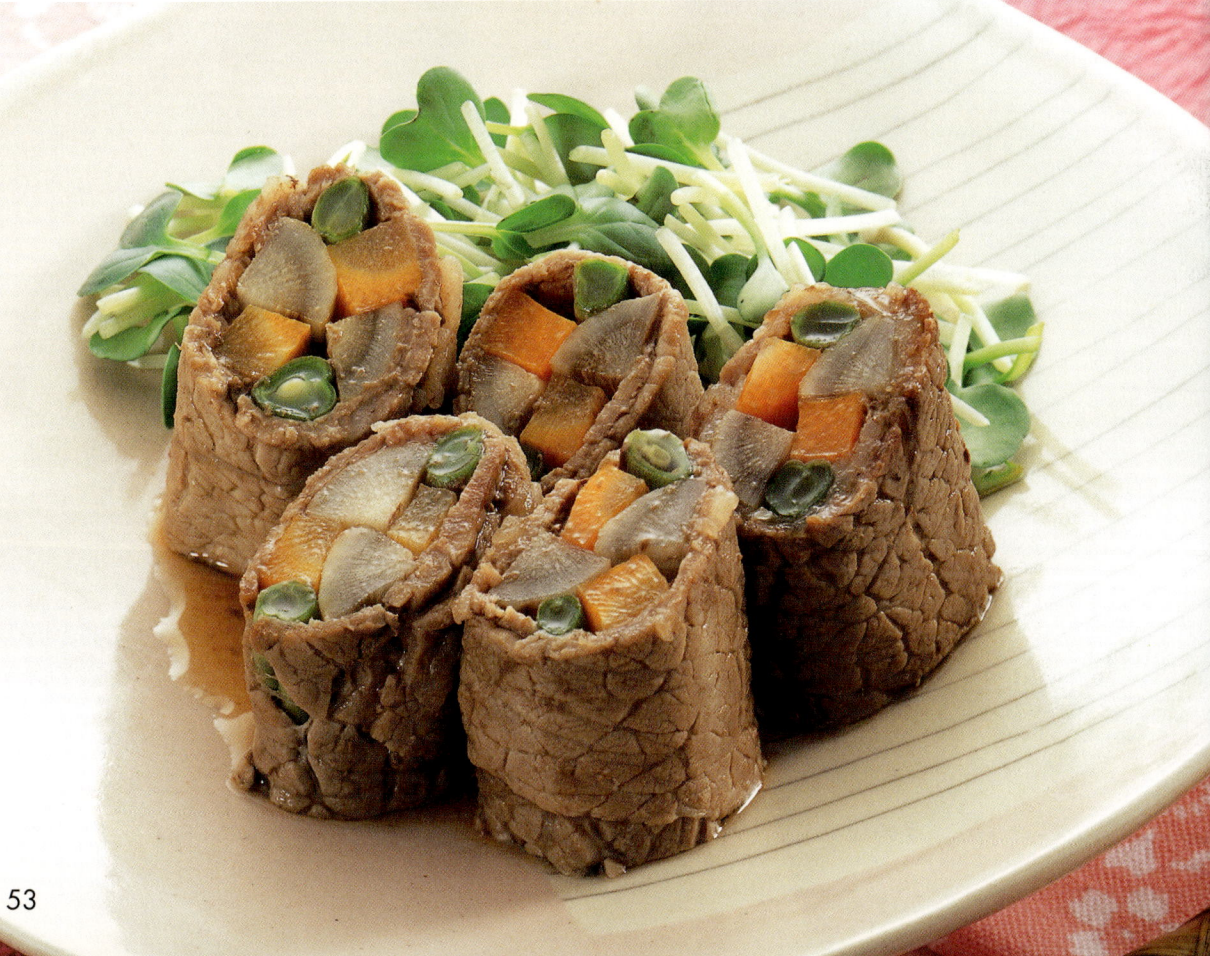

おいしくて栄養的にもすぐれた
すき焼き風煮物

■材料（1人分）

		1400〜1600kcal	1800kcal
牛肩赤身肉（薄切り）		60g	70g
木綿豆腐		40g	50g
しらたき		40g	40g
長ねぎ		30g	30g
生しいたけ		小1個	小1個
春菊		20g	20g
A	だし汁	$\frac{1}{4}$カップ	$\frac{1}{4}$カップ
	砂糖	小さじ2	小さじ2
	日本酒	小さじ2	小さじ2
	しょうゆ	小さじ2強	小さじ2強

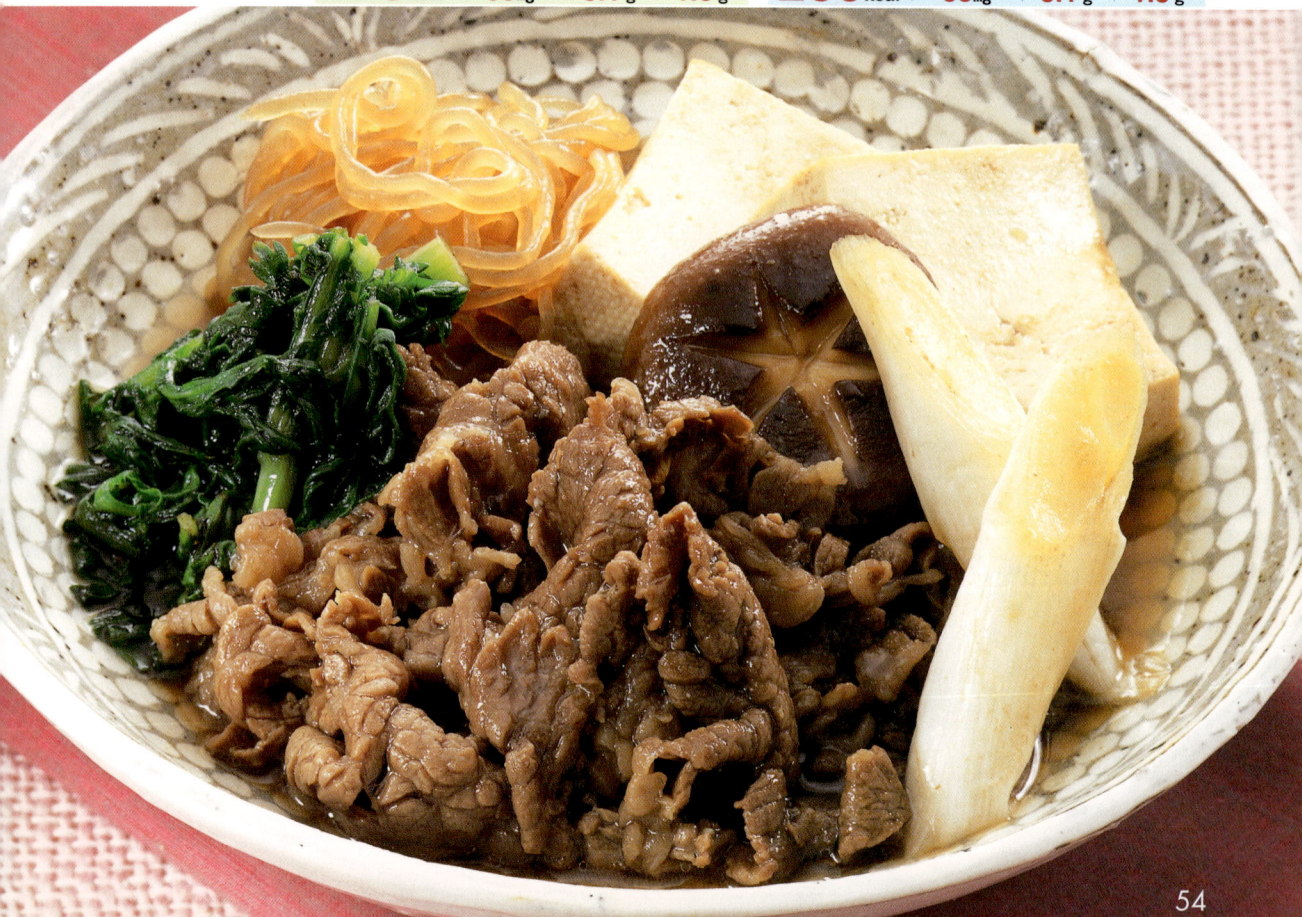

〈作り方〉

❶ 木綿豆腐は約1cm厚さに切る。

❷ しらたきは食べやすい長さに切り、鍋に沸かした熱湯で1分ほどゆで、ざるに上げて水けをきる。

❸ 長ねぎは斜め切りにする。生しいたけは、石づきをとってかさに浅く星形に3本の切り込みを入れる。春菊は3〜4cm長さのざく切りにする。

❹ 牛肩赤身肉は食べやすい長さに切る。

❺ 鍋にAを入れて煮立て、豆腐、しらたき、生しいたけ、牛肉の順に加えて中火で煮込む。材料に味がしみ込んだら長ねぎと春菊を加え、一煮立ちさせて火を止める。

1400〜1600kcalを選択する場合
170kcal　コレステロール 33mg　食物繊維 3.1g　塩分 1.8g

1800kcalを選択する場合
200kcal　コレステロール 38mg　食物繊維 3.1g　塩分 1.8g

主菜　肉料理

1400〜1600kcalを選択する場合			
170kcal	コレステロール **48**mg	食物繊維 **2.5**g	塩分 **1.9**g

1800kcalを選択する場合			
200kcal	コレステロール **58**mg	食物繊維 **2.5**g	塩分 **1.9**g

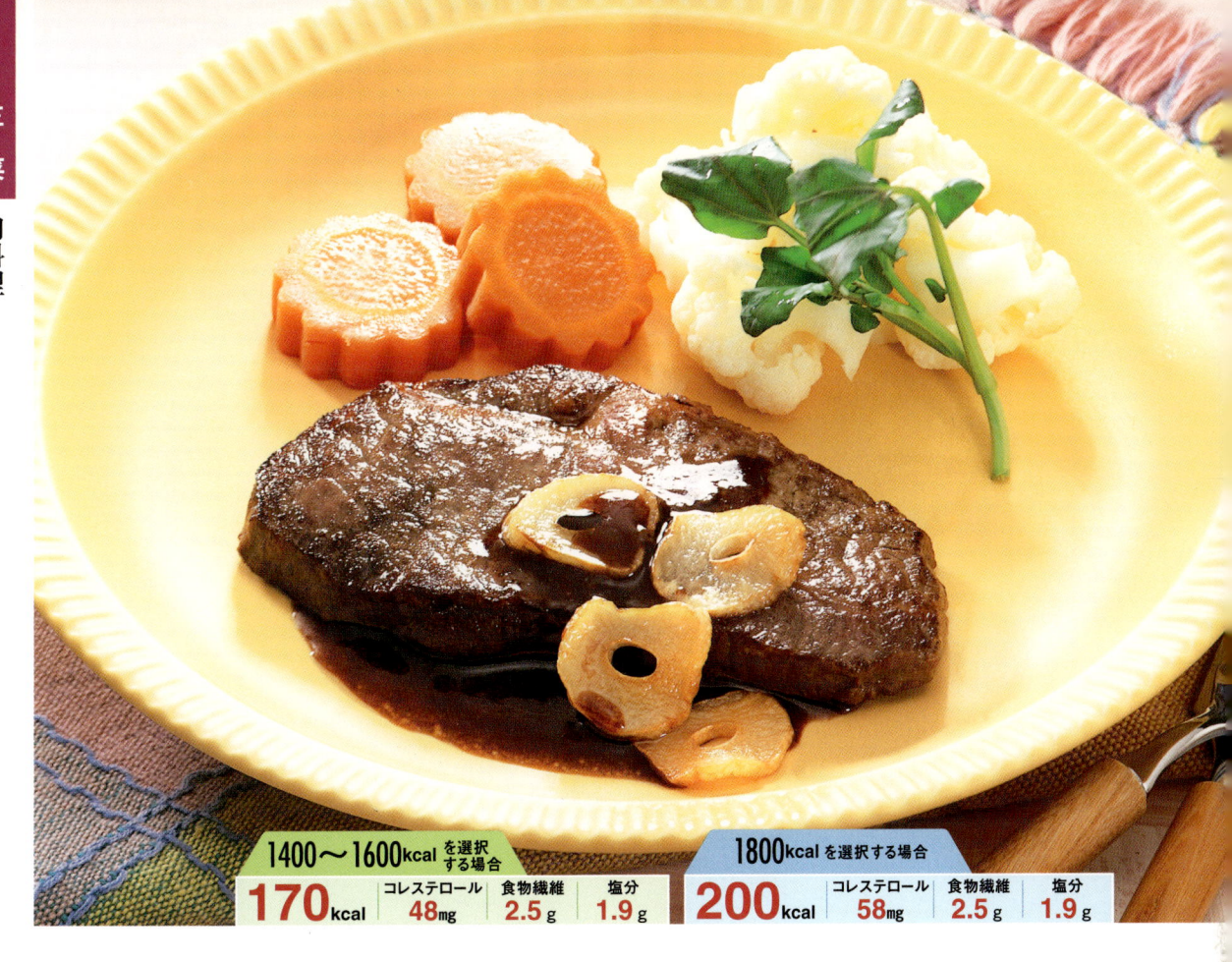

油を使わずに低エネルギーに仕上げた
ビーフステーキ

〈作り方〉

❶つけ合わせのにんじんは約1cm厚さの輪切りにし、型で抜く。カリフラワーは小房に分け、それぞれ鍋に沸かした熱湯でやわらかくゆでる。

❷牛もも肉は筋切り(筋のところどころを包丁の先で刺して切る)し、焼く直前に塩とこしょうを両面に振る。

❸フライパンににんにくの薄切りを入れて火にかけ、きつね色になったらとり出しておく。次に②を入れて油を使わずに強火で30秒ほど焼き、弱火にして1分強焼いたら裏返し、強火で約30秒焼く。あとは弱火で好みの焼きかげんに仕上げ、最後にしょうゆを加えて全体にからめる。

❹③を皿に盛って焼いたにんにくをのせ、フライパンに残った焼き汁をかけ、①とクレソンをつけ合わせる。

■材料(1人分)

	1400〜1600kcal	1800kcal
牛もも肉(ステーキ用)	70g	85g
にんにく(薄切り)	3〜4枚	3〜4枚
塩、こしょう	各少々	各少々
しょうゆ	大さじ$\frac{1}{2}$強	大さじ$\frac{1}{2}$強
つけ合わせ		
カリフラワー	40g	40g
にんじん	30g	30g
クレソン	10g	10g

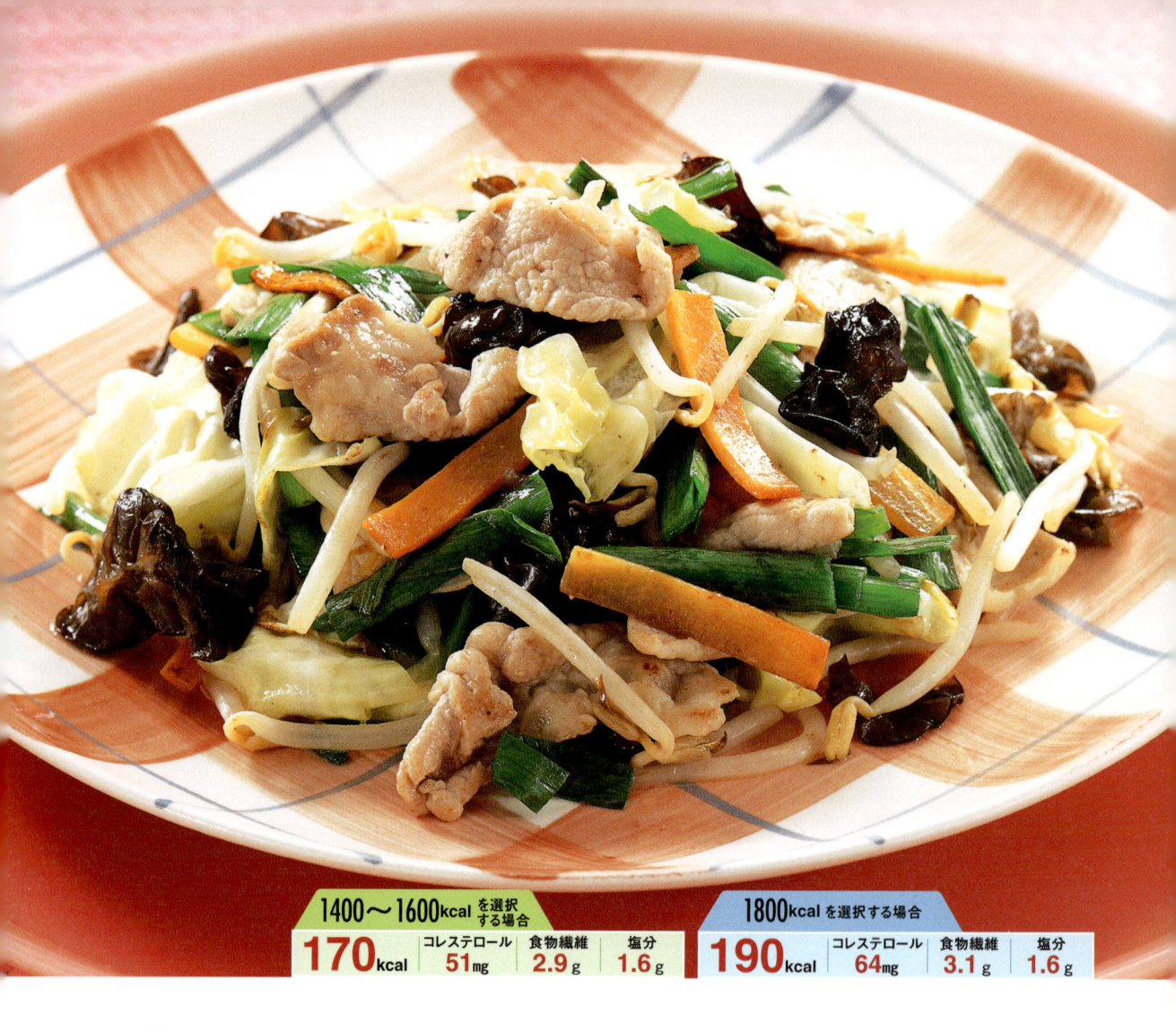

1400～1600kcalを選択する場合				1800kcalを選択する場合			
170 kcal	コレステロール 51mg	食物繊維 2.9g	塩分 1.6g	190 kcal	コレステロール 64mg	食物繊維 3.1g	塩分 1.6g

野菜がたっぷりとれる肉料理
肉野菜炒め

〈作り方〉
❶きくらげは水につけてもどし、石づきをとる。
❷もやしはひげ根をつみとる。
❸にらは3～4cm長さに切り、キャベツは3cm角くらいに切る。にんじんは3cm長さの短冊切りにする。
❹豚肩赤身肉は一口大に切る。
❺フライパンにサラダ油を入れて熱し、❹を強火で炒める。肉の色が変わったところで❶、❷、❸を加えて手早く炒め合わせ、野菜に火が通ったら塩とこしょうで味つけする。

■材料（1人分）	1400～1600kcal	1800kcal
豚肩赤身肉（薄切り）	80g	100g
もやし	50g	70g
にら	30g	30g
キャベツ	20g	20g
にんじん	15g	15g
きくらげ（乾燥）	1～2枚	1～2枚
塩	小さじ$\frac{1}{3}$弱	小さじ$\frac{1}{3}$弱
こしょう	少々	少々
サラダ油	小さじ1	小さじ1

主菜 / 肉料理

甘辛いみそで味つけする中華のおかず

豚肉とキャベツのみそ炒め

〈作り方〉
① キャベツはざく切りにし、にんじんは縦半分に切ってから斜め薄切りにする。
② 長ねぎは5mm幅に斜め切りする。
③ 豚肩ロース赤身肉は広げて、食べやすい大きさに切る。
④ Aの調味料を小さなボウルに入れてまぜておく。
⑤ フライパンにごま油を入れて熱し、しょうがと②を入れて中火で炒める。香りが出てきたら強火にして③を加えて肉の色が変わったところで①を加えて野菜に火が通るまでまぜ、炒め合わせる。
⑥ ⑤に④を加えてまぜ、調味する。

■材料(1人分)

		1400〜1600kcal	1800kcal
豚肩ロース赤身肉(薄切り)		60g	80g
キャベツ		70g	70g
にんじん		20g	20g
長ねぎ		10g	10g
しょうが(みじん切り)		小さじ1	小さじ1
A	甜麺醤	小さじ2	小さじ2
	日本酒	小さじ2	小さじ2
	しょうゆ	小さじ1/2弱	小さじ1/2弱
ごま油		小さじ1	小さじ1

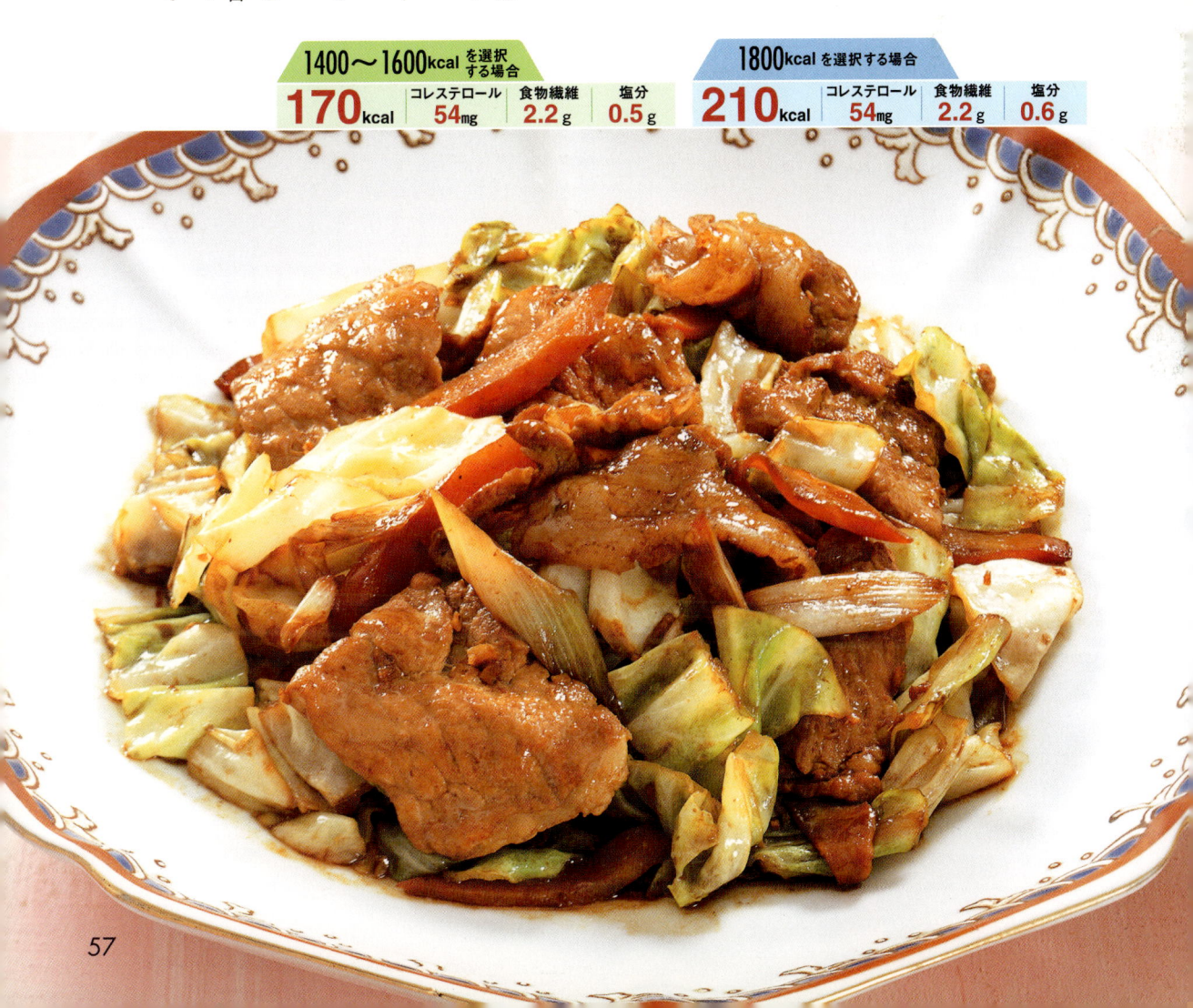

1400〜1600kcalを選択する場合
170kcal　コレステロール **54**mg　食物繊維 **2.2**g　塩分 **0.5**g

1800kcalを選択する場合
210kcal　コレステロール **54**mg　食物繊維 **2.2**g　塩分 **0.6**g

キムチのうまみを余さず利用

豚肉のキムチ炒め

〈作り方〉
① 白菜キムチは漬け汁をしぼらずにざく切りにする。
② きくらげは水でもどし、石づきをとって食べやすい大きさにちぎっておく。
③ もやしはひげ根をつみとり、にらは3cm長さに切る。キャベツは3～4cm角切り、にんじんは薄い短冊切りにする。
④ 豚ロース赤身肉は広げて、食べやすい大きさに切る。
⑤ フライパンにサラダ油を入れて熱し、④を強火で炒める。肉の色が変わったら②と③を加えて炒め合わせる。①と日本酒を加えて軽く炒め、塩とこしょうで味つけする。

■材料（1人分）

	1400～1600kcal	1800kcal
豚ロース赤身肉（薄切り）	50g	60g
白菜キムチ	30g	30g
もやし	50g	50g
にら	30g	30g
キャベツ	20g	20g
にんじん	15g	15g
きくらげ（乾燥）	2枚	2枚
日本酒	小さじ2	小さじ2
塩	小さじ$\frac{1}{5}$	小さじ$\frac{1}{5}$
こしょう	少々	少々
サラダ油	小さじ1強	小さじ$1\frac{1}{2}$

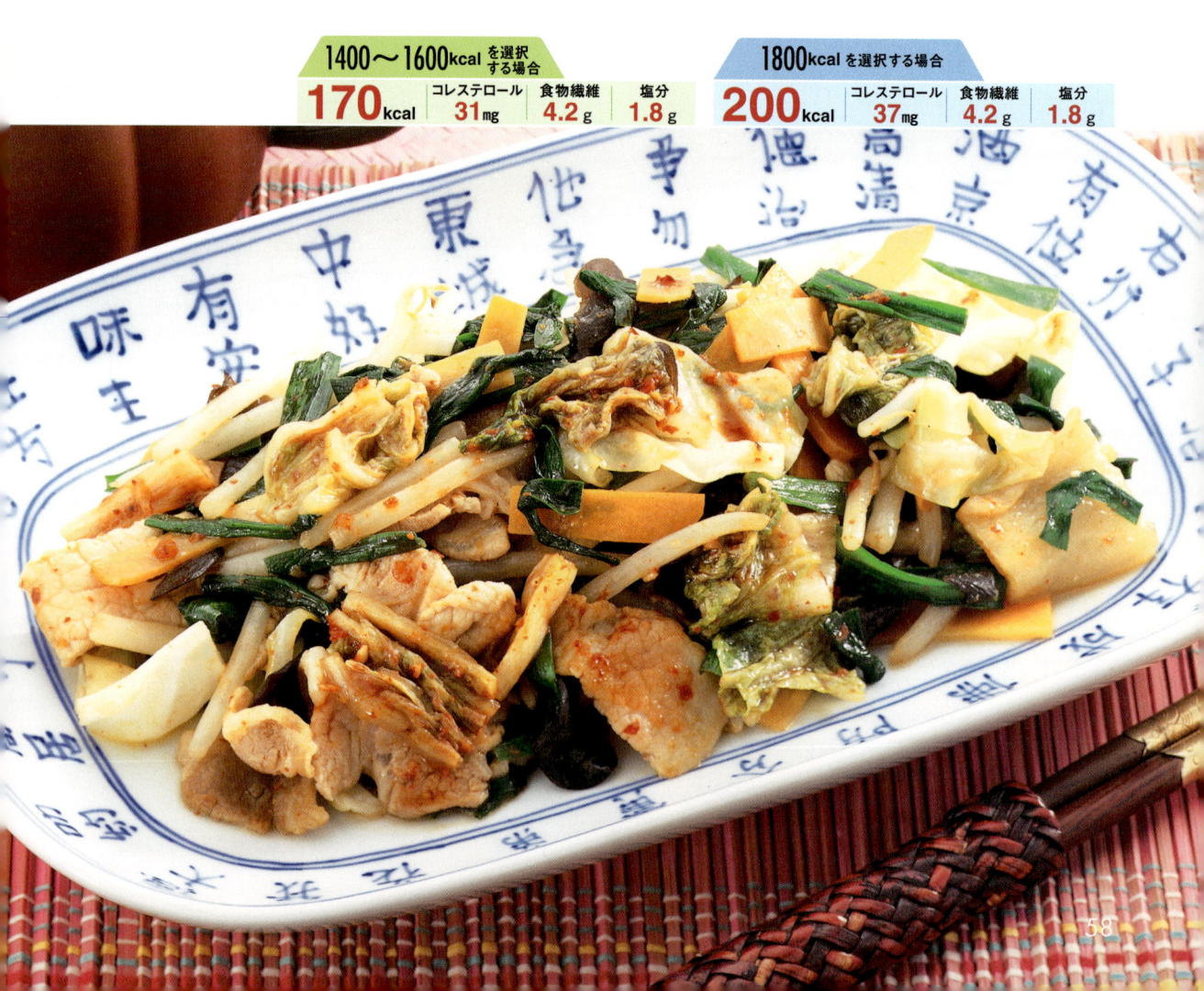

1400～1600kcalを選択する場合
170kcal　コレステロール 31mg　食物繊維 4.2g　塩分 1.8g

1800kcalを選択する場合
200kcal　コレステロール 37mg　食物繊維 4.2g　塩分 1.8g

主菜 肉料理

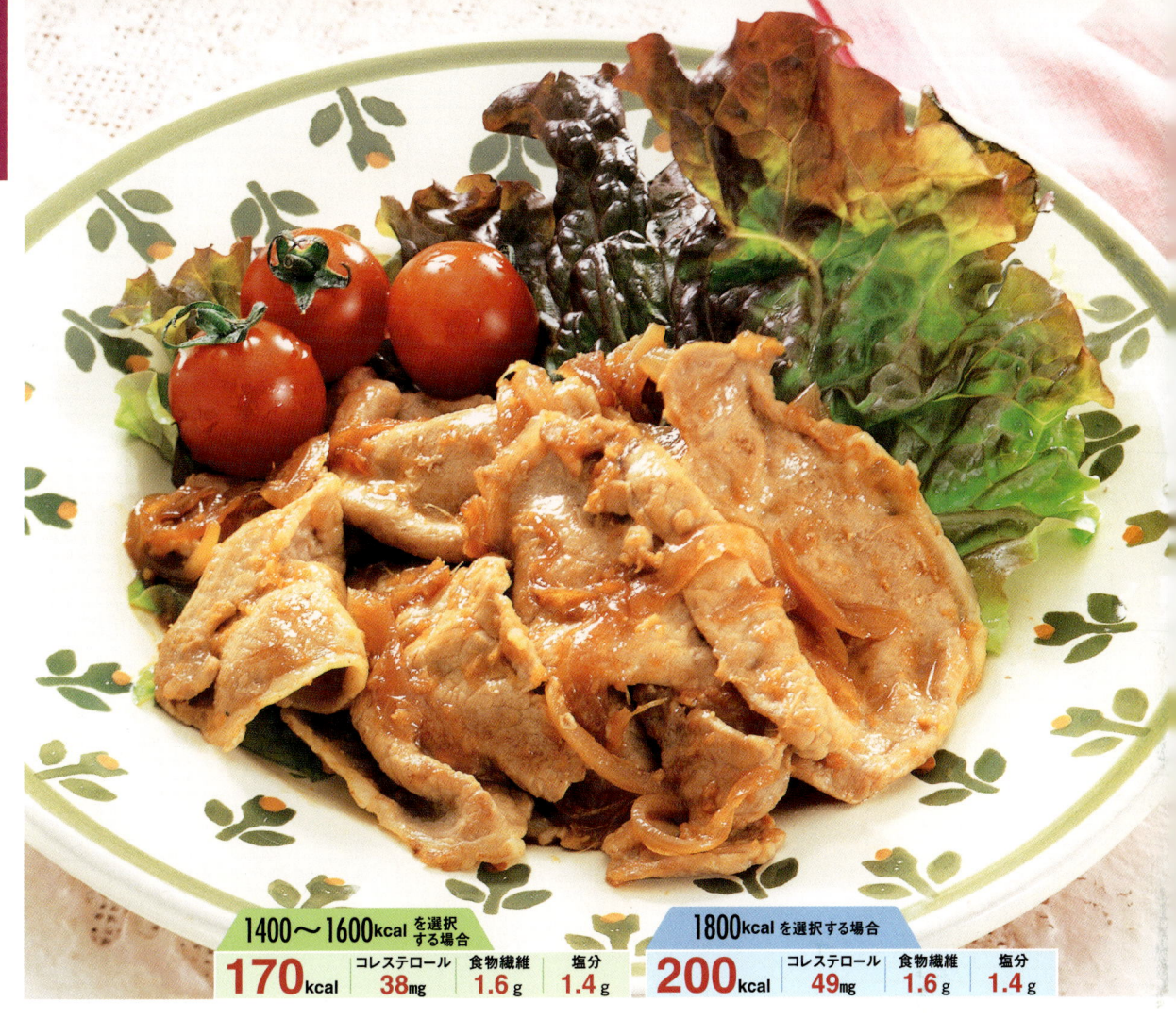

		コレステロール	食物繊維	塩分
1400〜1600kcalを選択する場合	170kcal	38mg	1.6g	1.4g
1800kcalを選択する場合	200kcal	49mg	1.6g	1.4g

ビタミンB₁を豊富に含む豚肉料理は疲労回復に効果大

豚肉のしょうが焼き

〈作り方〉
① 玉ねぎは薄切りにする。
② 豚肩ロース赤身肉は食べやすいように長さを二〜三つに切る。
③ フライパンにサラダ油を入れて強火にかけ、①をしんなりするまで炒める。②も加えてフライパンを揺りながら焼き、肉の周囲が白っぽくなり、表面に肉汁が浮いてきたら裏返し、同様に焼いて焼き色をつける。
④ 中火にしてAを加え、汁を煮詰めながら肉を返して味をからめる。
⑤ サニーレタスを敷いた器に④を盛り、ミニトマトを添える。

■材料（1人分）

		1400〜1600kcal	1800kcal
豚肩ロース赤身肉（薄切り）		55g	70g
玉ねぎ		1/4個（50g）	1/4個（50g）
A	しょうゆ	大さじ1/2強	大さじ1/2強
	みりん	小さじ2/3	小さじ2/3
	おろししょうが	少々	少々
サラダ油		小さじ1	小さじ1
つけ合わせ			
サニーレタス		2枚	2枚
ミニトマト		3個	3個

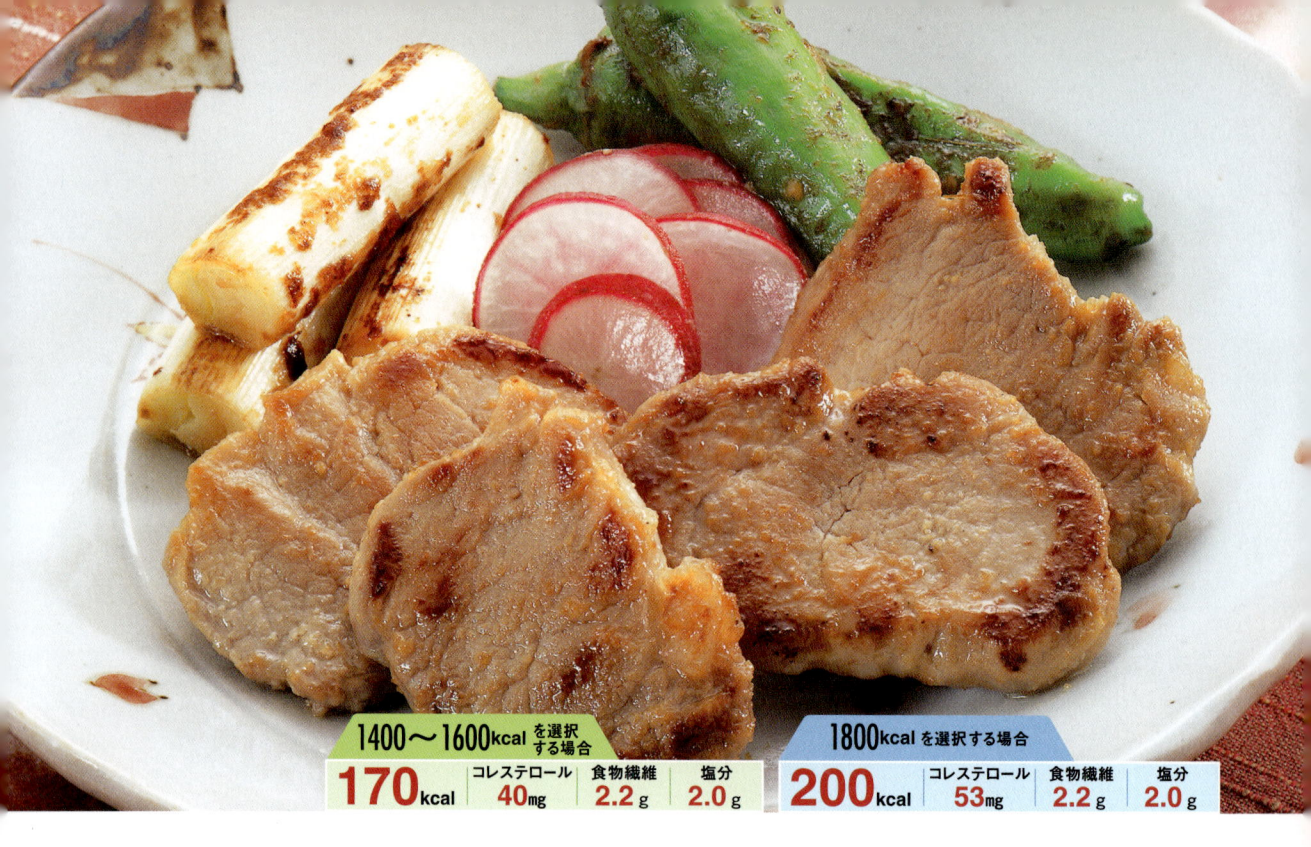

1400～1600kcalを選択する場合			
170kcal	コレステロール 40mg	食物繊維 2.2g	塩分 2.0g

1800kcalを選択する場合			
200kcal	コレステロール 53mg	食物繊維 2.2g	塩分 2.0g

低エネルギーなヒレ肉を使った
豚肉のみそ漬け焼き

■材料（1人分）

		1400～1600kcal	1800kcal
豚ヒレ肉（一口カツ用）		60g	80g
A	みそ	15g	15g
	日本酒	小さじ1弱	小さじ1弱
	砂糖	小さじ$\frac{2}{3}$	小さじ$\frac{2}{3}$
	みりん	小さじ1強	小さじ1強
	おろししょうが	小さじ1	小さじ1
サラダ油		小さじ1弱	小さじ1弱
つけ合わせ			
長ねぎ		45g	45g
ししとうがらし		2本	2本
ラディシュ		1個	1個

〈作り方〉

❶ Aでみそ床を作る。みそを容器に入れ、残りのAを加えてよくまぜ合わせる。

❷ 豚ヒレ肉は1枚ずつまな板にのせ、肉たたきかすりこ木などで軽くたたいてのばす。

❸ バットなどに①の半量を敷き、②を重ならないように並べ入れ、残りの①をのせて全体をおおうようにラップをかけ、冷蔵庫に入れて半日ほどおく。

❹ 長ねぎは3cm長さに切り、ししとうがらしは縦に1本切り込みを入れておく。ラディシュは薄い輪切りにする。

❺ フライパンにサラダ油を入れて熱し、みそを軽くぬぐい落とした③を入れ、弱火で肉の両面をじっくりと焼く。ほどよい焼き色がついたら、とり出して皿に盛る。

❻ ⑤のフライパンで、ししとうがらしと長ねぎをバットのみそをつけてこんがりと焼き、ラディシュとともに豚肉につけ合わせる。

60

主菜 肉料理

栄養価の高い卵は適度な量を賢く利用
ポークピカタ

〈作り方〉

① 豚肩赤身肉をまな板の上にのせ、肉たたきなどで両面をたたいてのばし、塩とこしょうを両面に振って10～15分おく。

② つけ合わせのレタスは食べやすい長さのせん切りにする。

③ ①の表面の水分をペーパータオルで軽くふき、小麦粉をまんべんなくまぶし、余分な粉を落とす。

④ フライパンにサラダ油を入れて熱し、③の両面にとき卵をつけて入れる。中火～弱火でフライパンを揺すりながら約1分こんがりと焼き、裏返して1～2分焼く。

⑤ 皿に④を盛って、②とトマトのくし形切りをつけ合わせ、ウスターソースをかけて、あればイタリアンパセリ（ハーブのくまぶし、一種）をのせる。

■材料（1人分）

	1400～1600kcal	1800kcal
豚肩赤身肉（5～6mm厚さ）	60 g	80 g
とき卵	大さじ$1\frac{1}{2}$	大さじ$1\frac{1}{2}$
塩、こしょう	各少々	各少々
小麦粉	小さじ$\frac{2}{3}$	小さじ$\frac{2}{3}$
ウスターソース	小さじ1弱	小さじ1弱
サラダ油	小さじ1強	小さじ$1\frac{1}{2}$
つけ合わせ		
レタス	20 g	20 g
トマト（くし形切り）	1切れ	1切れ

1400～1600kcal を選択する場合
160 kcal　コレステロール 101 mg　食物繊維 0.5 g　塩分 0.9 g

1800kcal を選択する場合
200 kcal　コレステロール 114 mg　食物繊維 0.5 g　塩分 0.9 g

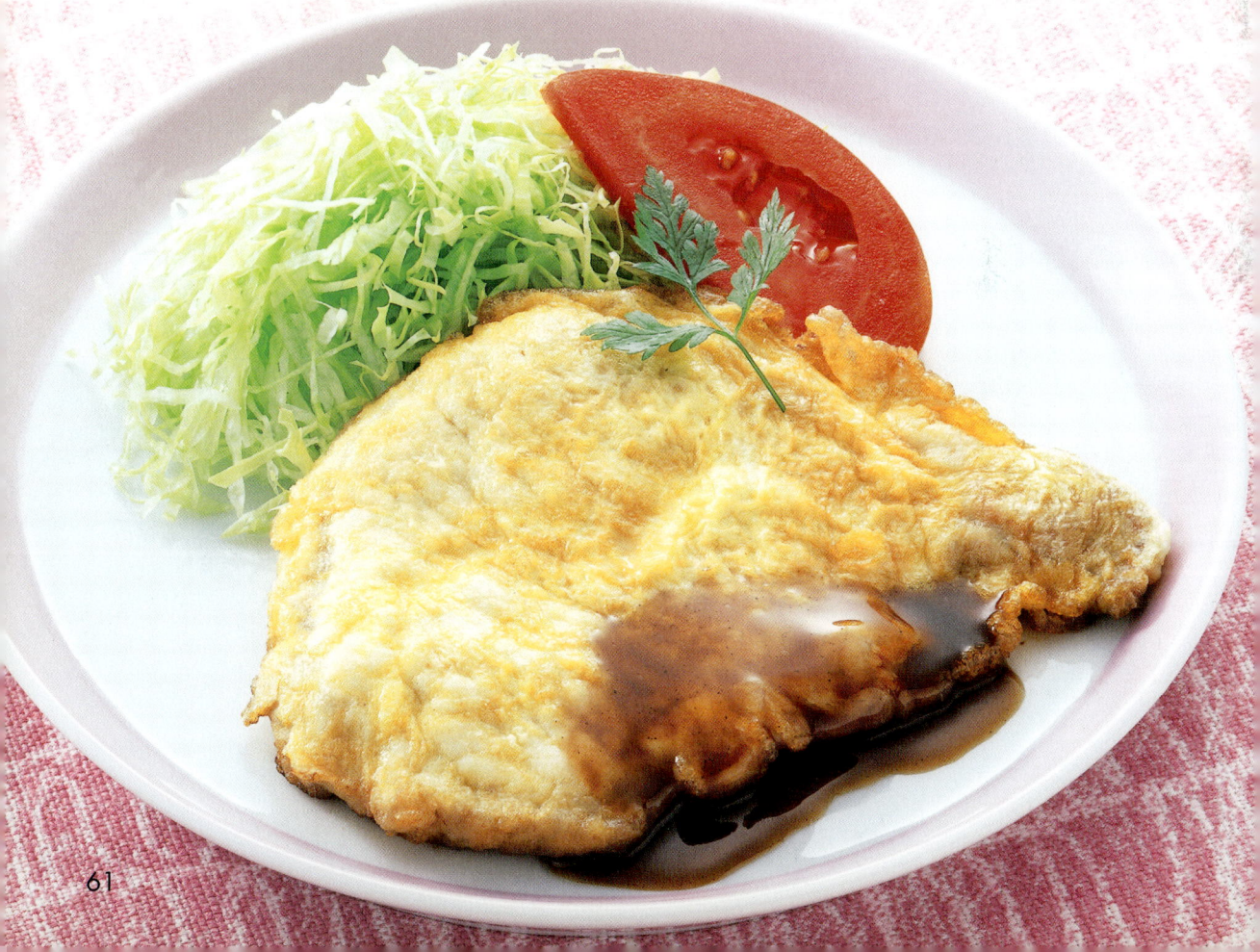

余分な脂肪を落とした
ゆで豚の中華ドレッシングあえ

〈作り方〉

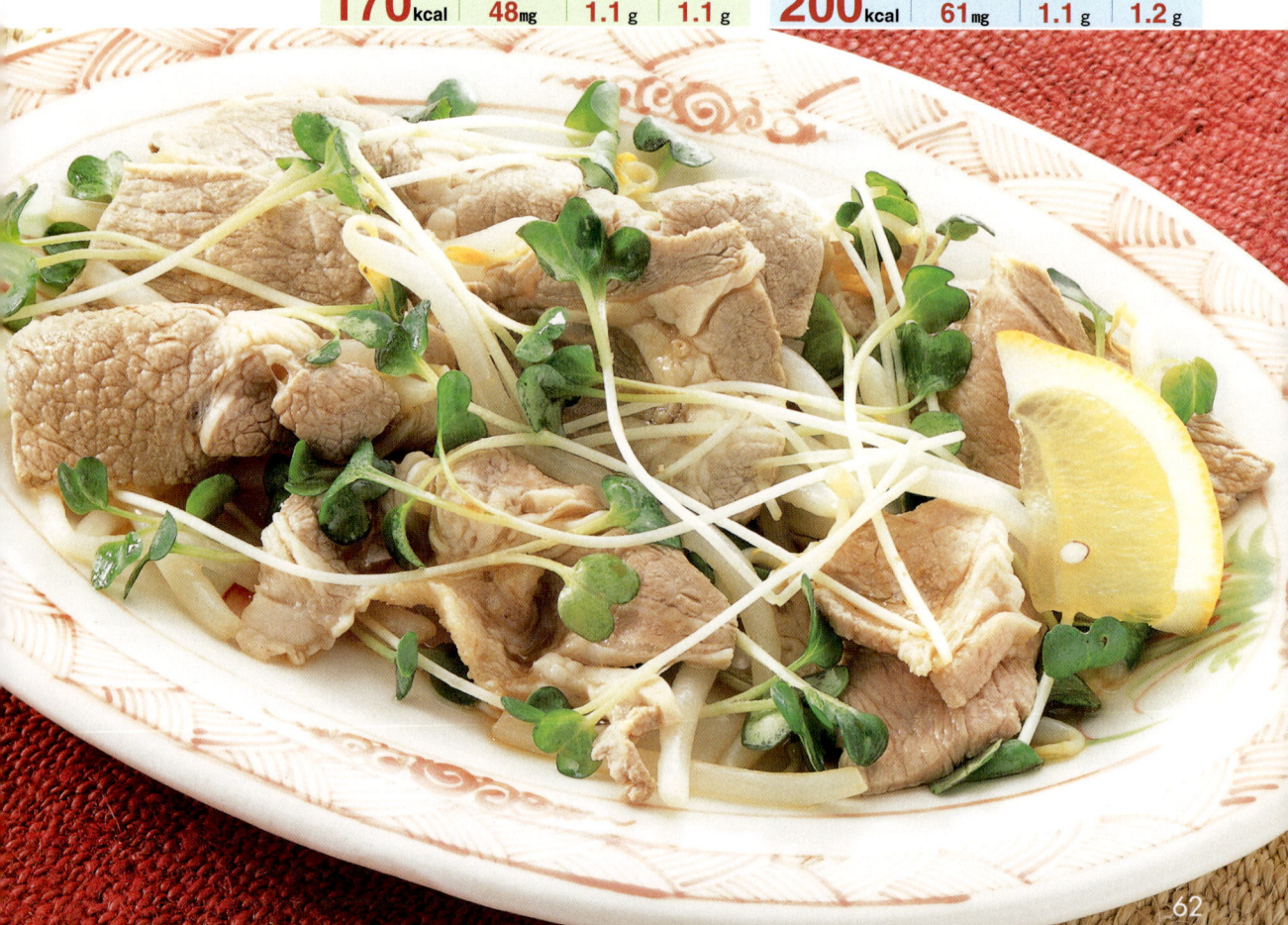

① 豚肩ロース赤身肉は長さを二つ～三つに切る。
② 鍋に沸かした熱湯に①を1枚ずつ広げて入れ、色が白く変わる程度にゆでて氷水にとり、ざるに上げて水けをきっておく。
③ もやしはひげ根をつみとり、鍋に沸かした熱湯で1～2分ゆで、ざるに上げて水けをきる。
④ 貝割れ菜は根元を切り落とし、洗いながら茶色の種皮をとり除く。
⑤ 小さなボウルにAを入れ、よくまぜ合わせて中華ドレッシングを作る。
⑥ ボウルに②、③、④を入れ、⑤を加えてあえる。
⑦ ⑥を器に盛り、小さく切ったレモンを添える。

■材料（1人分）

		1400～1600kcal	1800kcal
豚肩ロース赤身肉（薄切り）		70g	90g
もやし		30g	30g
貝割れ菜		10g	10g
A	しょうゆ	大さじ$\frac{1}{2}$弱	大さじ$\frac{1}{2}$弱
	酢	小さじ$1\frac{1}{2}$	小さじ$1\frac{1}{2}$
	ごま油	小さじ1	小さじ1
レモン		10g	10g

1400～1600kcalを選択する場合
170kcal　コレステロール 48mg　食物繊維 1.1g　塩分 1.1g

1800kcalを選択する場合
200kcal　コレステロール 61mg　食物繊維 1.1g　塩分 1.2g

主菜 肉料理

1400〜1600kcalを選択する場合			
180 kcal	コレステロール **42** mg	食物繊維 **4.6** g	塩分 **1.4** g

1800kcalを選択する場合			
200 kcal	コレステロール **56** mg	食物繊維 **4.6** g	塩分 **1.4** g

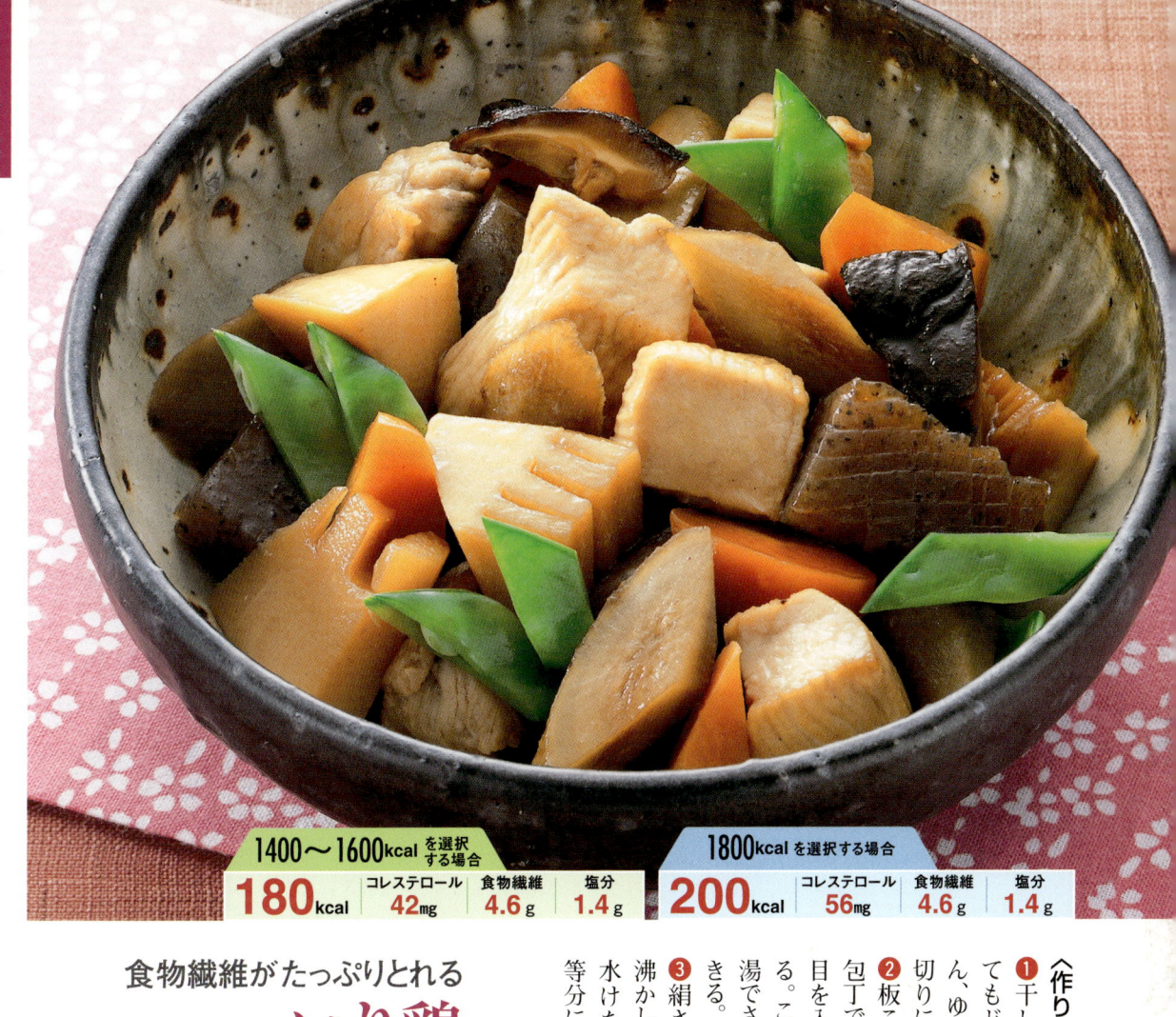

食物繊維がたっぷりとれる
いり鶏

■材料（1人分）

	1400〜1600kcal	1800kcal
鶏胸肉（皮なし）	60g	80g
干ししいたけ	1個	1個
ごぼう	30g	30g
にんじん	20g	20g
ゆでたけのこ	20g	20g
板こんにゃく	50g	50g
絹さや	2〜3枚	2〜3枚
だし汁	1/2カップ	1/2カップ
日本酒	小さじ1	小さじ1
砂糖	小さじ1	小さじ1
しょうゆ	大さじ1/2	大さじ1/2
サラダ油	小さじ1強	小さじ1強

〈作り方〉

① 干ししいたけは水につけてもどし、ごぼうとにんじん、ゆでたけのことともに乱切りにする。

② 板こんにゃくは、両面に包丁で斜め格子に浅く切り目を入れ、2〜3cm角に切る。これを鍋に沸かした熱湯でさっと下ゆでし、水けをきる。

③ 絹さやは筋をとって鍋に沸かした熱湯でさっとゆで、水けをきって斜めに2〜3等分に切る。

④ 鶏胸肉は一口大に切る。

⑤ 鍋にサラダ油を入れて熱し、④を強火で炒める。鶏肉の色が変わったら、①と②を加えて炒め合わせる。

⑥ ⑤の野菜に油が回ったところでだし汁を加え、煮立ったら日本酒と砂糖を加えて煮汁が少なくなるまで煮る。最後にしょうゆを加え、煮汁をからませるように炒り煮にして仕上げる。

⑦ ⑥を器に盛り、③を彩りよくあしらう。

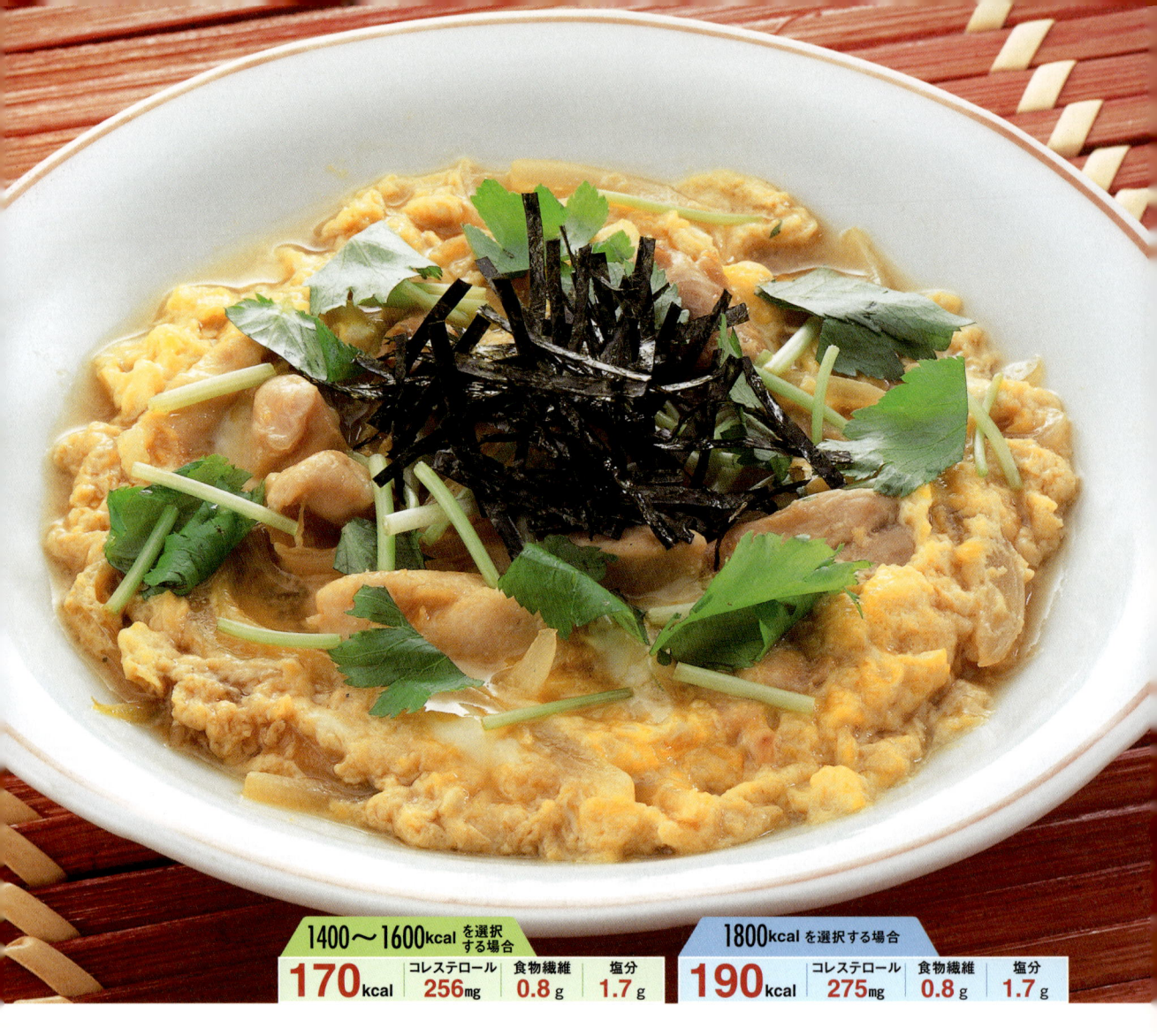

1400〜1600kcal を選択する場合					1800kcal を選択する場合			
170kcal	コレステロール **256**mg	食物繊維 **0.8**g	塩分 **1.7**g		**190**kcal	コレステロール **275**mg	食物繊維 **0.8**g	塩分 **1.7**g

鶏肉は皮を除けば低エネルギーに

親子煮

■材料（1人分）

		1400〜1600kcal	1800kcal
鶏もも肉（皮なし）		50g	70g
卵		M玉1個（50g）	M玉1個（50g）
玉ねぎ		30g	30g
A	だし汁	1/2カップ	1/2カップ
	しょうゆ	大さじ1/2強	大さじ1/2強
	砂糖	小さじ1/3強	小さじ1/3強
	みりん	小さじ1/2	小さじ1/2
焼きのり		少々	少々
三つ葉		1本	1本

〈作り方〉
❶ 玉ねぎは薄切りにする。
❷ 鶏もも肉は一口大に切る。
❸ 卵は小さなボウルに割り入れ、よくといておく。
❹ 浅い鍋またはフライパンにAを入れて中火で煮立て、①と②を加えて煮る。
❺ ④の肉に火が通ったら、③を全体に回し入れて具をとじ、火を止める。
❻ ⑤を器に盛り、2〜3cm長さに切った三つ葉と細く切った焼きのりを散らす。

主菜 / 肉料理

低エネルギーで高タンパクな鶏肉メニュー
ささ身の梅しそ巻き

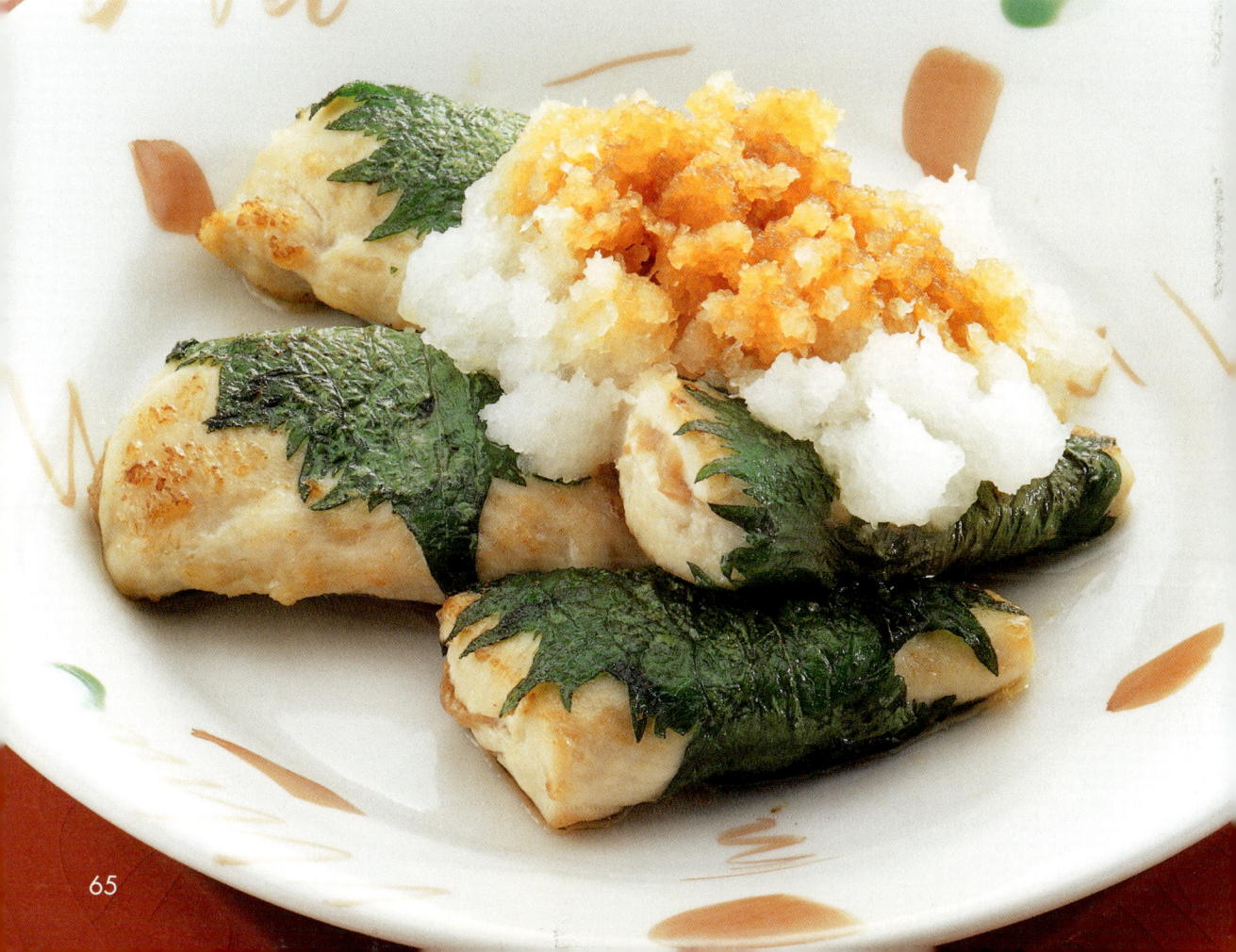

■材料（1人分）

	1400～1600kcal	1800kcal
鶏ささ身	80g	100g
梅干しの果肉	中 $\frac{1}{3}$ 個分	中 $\frac{1}{3}$ 個分
青じそ	4枚	4枚
大根おろし	70g	70g
塩、こしょう	各少々	各少々
小麦粉	小さじ $\frac{1}{3}$	小さじ $\frac{2}{3}$
しょうゆ	小さじ $\frac{1}{3}$	小さじ $\frac{1}{3}$
サラダ油	小さじ $1\frac{1}{2}$	小さじ $1\frac{1}{2}$

〈作り方〉

❶ 梅干しの果肉は種をとり除き、包丁でこまかくたたいてペースト状にする。
❷ 鶏ささ身は、切り目を浅く入れて白い筋を包丁でとり除く。1本の長さを2等分にしてから縦に切り目を入れ、塩とこしょうを振る。
❸ ②の切り目に①の梅肉をはさみ、それに青じそを1枚ずつ巻きつけて、小麦粉を薄くまぶしつける。
❹ フライパンにサラダ油を入れて熱し、③を巻き終わりを下にして入れ、両面に焼き色がつくまで中火で焼く。
❺ ④を器に盛り、大根おろしをのせてしょうゆをかける。

1400～1600kcalを選択する場合
160kcal　コレステロール **54**mg　食物繊維 **1.8**g　塩分 **1.6**g

1800kcalを選択する場合
190kcal　コレステロール **67**mg　食物繊維 **1.8**g　塩分 **1.6**g

消化吸収がよく脂肪が少ない鶏肉を使った

治部煮(じぶに)

■材料(1人分)

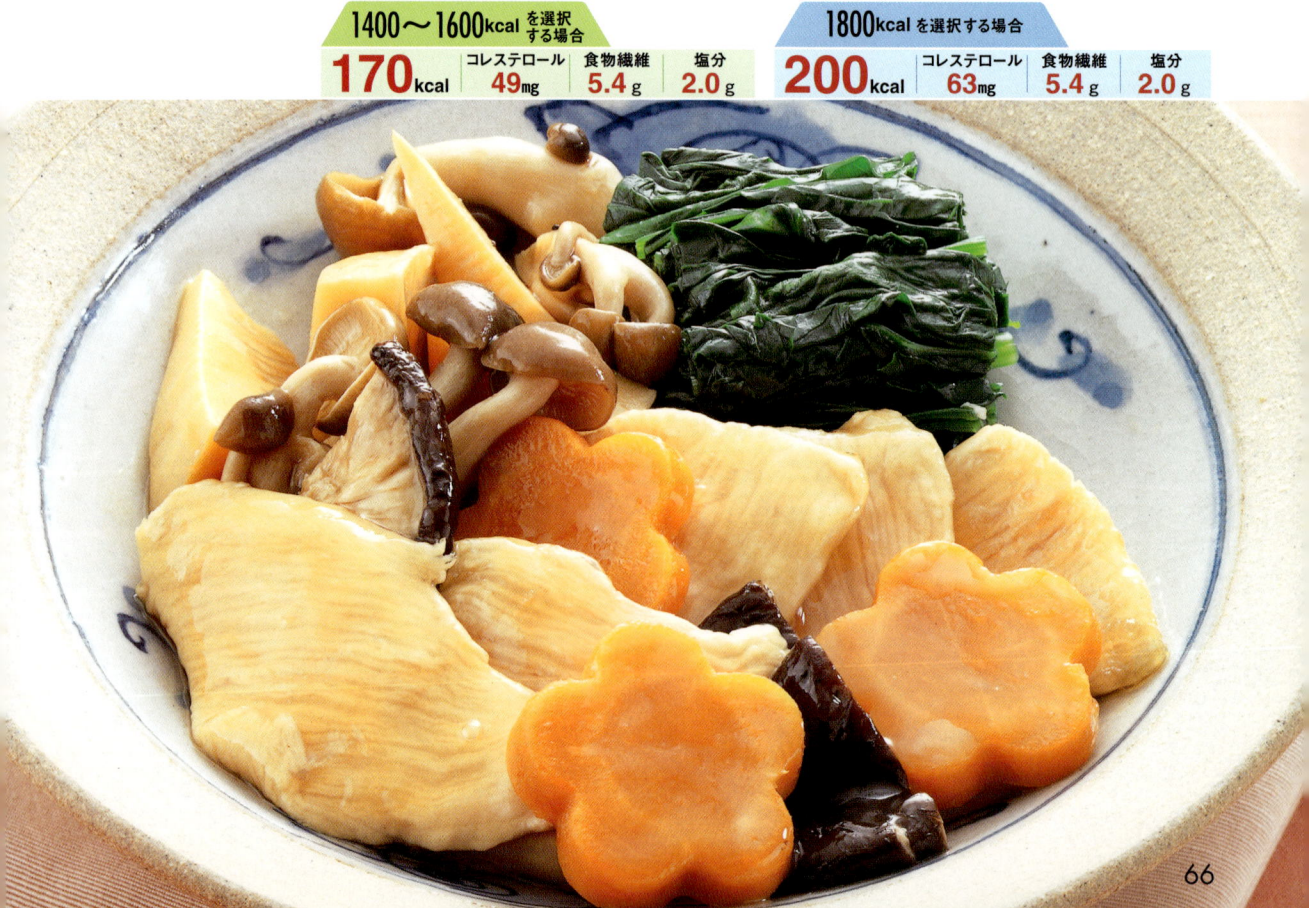

		1400〜1600kcal	1800kcal
鶏胸肉(皮なし)		70g	90g
干ししいたけ		1個	1個
しめじ		30g	30g
にんじん		30g	30g
ほうれんそう		50g	50g
ゆでたけのこ		50g	50g
かたくり粉		小さじ1	小さじ1$\frac{1}{2}$
A	だし汁	$\frac{3}{4}$カップ	$\frac{3}{4}$カップ
	しょうゆ	小さじ2強	小さじ2強
	砂糖	小さじ$\frac{2}{3}$	小さじ$\frac{2}{3}$
	みりん	小さじ1	小さじ1

〈作り方〉

❶ 干ししいたけはもどして石づきをとり、半分に切る。しめじは石づきを切り落として小分けにする。

❷ にんじんは1cm幅の輪切りにし、好みの花型で抜く。

❸ ほうれんそうは鍋に沸かした熱湯でしんなりするまでゆでて冷水にとり、水けをしぼって約5cm長さに切りそろえる。

❹ ゆでたけのこは食べやすい大きさの乱切りにする。

❺ 鶏胸肉は斜めそぎ切りにして食べやすく切り、全体に薄くかたくり粉をまぶす。

❻ 鍋にAを入れて中火で煮立て、①、②、④を加える。再び煮立ったら、⑤を加えてさらに煮る。

❼ ⑥の鶏肉の色が変わって汁にとろみがついたら、火を止めて器に盛りつけ、③を添えて煮汁を回しかける。

1400〜1600kcalを選択する場合			
170kcal	コレステロール 49mg	食物繊維 5.4g	塩分 2.0g

1800kcalを選択する場合			
200kcal	コレステロール 63mg	食物繊維 5.4g	塩分 2.0g

主菜 肉料理

1400～1600kcalを選択する場合				1800kcalを選択する場合			
170kcal	コレステロール 74mg	食物繊維 2.1g	塩分 1.9g	**200**kcal	コレステロール 92mg	食物繊維 2.1g	塩分 1.9g

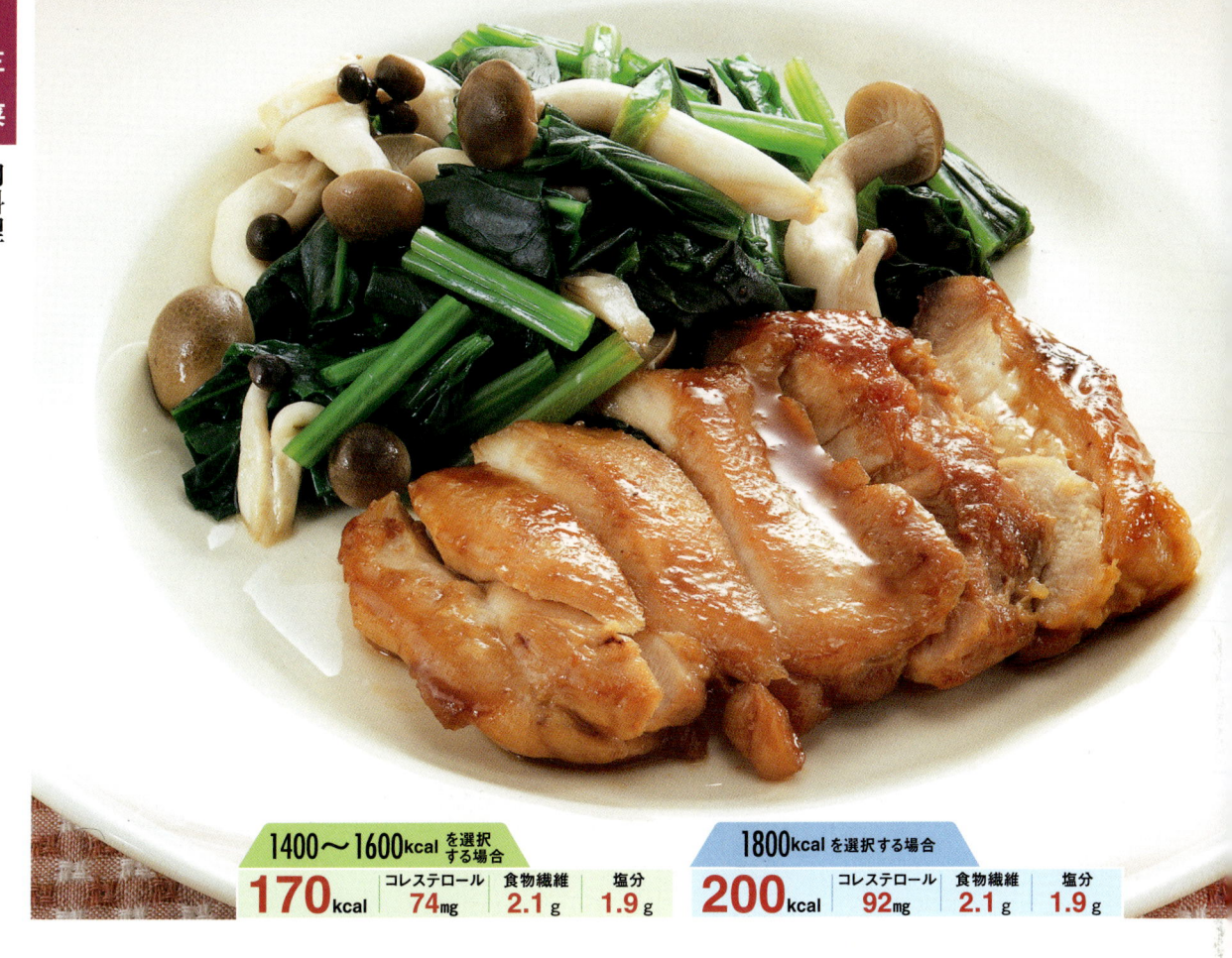

脂肪が少なく低エネルギーが魅力
チキンの照り焼き

〈作り方〉

❶つけ合わせのほうれんそうは鍋に沸かした熱湯でしんなりするまでゆでて水にとり、水けをしぼって5cm長さに切る。しめじは石づきを切り落として小分けにし、鍋に沸かした熱湯でしんなりするまでゆでて水けをきり、ほうれんそうと合わせてBであえる。
❷フライパンにサラダ油を入れて中火で熱し、鶏肉をかたまりのまま入れて焼く。焼き色がついたら裏返して同様に焼き、両面に焼き色がついたら弱火にしてふたをし、3～4分蒸し焼きにして、肉の芯まで火を通す。
❸②にAを入れ、味をからめて火を止め、まな板の上で食べやすい大きさに切り、器に盛る。
❹③の皿に、①をつけ合わせる。

■材料（1人分）		1400～1600kcal	1800kcal
鶏もも肉（皮なし）		80g	100g
A	しょうゆ	大さじ1/2強	大さじ1/2強
	みりん	小さじ1	小さじ1
サラダ油		小さじ1	小さじ1強
つけ合わせ			
ほうれんそう		50g	50g
しめじ		20g	20g
B	しょうゆ	小さじ1/2	小さじ1/2
	だし汁	小さじ1	小さじ1

1400〜1600kcalを選択する場合				1800kcalを選択する場合			
160kcal	コレステロール 55mg	食物繊維 0.9g	塩分 1.8g	**190**kcal	コレステロール 64mg	食物繊維 0.9g	塩分 1.8g

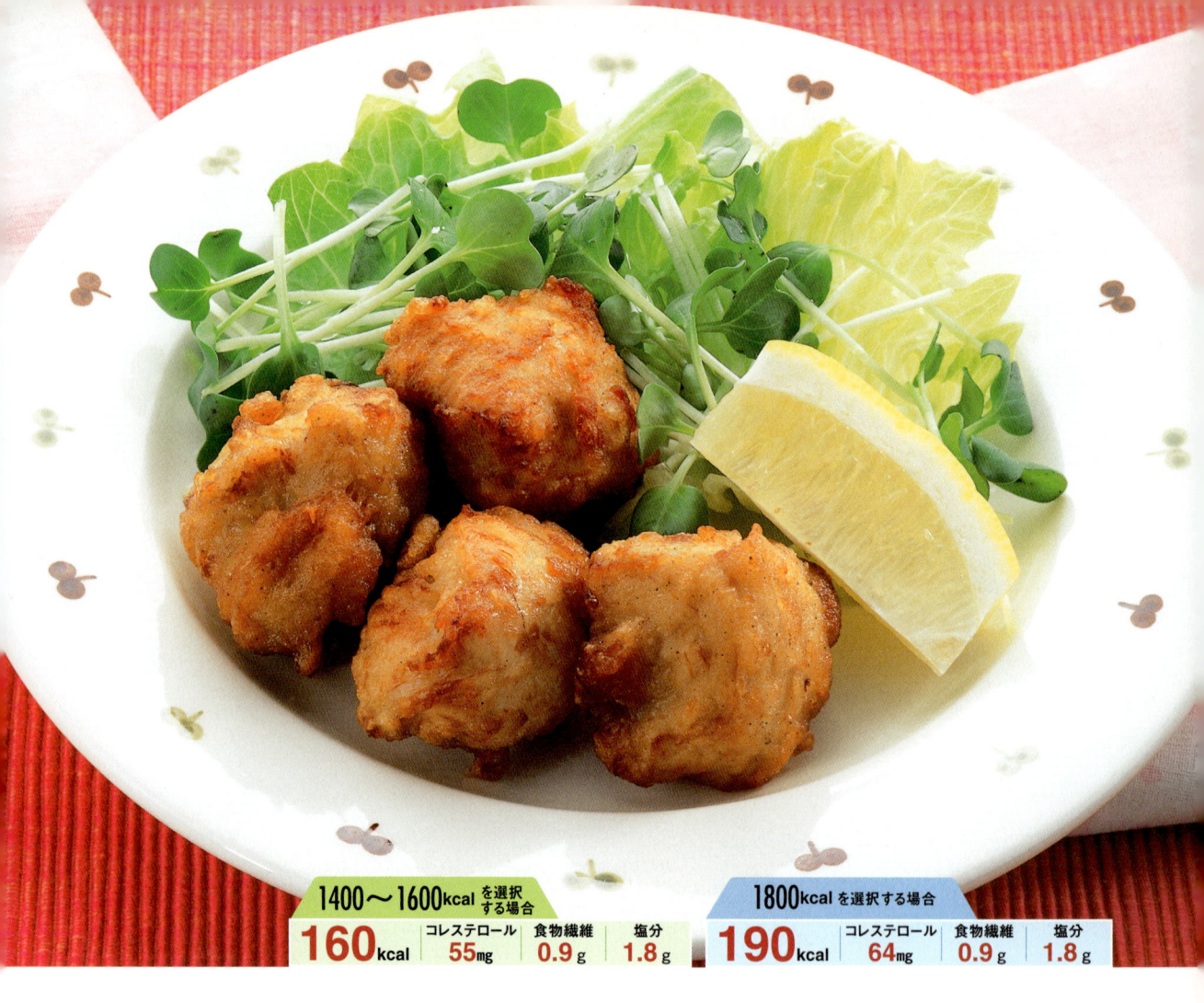

下味をつけて油でカラリと揚げる

鶏肉のから揚げ

〈作り方〉

① 鶏もも肉は一口大に切ってボウルに入れ、Aをもみ込んで10分ほどおく。
② ①に小麦粉をまんべんなくまぶし、余分な粉は軽くはたき落とす。
③ 揚げ油を170度に熱して②を入れ、ときどき菜箸で鶏肉を返しながら、こんがりときつね色になるまで揚げる。
④ レタスは食べやすい大きさにちぎる。貝割れ菜は根元を切り落とし、長さを3等分くらいに切る。
⑤ ③を皿に盛って、④をつけ合わせ、レモンを添える。

■材料（1人分）

		1400〜1600kcal	1800kcal
鶏もも肉（皮なし）		60g	70g
A	しょうゆ	小さじ2強	小さじ2強
	しょうが汁	少々	少々
	おろしにんにく	少々	少々
小麦粉		小さじ2	小さじ2強
揚げ油		適量	適量
つけ合わせ			
レタス		1枚	1枚
貝割れ菜		5g	5g
レモン（くし形切り）		1切れ	1切れ

主菜 / 肉料理

甘辛味に肉と野菜を炒め合わせた

鶏肉の五目みそ炒め

〈作り方〉

① 鶏もも肉は1cm角に切ってボウルに入れ、Aをもみ込んで下味をつけておく。

② ゆでたけのこ、にんじん、セロリ、生しいたけは1cm角に切り、さやいんげんは筋をとって1cm幅に切る。にんじんとさやいんげんは熱湯でさっとゆでておく。

③ Bの調味料類を小さなボウルに入れ、よくまぜ合わせておく。

④ フライパンにサラダ油を入れて熱し、強火で①を炒める。鶏肉の色が変わったらゆでたけのこ、にんじん、さやいんげん、セロリ、生しいたけの順に加えて手早く炒め合わせる。

⑤ ④に③を回し入れて大きくかきまぜ、全体に味をからめる。

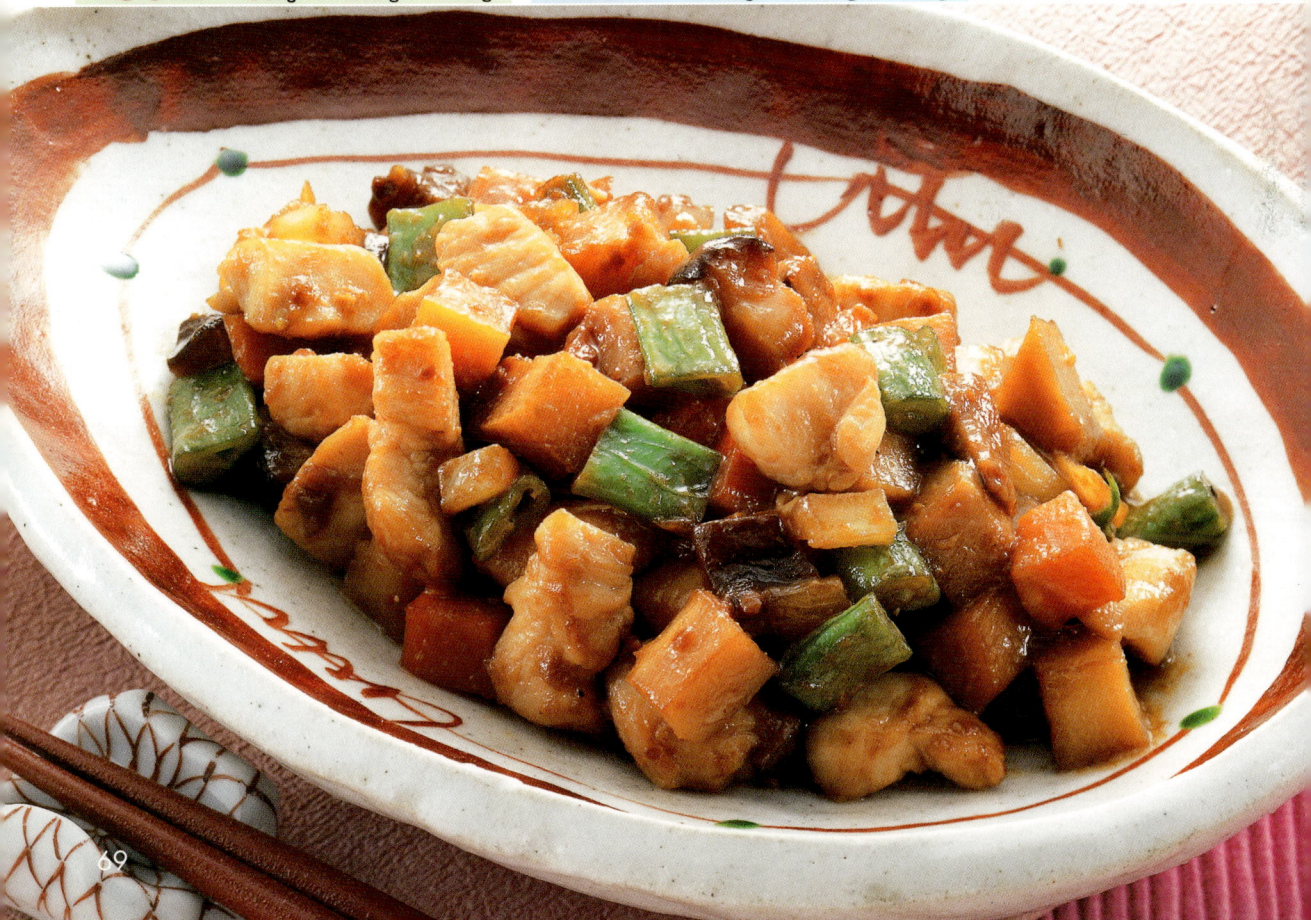

■材料（1人分）

		1400〜1600kcal	1800kcal
鶏もも肉（皮つき）		40g	50g
ゆでたけのこ		20g	20g
にんじん		30g	30g
セロリ		20g	20g
生しいたけ		1個	1個
さやいんげん		2本	2本
A	しょうが汁	小さじ1	小さじ1
	塩	少々	少々
B	赤みそ	小さじ1強	小さじ1強
	日本酒	小さじ1	小さじ1
	しょうゆ	小さじ$\frac{1}{2}$弱	小さじ$\frac{1}{2}$弱
	砂糖	小さじ1	小さじ1
	だし汁	大さじ1強	大さじ1強
サラダ油		小さじ1	小さじ1

1400〜1600kcalを選択する場合
180kcal / コレステロール 39mg / 食物繊維 2.8g / 塩分 1.6g

1800kcalを選択する場合
200kcal / コレステロール 49mg / 食物繊維 2.8g / 塩分 1.7g

野菜もいっしょにとれて低エネルギーな
鶏肉のトマト煮

■材料（1人分）		1400〜1600kcal	1800kcal
鶏もも肉（皮つき）		50g	60g
玉ねぎ		40g	40g
にんじん		20g	20g
カリフラワー		30g	30g
ブロッコリー		20g	20g
A	水	2/3カップ	2/3カップ
	コンソメスープの素（固形）	1/4個	1/4個
B	トマトピューレ	20g	20g
	白ワイン	小さじ1	小さじ1
塩、こしょう		各少々	各少々
サラダ油		小さじ1/2	小さじ1弱

〈作り方〉

① 玉ねぎはくし形切りにし、にんじんは乱切りにする。カリフラワーとブロッコリーは小房に分ける。

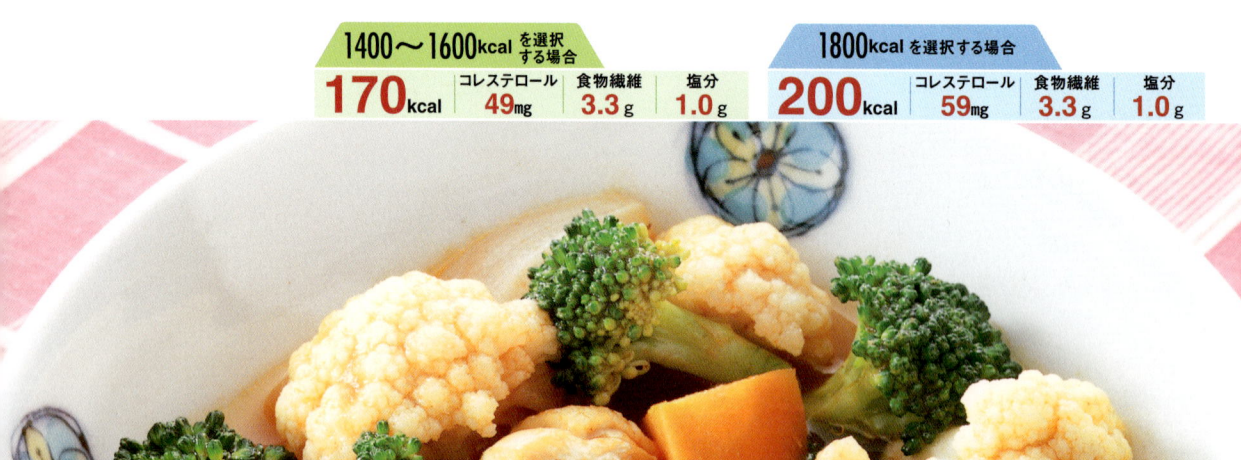

② 鍋に沸かした熱湯で①のカリフラワーとブロッコリーを1〜2分ゆで、ざるに上げて水けをきっておく。

③ 鶏もも肉は一口大に切る。

④ 鍋にサラダ油を入れて熱し、③を入れて強火で炒める。鶏肉の色が変わったら、玉ねぎとにんじんを加えて全体に油が回るまで炒め合わせる。

⑤ ④にAを加えてにんじんがやわらかくなるまで煮、下ゆでした②のカリフラワーとブロッコリー、Bを加えて一煮する。

⑥ ⑤に、塩とこしょうを加えて味をととのえる。

1400〜1600kcalを選択する場合
170kcal　コレステロール 49mg　食物繊維 3.3g　塩分 1.0g

1800kcalを選択する場合
200kcal　コレステロール 59mg　食物繊維 3.3g　塩分 1.0g

主菜 肉料理

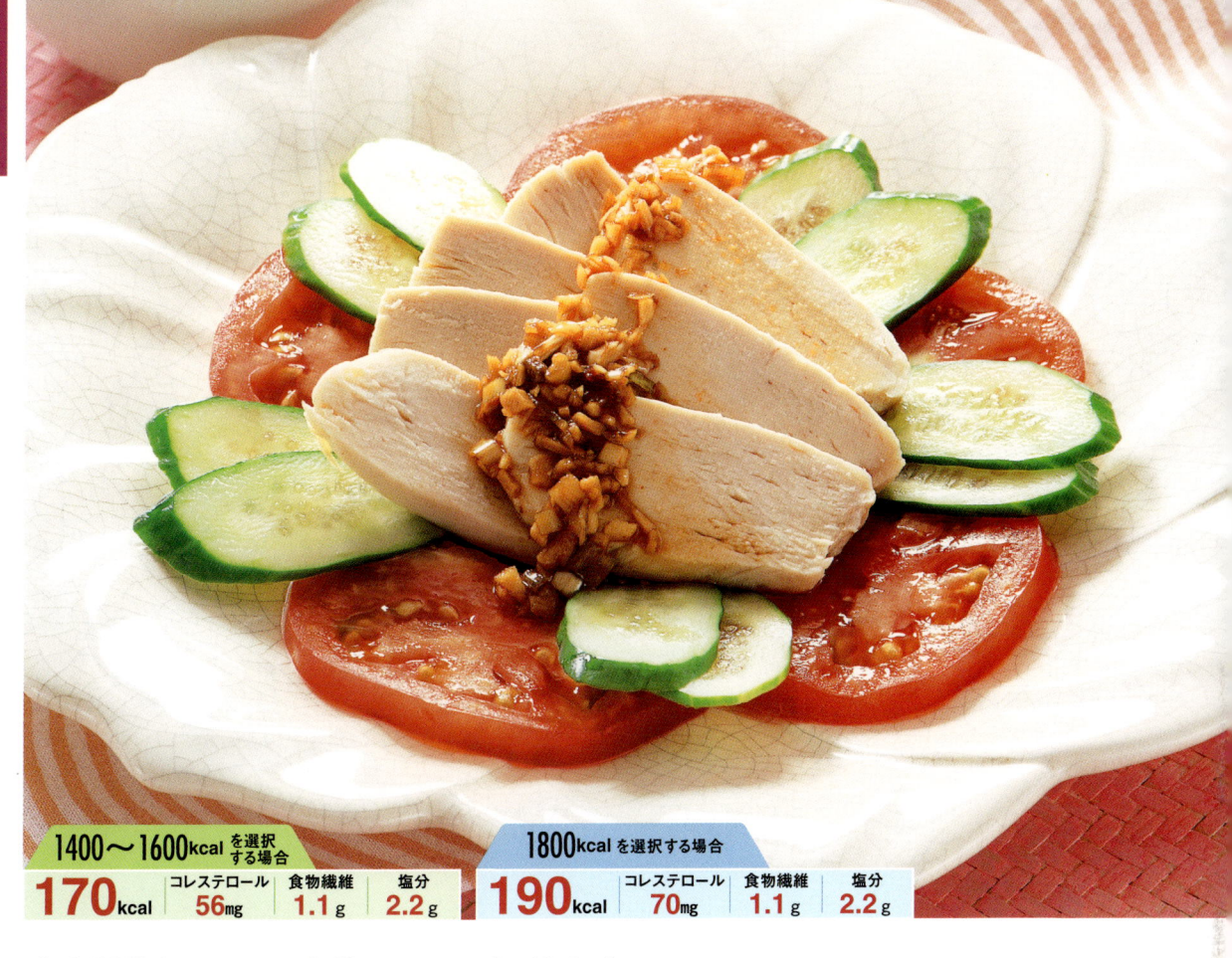

1400〜1600kcalを選択する場合				1800kcalを選択する場合			
170kcal	コレステロール 56mg	食物繊維 1.1g	塩分 2.2g	190kcal	コレステロール 70mg	食物繊維 1.1g	塩分 2.2g

香味野菜たっぷりの中華ソースで味がきわ立つ
蒸し鶏のピリ辛ソース

〈作り方〉

❶鶏胸肉を耐熱皿にのせ、日本酒を振りかけてラップをかけ、電子レンジで約3分加熱する。冷めたら、薄切りにする。
❷トマトは薄い半月切りに、きゅうりは斜め薄切りにする。
❸Aの材料を小さなボウルに入れてまぜ、ピリ辛ソースを作る。
❹②を皿に彩りよく並べ、①を盛って、③をかける。

健康メモ
鶏胸肉は、皮つきだとエネルギーが約2倍近くになります。

※スープは、鶏ガラスープの素少々を湯小さじ2にといたもの

■材料（1人分）		1400〜1600kcal	1800kcal
鶏胸肉（皮なし）		80g	100g
日本酒		小さじ1	小さじ1
A	スープ	小さじ2	小さじ2
	しょうゆ	大さじ$\frac{1}{2}$強	大さじ$\frac{1}{2}$強
	酢	小さじ$\frac{1}{3}$	小さじ$\frac{1}{3}$
	砂糖	小さじ$\frac{2}{3}$	小さじ$\frac{2}{3}$
	ごま油	小さじ1	小さじ1
	豆板醤	少々	少々
	長ねぎ（みじん切り）	小さじ2	小さじ2
	しょうが（みじん切り）	小さじ1	小さじ1
	にんにく（みじん切り）	小さじ$\frac{1}{2}$	小さじ$\frac{1}{2}$
トマト		80g	80g
きゅうり		20g	20g

1400〜1600kcalを選択する場合					1800kcalを選択する場合			
170kcal	コレステロール **32**mg	食物繊維 **1.3**g	塩分 **2.2**g		**200**kcal	コレステロール **42**mg	食物繊維 **1.3**g	塩分 **2.2**g

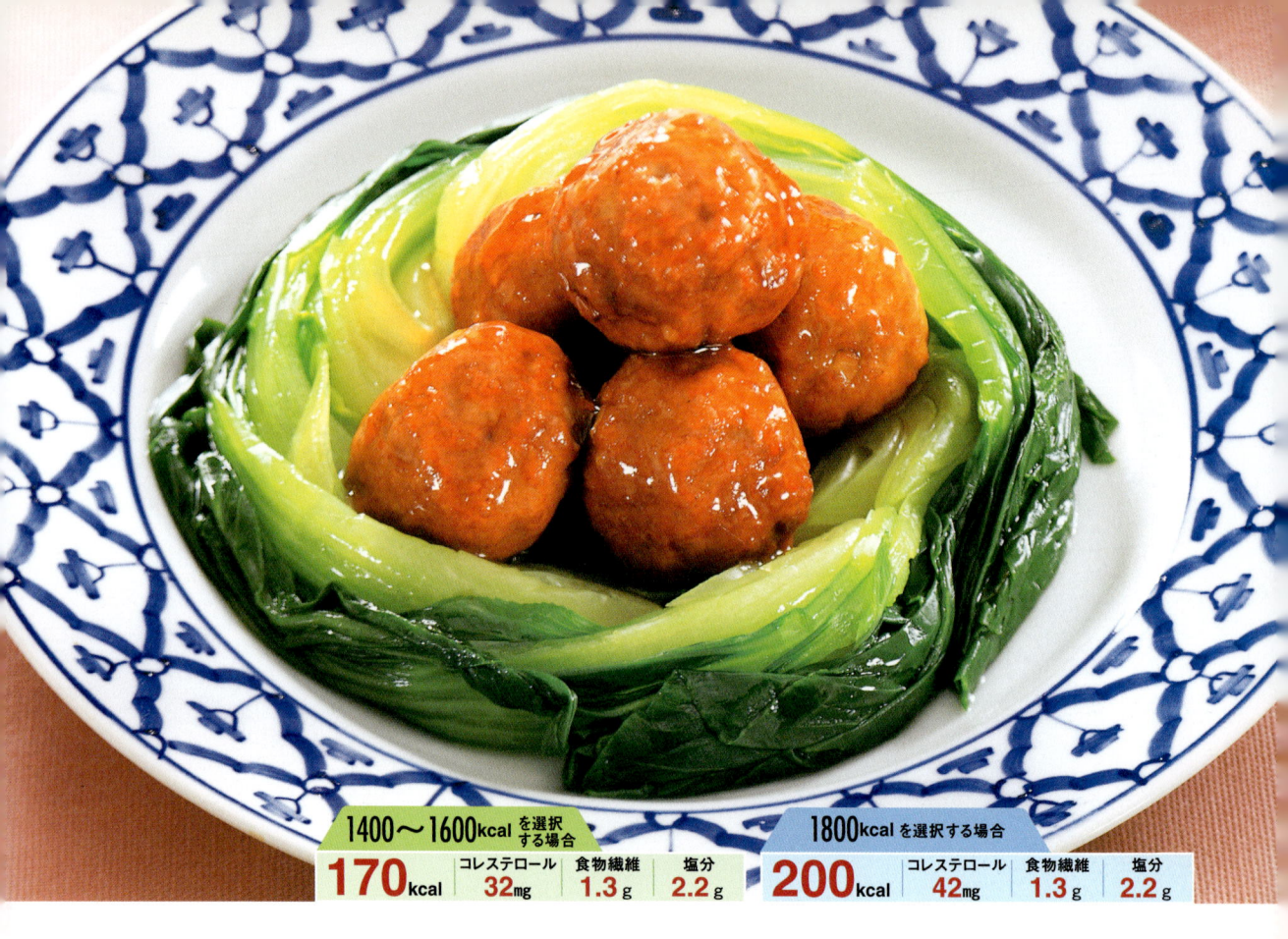

ひき肉は脂肪の少ない部位を指定してひいてもらう習慣を

揚げだんごの甘酢あんかけ

■材料（1人分）

		1400〜1600kcal	1800kcal
豚肩赤身ひき肉		50g	65g
A	長ねぎ（みじん切り）	小さじ2	小さじ2
	しょうが汁	少々	少々
	日本酒	小さじ2	小さじ2
	塩、こしょう	各少々	各少々
	かたくり粉	小さじ$\frac{2}{3}$	小さじ$\frac{2}{3}$
B	スープ	$\frac{1}{4}$カップ	$\frac{1}{4}$カップ
	しょうゆ	小さじ2強	小さじ2強
	砂糖	小さじ1	小さじ1
	酢	小さじ1	小さじ1
揚げ油		適量	適量
水どきかたくり粉		少々	少々
つけ合わせ			
青梗菜（チンゲンサイ）		1株	1株

※スープは、鶏ガラスープの素少々を湯$\frac{1}{4}$カップにといたもの

〈作り方〉

❶ ボウルに豚肩赤身ひき肉を入れ、Aを加えて粘りが出るまで手でよくねりまぜる。

❷ 揚げ油を170度に熱し、①を直径3cmくらいのだんごに丸め、油の中へ入れていく。肉だんごが浮き上がり、表面が固まってきたら箸で静かにかきまぜ、こんがりと色づくまで揚げる。網じゃくしですくい、揚げ台にのせて油をきる。

❸ 鍋にBを入れて煮立て、②を入れて1〜2分煮たあと、水どきかたくり粉を回し入れて全体にとろみをつける。

❹ 青梗菜は縦8等分に裂いて鍋に沸かした熱湯でゆで、水けをきって皿のまわりに並べ、中心に③を盛る。

72

主菜 肉料理

ひき肉は脂身の少ない赤身を使って
スタッフドピーマン

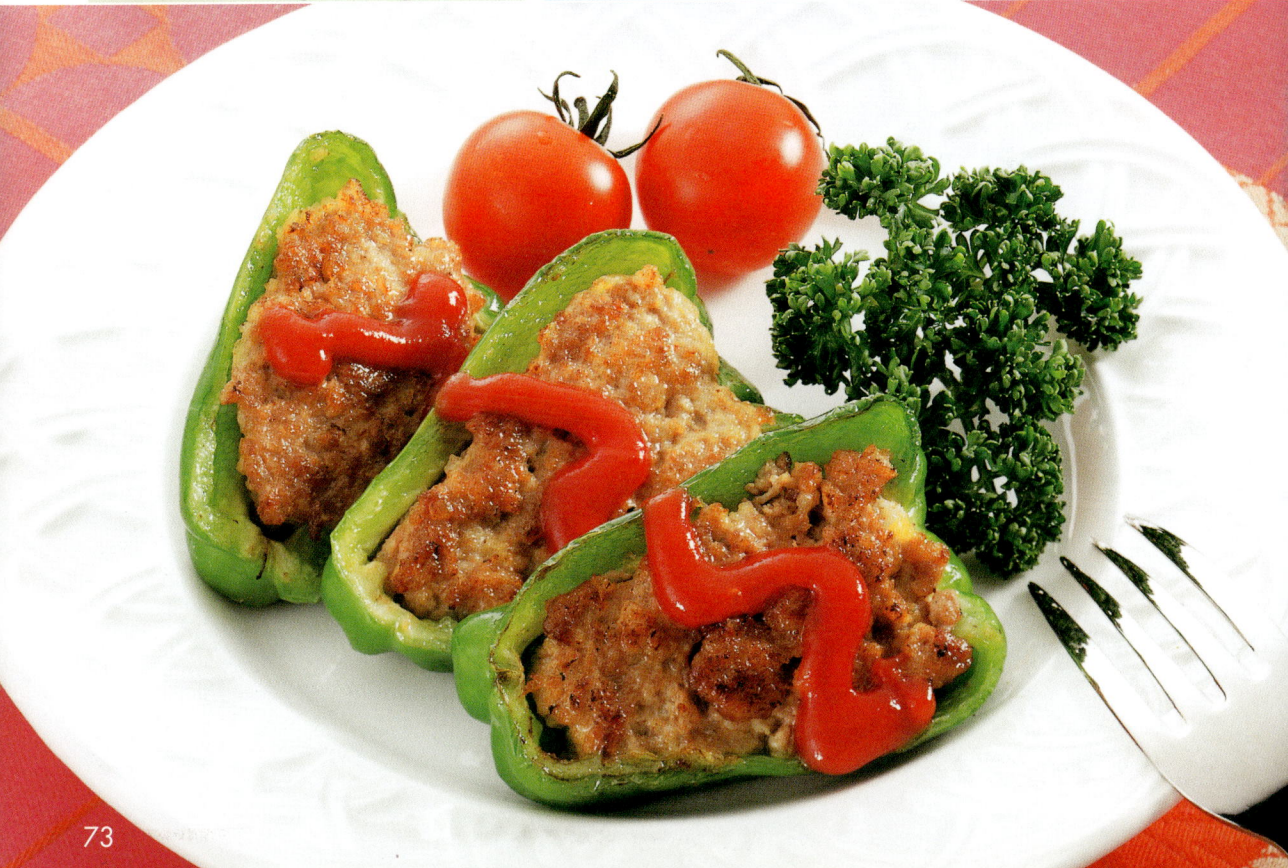

〈作り方〉

❶ ピーマンは縦半分に切り、へたと種をとり除き、内側に小麦粉を薄くまぶしておく。

❷ フライパンに玉ねぎのみじん切りを入れ、油を使わずに弱火できつね色になるまでいり、冷ましておく。

❸ ボウルに豚もも赤身ひき肉を入れ、②とAを加えて粘りが出るまで手でよくねりまぜ、①に等分に詰める。

❹ フライパンにサラダ油を入れて熱し、③をひき肉のほうを下にして並べ入れる。中火でしばらく焼き、焼き色がついたらふたをし、弱火で3～4分蒸し焼きにしてひき肉だねの中心まで火を通す。

❺ ④を器に盛ってトマトケチャップをかけ、ミニトマトとパセリを添える。

■材料（1人分）

		1400～1600kcal	1800kcal
豚もも赤身ひき肉		50g	70g
ピーマン		45g	45g
玉ねぎ（みじん切り）		10g	10g
A	とき卵	大さじ$\frac{1}{2}$	大さじ$\frac{1}{2}$
	パン粉	小さじ2	小さじ2
	塩	小さじ$\frac{1}{5}$	小さじ$\frac{1}{5}$
	こしょう	少々	少々
小麦粉		小さじ$\frac{1}{2}$強	小さじ$\frac{1}{2}$強
サラダ油		小さじ$1\frac{1}{2}$	小さじ$1\frac{1}{2}$
トマトケチャップ		大さじ$\frac{2}{3}$	大さじ$\frac{2}{3}$
つけ合わせ			
ミニトマト		大2個	大2個
パセリ		少々	少々

1400～1600kcalを選択する場合
180kcal コレステロール 54mg 食物繊維 2.1g 塩分 1.4g

1800kcalを選択する場合
200kcal コレステロール 67mg 食物繊維 2.1g 塩分 1.4g

鶏ひき肉のうまみが野菜にもしみ込んだ
鶏つくねの炊き合わせ

〈作り方〉

❶かぶは茎元を2cmほど残した状態で、半分に切る。
❷れんこんは3mm厚さの半月切りにし、水にさらす。にんじんは乱切りにする。
❸ボウルに鶏ひき肉を入れ、Aを加えて、手で粘りが出るまでよくねりまぜ、四つくらいのだんご状に丸める。
❹鍋にBを入れて火にかけ、煮立ったら③を入れて弱火で10分ほど煮、かぶ、にんじん、れんこんを加えて落としぶたをし、野菜がやわらかくなるまで煮る。
❺器に④を煮汁ごと盛り、ゆずの皮のせん切りをのせる。

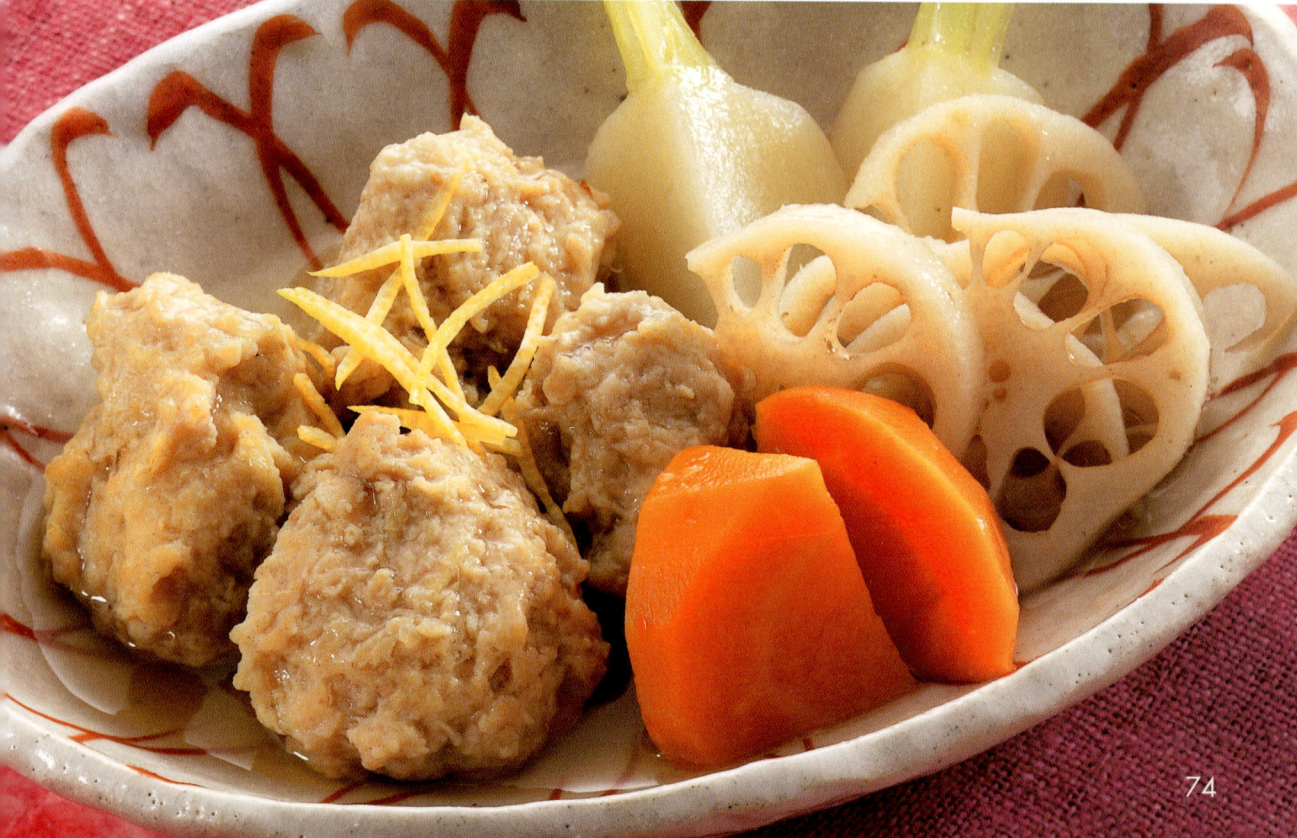

■材料（1人分）

		1400〜1600kcal	1800kcal
鶏ひき肉		50g	70g
かぶ		20g	20g
れんこん		20g	20g
にんじん		20g	20g
A	日本酒	小さじ1	小さじ1
A	とき卵	大さじ1	大さじ1
A	しょうが（みじん切り）	小さじ$\frac{1}{2}$	小さじ$\frac{1}{2}$
A	かたくり粉	小さじ$\frac{1}{2}$弱	小さじ$\frac{1}{2}$弱
B	だし汁	1カップ	1カップ
B	みりん	小さじ2	小さじ2
B	しょうゆ	大さじ$\frac{1}{2}$強	大さじ$\frac{1}{2}$強
B	塩	少々	少々
ゆずの皮（せん切り）		少々	少々

1400〜1600kcalを選択する場合
170kcal コレステロール80mg 食物繊維1.2g 塩分1.9g

1800kcalを選択する場合
210kcal コレステロール95mg 食物繊維1.2g 塩分1.9g

主菜 肉料理

ロールキャベツ

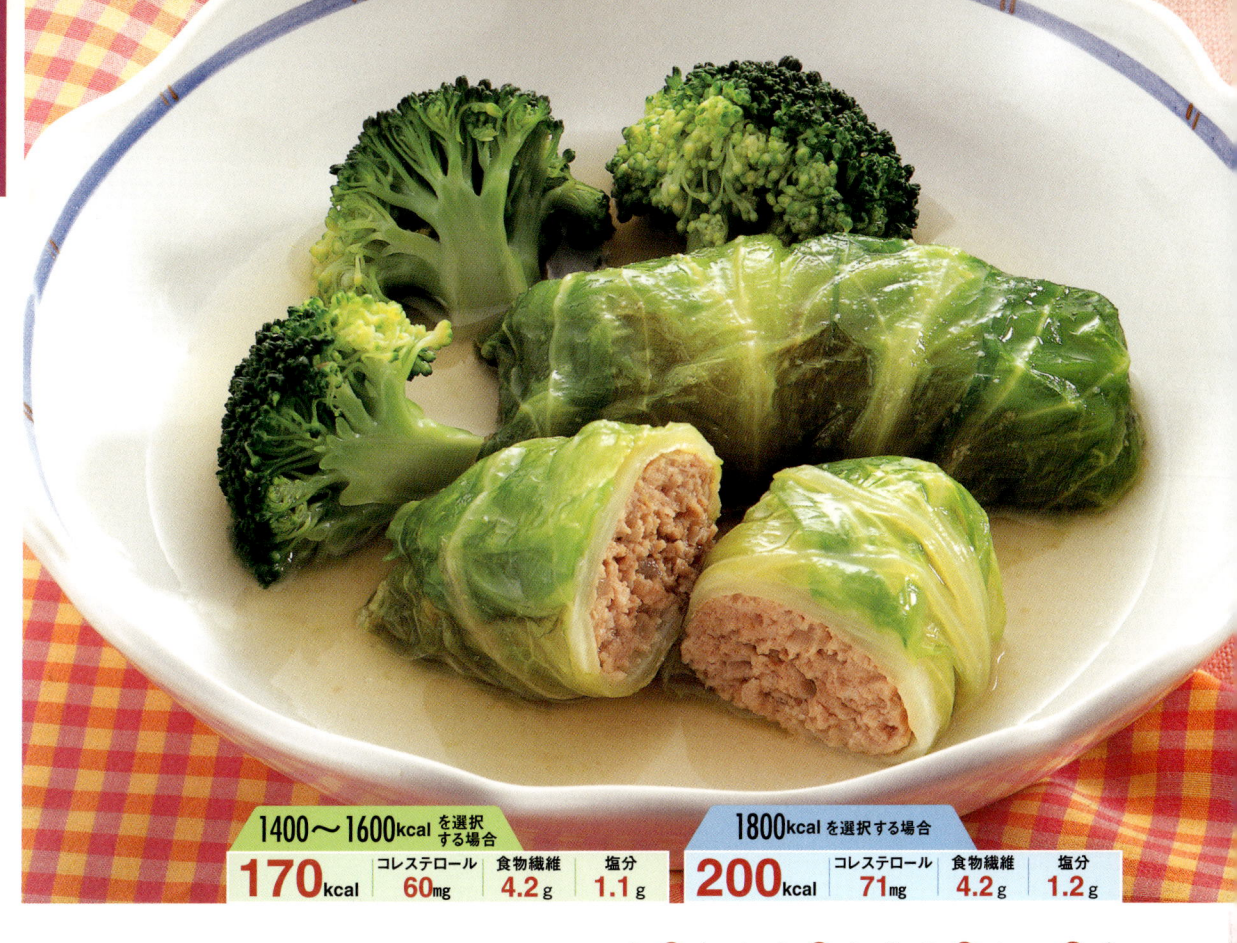

豚ひき肉は量を守って使用

1400〜1600kcalを選択する場合				1800kcalを選択する場合			
170kcal	コレステロール 60mg	食物繊維 4.2g	塩分 1.1g	200kcal	コレステロール 71mg	食物繊維 4.2g	塩分 1.2g

■材料（1人分）

		1400〜1600kcal	1800kcal
豚ひき肉		45g	60g
キャベツ		2枚(100g)	2枚(100g)
A	玉ねぎ（みじん切り）	30g	30g
	パン粉	小さじ2	小さじ2
	とき卵	大さじ1/2強	大さじ1/2強
	塩、こしょう	各少々	各少々
コンソメスープの素（固形）		1/2個	1/2個
塩、こしょう		各少々	各少々
つけ合わせ			
ブロッコリー		40g	40g

健康メモ

豚ひき肉は、赤身と脂身の割合が、およそ8：2のものが一般的です。

〈作り方〉

❶ 大きめの鍋に湯を沸かし、キャベツの葉をまるごと入れて1〜2分ゆでる。

❷ キャベツがしんなりしたらざるに広げて冷まし、太い茎の部分を、葉の厚みと同じくらいになるように包丁でそぎとる。

❸ ボウルに豚ひき肉を入れ、Aを加えて粘りが出るまで手でよくまぜ、2等分にしてそれぞれ俵形にまとめる。

❹ まな板の上に②を1枚ずつ広げ、手前寄りに③をのせて、すき間ができないようにきっちりと巻き込み、巻き終わりをつまようじで止める。同様にして、ロールキャベツをもう1個作る。

❺ 鍋に④を並べ入れ、ひたひたの水とコンソメスープの素を入れて火にかける。煮立ったらアクをとり、落としぶたをして弱火で20〜30分煮る。小房に分けたブロッコリーを加えて火を通し、塩とこしょうで味をととのえる。器に盛るときに、つまようじをはずす。

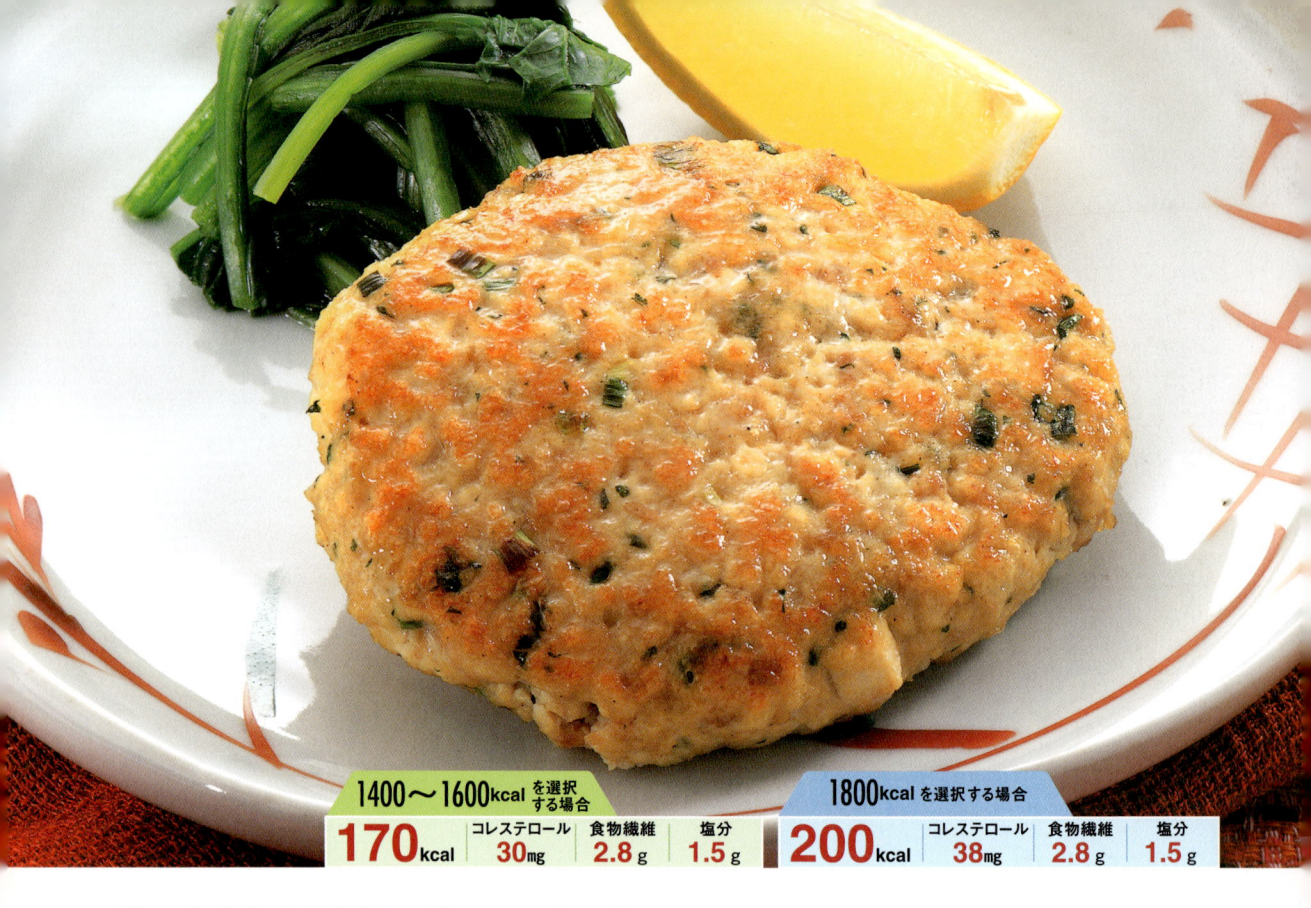

	1400～1600kcalを選択する場合				1800kcalを選択する場合			
	170kcal	コレステロール **30**mg	食物繊維 **2.8**g	塩分 **1.5**g	**200**kcal	コレステロール **38**mg	食物繊維 **2.8**g	塩分 **1.5**g

鶏ひき肉と木綿豆腐で作るヘルシーな

和風ハンバーグ

〈作り方〉

1. つけ合わせ用のほうれんそうは、鍋に沸かした熱湯でしんなりするまでゆでる。これを冷水にとり、水けをしぼってざく切りにし、しょうゆであえる。
2. 木綿豆腐は鍋に沸かした熱湯でさっとゆで、手でほぐしてふきんなどに包み、水けをよくしぼる。
3. 万能ねぎは小口切りにし、青じそはみじん切りにする。
4. 鶏ひき肉をボウルに入れ、②と③、Aを加えて、粘りが出るまで手でよくねりまぜ、だ円形にまとめる。
5. フライパンにサラダ油を熱し、④を入れて中火で両面に焼き色がつくまで焼き、ふたをして弱火で2～3分蒸し焼きにする。
6. 皿に⑤を盛りつけ、①のほうれんそうとレモンのくし形切りをつけ合わせする。

■材料（1人分）

		1400～1600kcal	1800kcal
鶏ひき肉		40 g	50 g
木綿豆腐		40 g	50 g
万能ねぎ		1本	1本
青じそ		1枚	1枚
A	しょうゆ	小さじ1強	小さじ1強
	日本酒	小さじ1	小さじ1
	しょうが汁	小さじ$\frac{1}{2}$	小さじ$\frac{1}{2}$
	かたくり粉	小さじ$\frac{1}{2}$弱	小さじ$\frac{1}{2}$弱
	塩、こしょう	各少々	各少々
サラダ油		小さじ1	小さじ1
つけ合わせ			
ほうれんそう		1株	1株
しょうゆ		小さじ$\frac{1}{2}$弱	小さじ$\frac{1}{2}$弱
レモン（くし形切り）		1切れ	1切れ

主菜

豆腐・大豆製品料理

コレステロールゼロがうれしい
厚揚げの中華炒め

■材料（1人分）

		1400～1600kcal	1800kcal
厚揚げ		60g	80g
白菜		85g	85g
ピーマン		20g	20g
A	長ねぎ（みじん切り）	大さじ1	大さじ1
	にんにく（みじん切り）	小さじ1	小さじ1
	しょうが（みじん切り）	小さじ1	小さじ1
日本酒		小さじ2	小さじ2
オイスターソース		小さじ1強	小さじ1強
ごま油		小さじ1	小さじ1

〈作り方〉
① 厚揚げは縦半分に切り、さらに7～8mm厚さに切る。
② 白菜は一口大のそぎ切りにし、ピーマンは乱切りにする。
③ フライパンにごま油を熱してAを弱火で炒め、香りが出たら①と②を加えて強火で手早く炒め合わせる。
④ 野菜に火が通ったら、日本酒とオイスターソースを加えてまぜ、味つけする。

1400～1600kcalを選択する場合
170kcal　コレステロール 0mg　食物繊維 2.3g　塩分 0.8g

1800kcalを選択する場合
200kcal　コレステロール 0mg　食物繊維 2.5g　塩分 0.8g

1400～1600kcalを選択する場合				1800kcalを選択する場合			
170kcal	コレステロール 15mg	食物繊維 1.0g	塩分 1.6g	**200**kcal	コレステロール 19mg	食物繊維 1.1g	塩分 1.7g

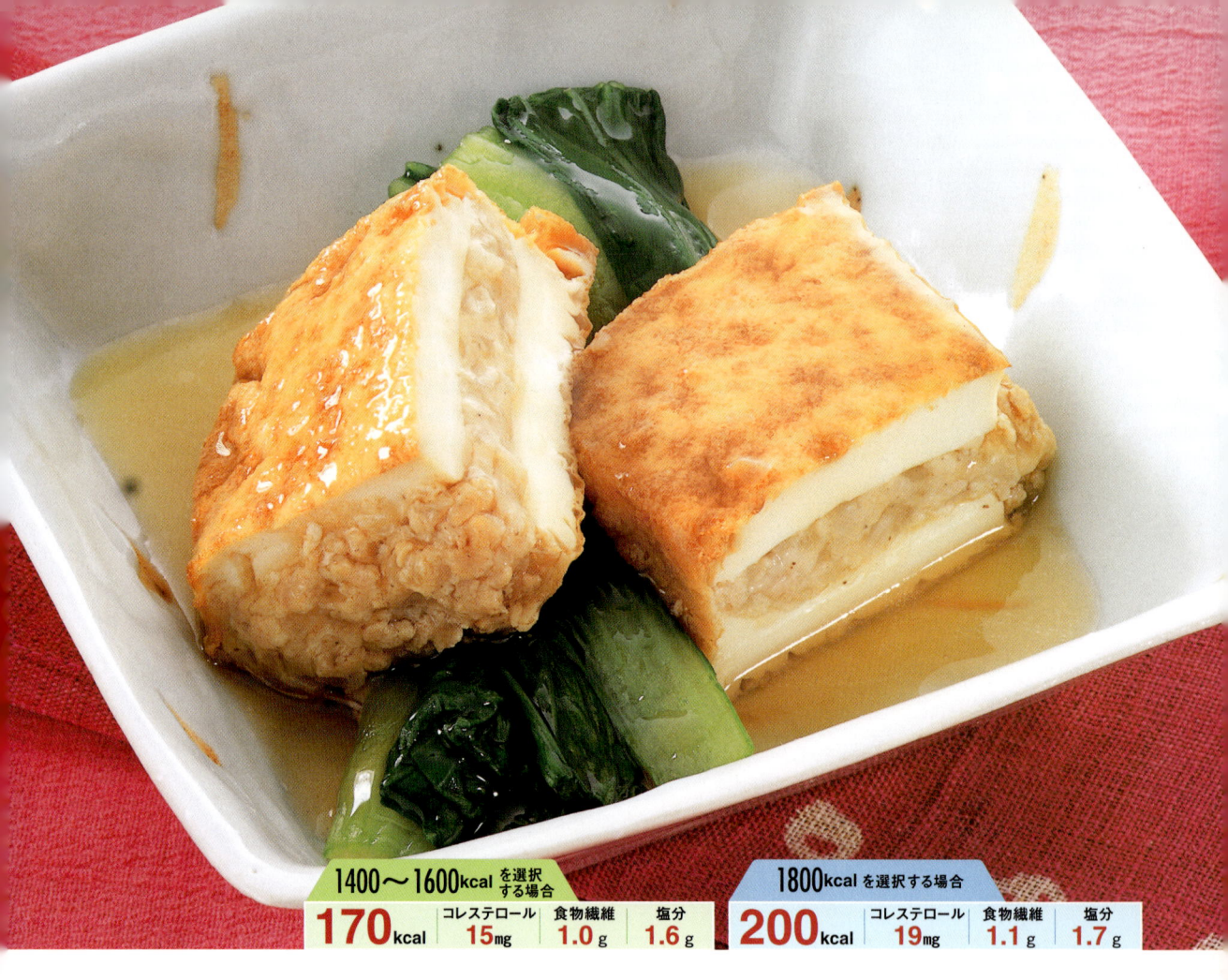

大豆製品の一つ、厚揚げをじょうずに利用

厚揚げのはさみ煮

〈作り方〉

① 厚揚げはざるにのせ、熱湯を回しかけて油抜きし、厚みの半分に切り目を入れる。
② 玉ねぎはみじん切りにしてボウルに入れ、ひき肉とAを加えてよくまぜる。
③ ①の厚揚げの切り口にかたくり粉をまぶし、②を詰める。
④ 鍋にだし汁とBを入れて火にかけ、煮立ったら③を入れて中火で煮る。
⑤ 青梗菜は3cm長さに切り、鍋に沸かした熱湯でしんなりするまでゆで、ざるに上げる。
⑥ ④の煮汁が少なくなってきたら、まぜ合わせたCを加えてとろみをつける。
⑦ ⑥の厚揚げを半分に切って器に盛り、水けをしぼった⑤を添えて、煮汁をかける。

■材料（1人分）

		1400～1600kcal	1800kcal
厚揚げ		65g	80g
鶏ひき肉		20g	25g
玉ねぎ		20g	20g
A	しょうが汁	少々	少々
	塩、こしょう	各少々	各少々
かたくり粉		小さじ$\frac{1}{4}$	小さじ$\frac{1}{4}$
だし汁		$\frac{1}{2}$カップ	$\frac{1}{2}$カップ
B	しょうゆ	大さじ$\frac{1}{2}$	大さじ$\frac{1}{2}$
	砂糖	小さじ$\frac{2}{3}$	小さじ$\frac{2}{3}$
	日本酒	小さじ$\frac{1}{2}$強	小さじ$\frac{1}{2}$強
C	かたくり粉	小さじ$\frac{1}{2}$	小さじ$\frac{1}{2}$
	水	大さじ2	大さじ2
青梗菜（チンゲンサイ）		20g	20g

主菜

豆腐・大豆製品料理

いり豆腐

豆腐と小さく切った野菜、ひき肉を甘辛く炒め合わせた

■材料（1人分）

		1400〜1600kcal	1800kcal
木綿豆腐		80 g	100 g
豚もも赤身ひき肉		20 g	30 g
にんじん		20 g	20 g
さやいんげん		20 g	20 g
長ねぎ		10 g	10 g
A	しょうゆ	小さじ2強	小さじ2強
	みりん	大さじ1/2強	大さじ1/2強
	だし汁	大さじ1	大さじ1
サラダ油		小さじ1	小さじ1

〈作り方〉

❶ 木綿豆腐は手でつかみくずして鍋に沸かした熱湯に入れてゆで、再沸騰したらざるに上げる。

❷ にんじんはみじん切りにし、さやいんげんは筋をとったさやいんげんと長ねぎは小口切りにする。

❸ 鍋にサラダ油を入れて熱し、豚もも赤身ひき肉を入れて強火で炒める。肉に火が通ってポロポロしてきたら❷の野菜を加えて炒め合わせる。

❹ ❸に❶を入れてざっと炒め合わせ、豆腐がほぐれたらAを加え、かきまぜながら汁けがなくなるまでいる。

1400〜1600kcalを選択する場合
170kcal　コレステロール 13mg　食物繊維 1.5g　塩分 1.7g

1800kcalを選択する場合
200kcal　コレステロール 20mg　食物繊維 1.6g　塩分 1.7g

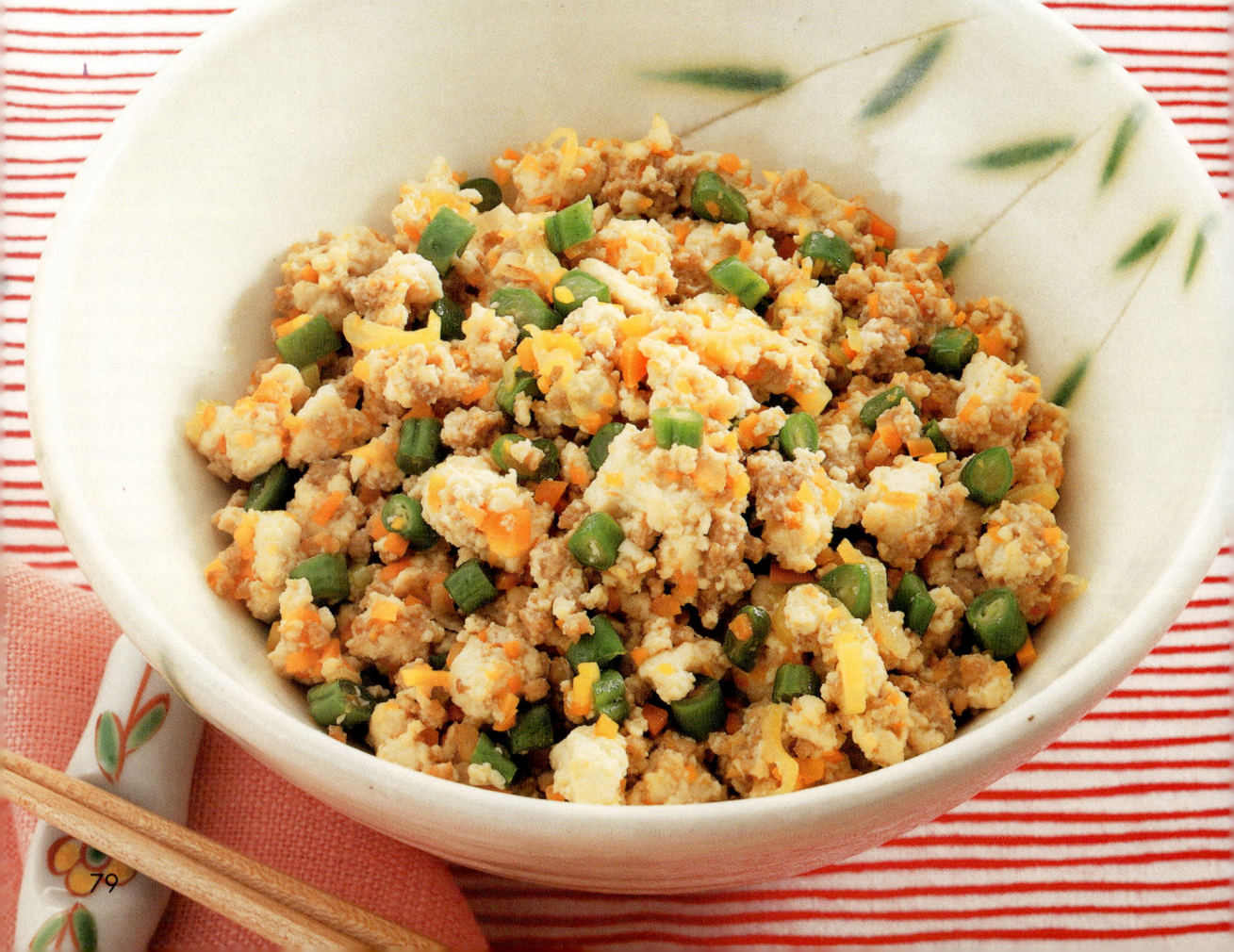

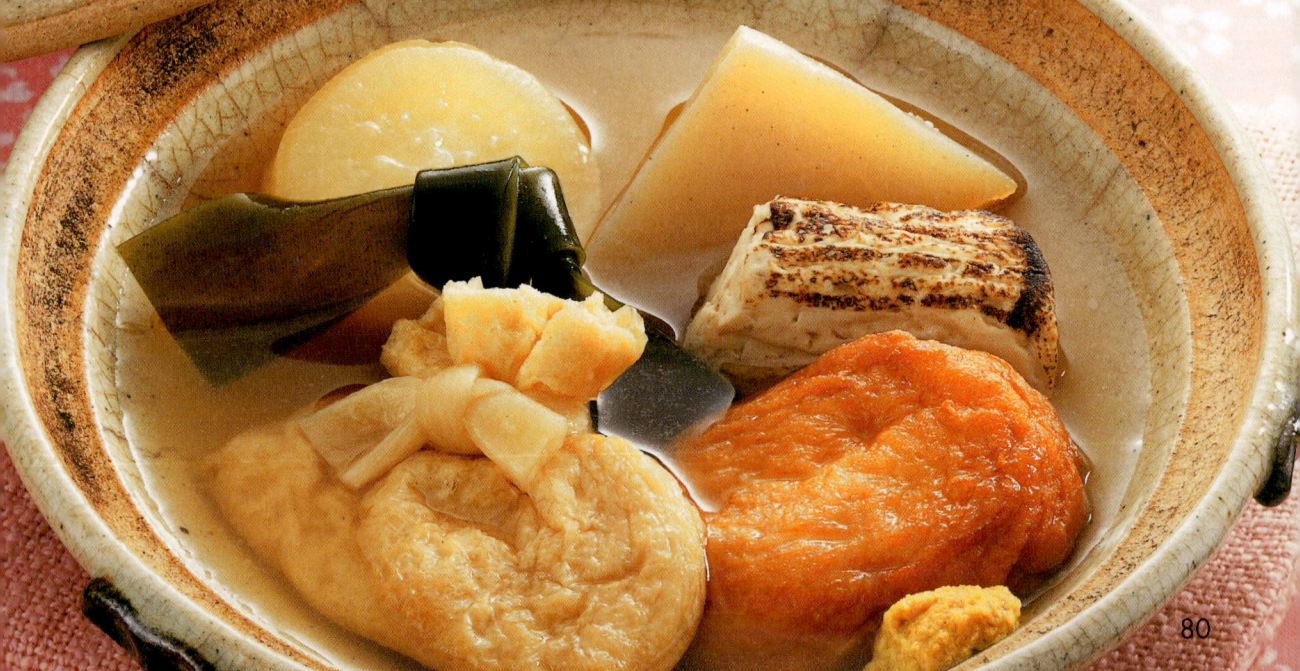

じっくり煮込んでうまみをしみ込ませた
おでん

〈作り方〉

① 大根は輪切りにし、鍋に入れてかぶるくらいの水を加えて強火にかけ、煮立ったら中火にして10分ほどゆでておく。

② 板こんにゃくは三角に切り、鍋に沸かした熱湯で1〜2分下ゆでする。

③ さつま揚げと油揚げは熱湯をかけて油抜きをし、油揚げは袋状に開く。かんぴょうは洗って塩もみし、塩を洗い流したあと、鍋に沸かした熱湯で透き通るまでゆでてもどす。

④ もやしはひげ根をつみとり、ざく切りにする。にんじんは細切り、生しいたけは石づきを切り落として薄切りにする。

⑤ 鍋に④を入れ、日本酒を振りかけていり、全体にしんなりしたら火を止めて冷ます。

⑥ 油揚げに⑤を詰め、口をかんぴょうで結ぶ。

⑦ 昆布は水をくぐらせ、やわらかくなったら結んで結び昆布にする。

⑧ 土鍋にAと材料のすべてを入れて火にかけ、味がよくしみるまで弱火で煮込む。

⑨ 土鍋のまま、練りがらしを添えて食卓へ。

■材料（1人分）

		1400〜1600kcal	1800kcal
大根		60g	60g
板こんにゃく		40g	40g
焼き豆腐		40g	50g
さつま揚げ		25g	30g
油揚げ		1/2枚(10g)	15g
もやし		20g	20g
にんじん		10g	10g
生しいたけ		1個	1個
かんぴょう（乾燥）		5〜6cm	5〜6cm
昆布		1g	1g
日本酒		小さじ1	小さじ1
A	だし汁	1カップ	1カップ
	しょうゆ	小さじ2強	小さじ2強
	日本酒	小さじ2	小さじ2
	塩	小さじ1/5強	小さじ1/5強
練りがらし		少々	少々

1400〜1600kcalを選択する場合
170kcal ／ コレステロール 5mg ／ 食物繊維 3.9g ／ 塩分 3.7g

1800kcalを選択する場合
200kcal ／ コレステロール 6mg ／ 食物繊維 4.1g ／ 塩分 3.8g

主菜 豆腐・大豆製品料理

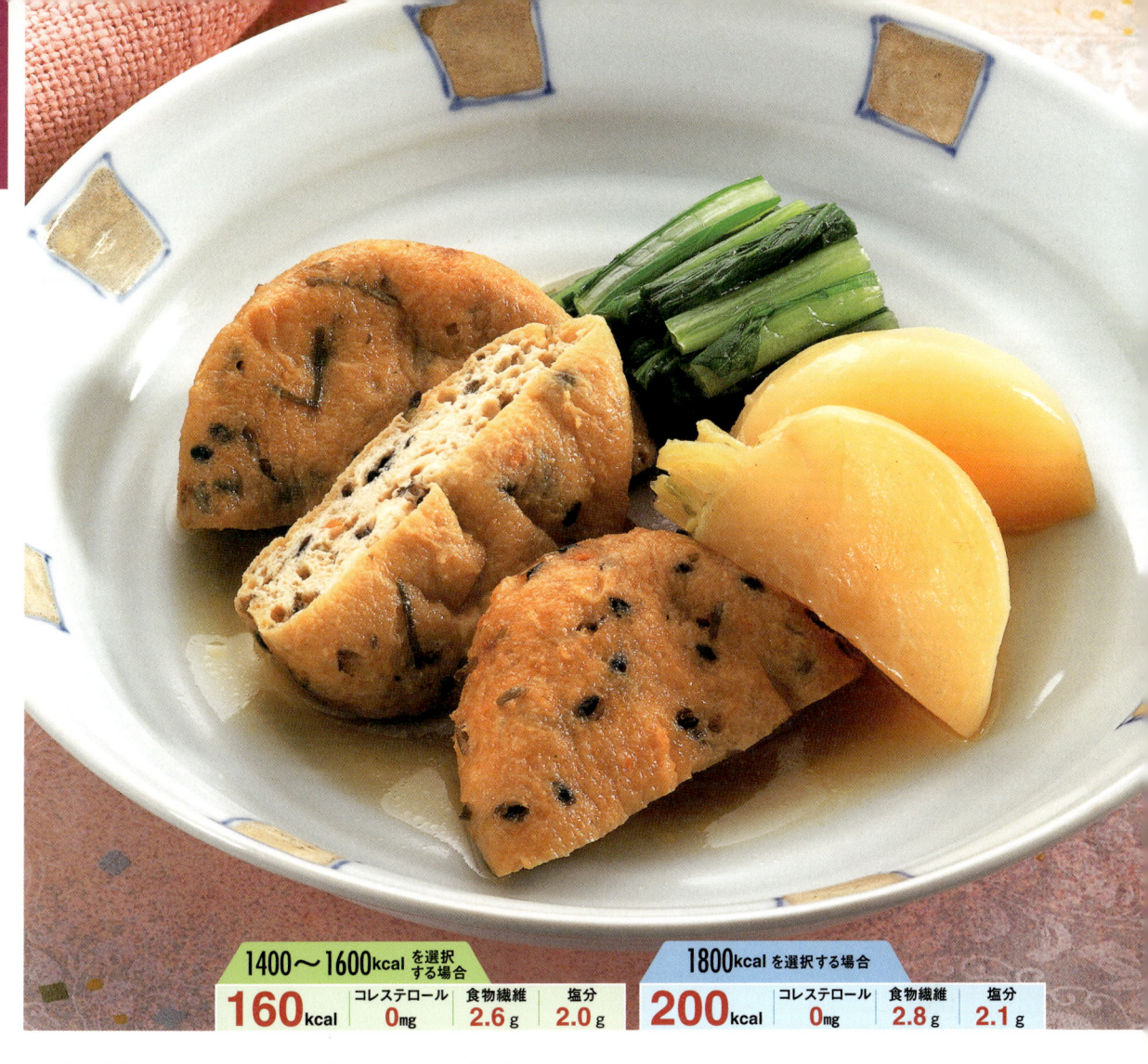

	1400～1600kcalを選択する場合			
	160kcal	コレステロール 0mg	食物繊維 2.6g	塩分 2.0g

	1800kcalを選択する場合			
	200kcal	コレステロール 0mg	食物繊維 2.8g	塩分 2.1g

栄養価の高いかぶの葉もむだなく利用

がんもどきとかぶの煮物

■材料（1人分）

		1400～1600kcal	1800kcal
	がんもどき	40g	60g
	かぶ	70g	70g
	かぶの葉	30g	30g
A	だし汁	1/2カップ	1/2カップ
	日本酒	小さじ1	小さじ1
	みりん	小さじ2	小さじ2
	しょうゆ	小さじ2強	小さじ2強

〈作り方〉

① がんもどきは熱湯で1～2分ゆでて油抜きし、ざるに上げて、水けを軽く押ししぼり、大きいものは半分に切る。

② かぶは大きければ半分に切る。

③ かぶの葉は鍋に沸かした熱湯でさっとゆでて水にとり、水けをしぼって2cm長さに切る。

④ 鍋にAを入れて煮立て、そこに②を入れて弱めの中火で4～5分煮る。かぶに火が通ったらしょうゆを加え、①も加えてさらに3～4分煮る。

⑤ 鍋のすみに③を入れて一煮し、火を止める。

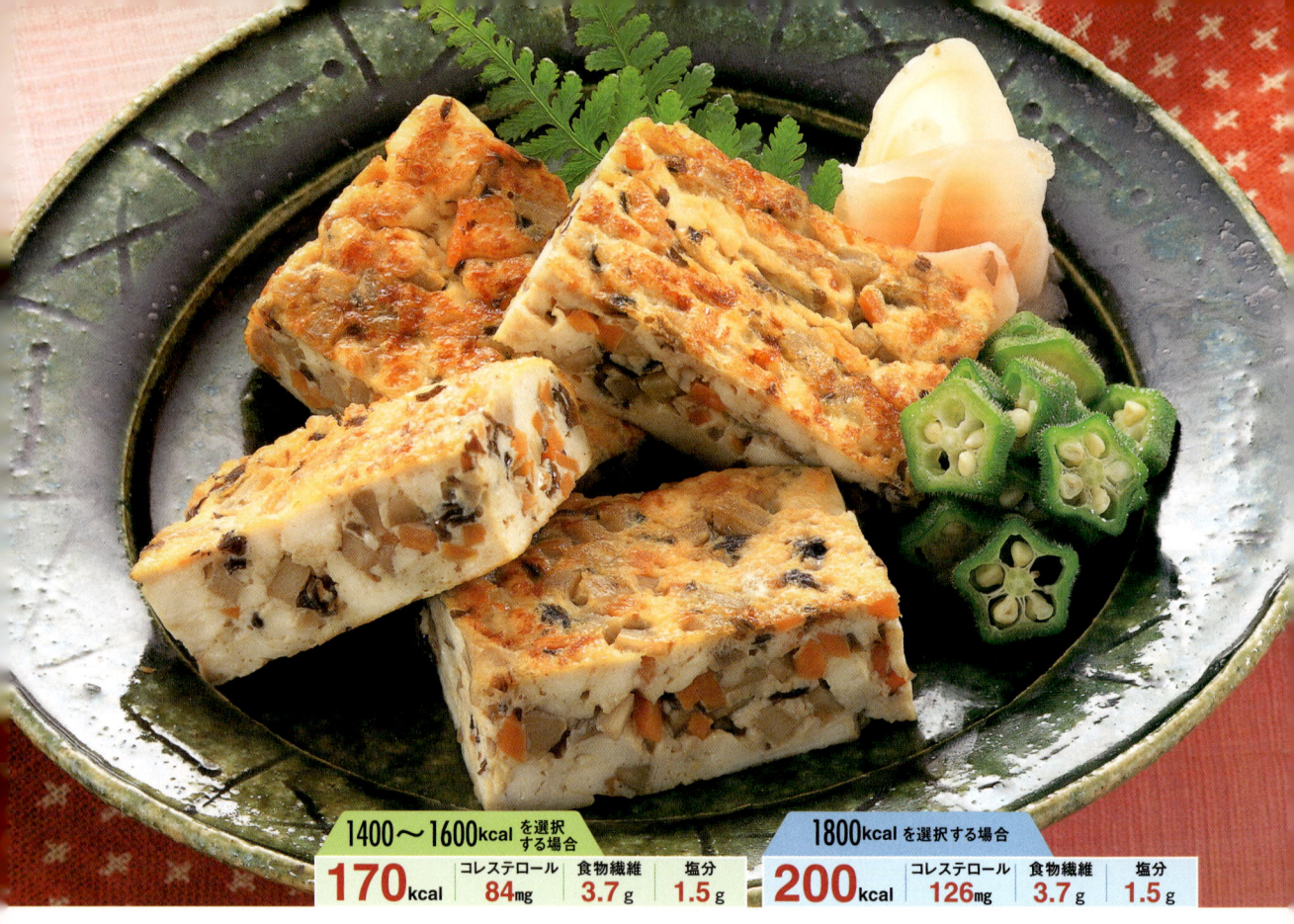

1400〜1600kcalを選択する場合				1800kcalを選択する場合			
170kcal	コレステロール **84**mg	食物繊維 **3.7**g	塩分 **1.5**g	**200**kcal	コレステロール **126**mg	食物繊維 **3.7**g	塩分 **1.5**g

豆腐＋卵＋野菜の栄養満点おかず

ぎせい豆腐

〈作り方〉

❶ きくらげは水でもどし、石づきをとってみじん切りに。ごぼうは皮をこそげ、にんじんとともにみじん切りにする。

❷ 木綿豆腐は鍋に沸かした熱湯でさっとゆで、ふきんに包んでよく水けをしぼりながらくずす。

❸ フライパンにサラダ油の半量を入れて熱し、❶を炒める。全体に油が回ったらAを入れて味をつけ、❷も加えていりつける。豆腐と野菜がよくまざったら、とき卵を加え、卵が固まる程度に手早くまぜ合わせる。

❹ 卵焼き器に残りの油を熱して❸を入れ、均等にならして弱火で焼く。焼き色がついたら、平らな鍋ぶたに受けて返し、焼き器に戻して反対側にも焼き色をつける。

❺ オクラは、塩少々(分量外)を加えた熱湯でゆで、小口切りにする。

❻ ❹を食べやすく切って器に盛り、❺としょうがの甘酢漬けを添える。

■材料(1人分)

		1400〜1600kcal	1800kcal
木綿豆腐		70g	80g
とき卵		大さじ2	大さじ3
きくらげ(乾燥)		1枚	1枚
ごぼう		25g	25g
にんじん		30g	30g
A	しょうゆ	大さじ$\frac{1}{2}$弱	大さじ$\frac{1}{2}$弱
	みりん	小さじ$\frac{1}{2}$	小さじ$\frac{1}{2}$
	砂糖	小さじ$\frac{2}{3}$	小さじ$\frac{2}{3}$
	塩	少々	少々
サラダ油		小さじ1	小さじ1
つけ合わせ			
オクラ		1本	1本
しょうがの甘酢漬け(市販品)		5g	5g

主菜

豆腐・大豆製品料理

うまみのきいた煮汁を含ませた
高野豆腐の炊き合わせ

■材料（1人分）

	1400〜1600kcal	1800kcal
高野豆腐（乾燥）	20g	25g
干ししいたけ	1個	1個
にんじん	30g	30g
ゆでたけのこ	50g	60g
絹さや	約6枚（15g）	約6枚（15g）
だし汁	3/4カップ	3/4カップ
みりん	大さじ1/2強	大さじ1/2強
しょうゆ	小さじ2強	小さじ2強
塩	少々	少々

〈作り方〉

① 高野豆腐は湯またはぬるま湯につけ、芯までよくもどして一口大に切る。

② 干ししいたけはもどして四つ割りにし、にんじんは5〜6mm厚さの輪切りに。ゆでたけのこは5mm厚さの半月切りにし、穂先は縦半分に切る。

③ 鍋にだし汁を入れて煮立て、①を並べ入れ、あいている部分に②も入れてにんじんに火が通るまで中火で煮る。みりんを加えて5分ほど煮たら、しょうゆと塩を加えて10分ほど煮る。火を止め、そのまましばらくおいて味を含ませる。

④ ③を器に盛り、熱湯でさっとゆでた絹さやをあしらう。

1400〜1600kcalを選択する場合
180kcal　コレステロール 0mg　食物繊維 3.8g　塩分 2.0g

1800kcalを選択する場合
200kcal　コレステロール 0mg　食物繊維 4.2g　塩分 2.1g

大豆の栄養がまるごととれる沖縄の豆腐料理

チャンプルー

■材料（1人分）

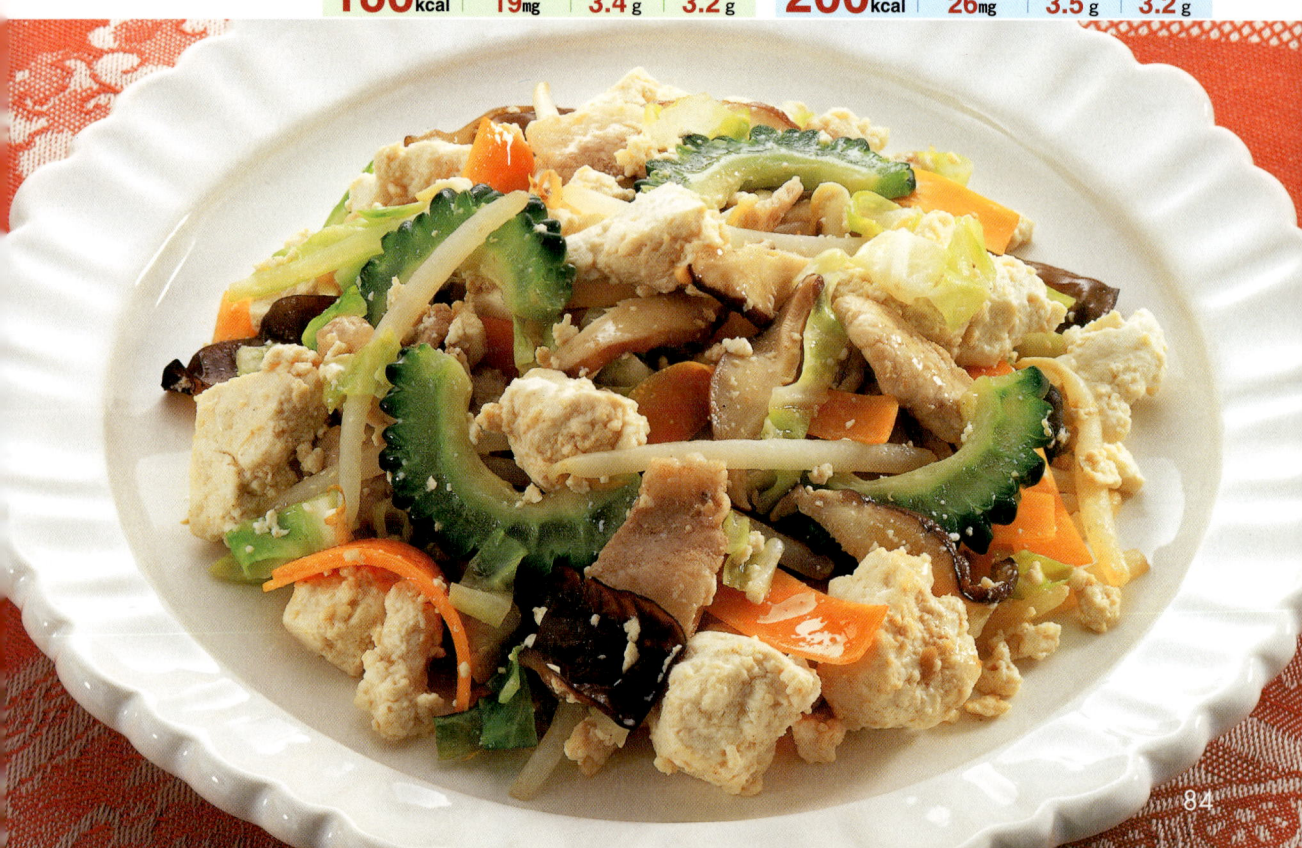

		1400〜1600kcal	1800kcal
木綿豆腐		80 g	100 g
豚肩赤身肉（薄切り）		30 g	40 g
きくらげ（乾燥）		2枚	2枚
もやし		50 g	50 g
生しいたけ		1/2 個	1/2 個
キャベツ		20 g	20 g
にんじん		15 g	15 g
にがうり		10 g	10 g
A	塩	小さじ1/2 強	小さじ1/2 強
	こしょう	少々	少々
	しょうゆ	小さじ2強	小さじ2強
サラダ油		小さじ1弱	小さじ1弱
ごま油		小さじ1/2	小さじ1/2

〈作り方〉

❶ 木綿豆腐はふきんで包み、まな板にのせて重み（バットなど）をし、30分ほどおいて水けをきる。

❷ きくらげは水でもどして石づきをとり、食べやすい大きさに切る。

❸ もやしはひげ根をつみ、生しいたけは石づきを切り落として薄切りにする。キャベツとにんじんは短冊切りにする。にがうりは縦半分に切ってわたをスプーンでかきとり、端から薄切りにする。

❹ 豚肩赤身肉は一口大に切る。

❺ フライパンにサラダ油とごま油を熱し、❹と❷、❸を入れて強火で炒め合わせる。豚肉に火が通ったら、❶の豆腐を手でくずし入れて、さらによく炒め合わせ、Aを加えて全体にまぜながら味をつける。

1400〜1600kcalを選択する場合
180 kcal　コレステロール 19 mg　食物繊維 3.4 g　塩分 3.2 g

1800kcalを選択する場合
200 kcal　コレステロール 26 mg　食物繊維 3.5 g　塩分 3.2 g

主菜　豆腐・大豆製品料理

1400〜1600kcal を選択する場合				1800kcal を選択する場合			
170 kcal	コレステロール 6mg	食物繊維 1.5g	塩分 2.8g	190 kcal	コレステロール 8mg	食物繊維 1.5g	塩分 2.9g

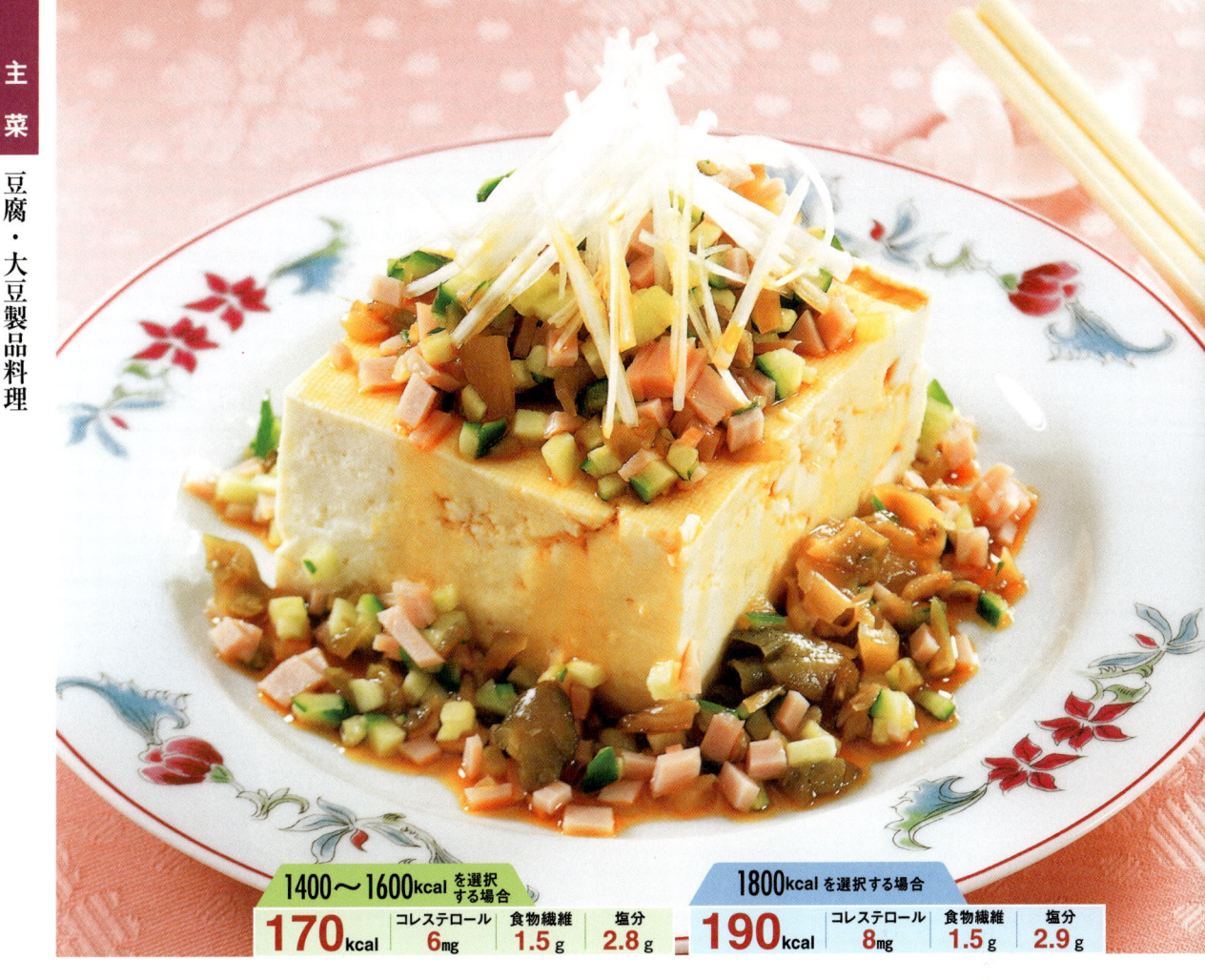

豆腐に多く含まれるサポニンにもコレステロールを下げる働きが

中華風冷ややっこ

〈作り方〉
❶ ザーサイは洗ってとうがらしなどを落とし、ハム、きゅうりとともにみじん切りにする。
❷ 長ねぎは白い部分のみをせん切りにし、水にさらす。
❸ 小さいボウルにAを入れてよくまぜ、たれを作る。
❹ よく冷やした木綿豆腐を器に盛って①をのせ、③をかけて、②を天盛りにする。

■材料（1人分）

		1400〜1600kcal	1800kcal
木綿豆腐		140g	160g
ロースハム		15g	20g
きゅうり		20g	20g
ザーサイ		10g	10g
長ねぎ		10g	10g
A	だし汁	$\frac{1}{4}$カップ	$\frac{1}{4}$カップ
	しょうゆ	小さじ1強	小さじ1強
	酢	小さじ1	小さじ1
	砂糖	小さじ$\frac{2}{3}$	小さじ$\frac{2}{3}$
	ごま油	小さじ$\frac{1}{2}$	小さじ$\frac{1}{2}$

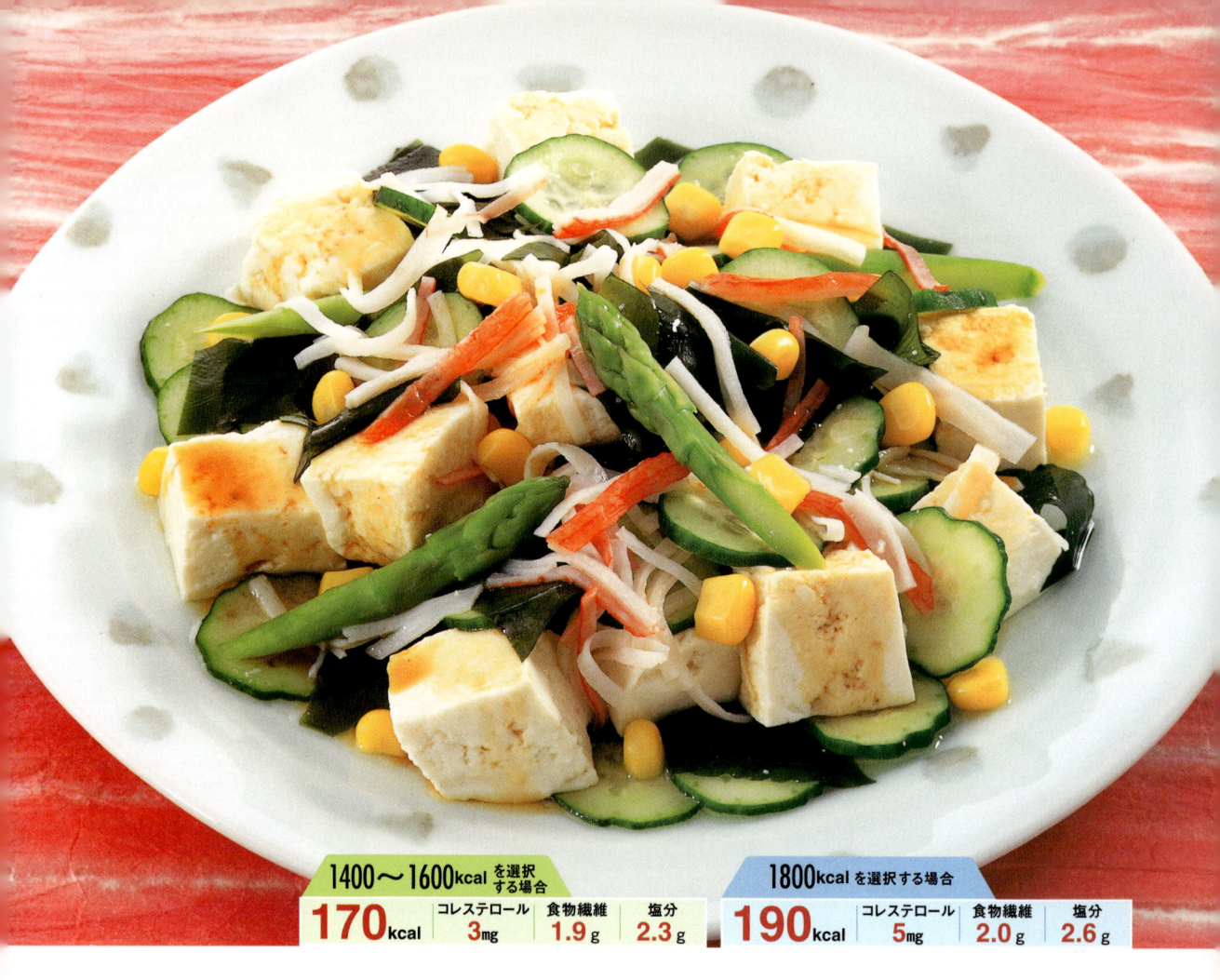

	1400〜1600kcalを選択する場合				1800kcalを選択する場合			
	170kcal	コレステロール 3mg	食物繊維 1.9g	塩分 2.3g	190kcal	コレステロール 5mg	食物繊維 2.0g	塩分 2.6g

豆腐と野菜やわかめがいっしょにとれるヘルシーメニュー

豆腐サラダ

■材料（1人分）

		1400〜1600kcal	1800kcal
木綿豆腐		130g	150g
かに風味かまぼこ		2本	3本
きゅうり		$\frac{1}{3}$本	$\frac{1}{3}$本
グリーンアスパラガス		1〜2本（30g）	1〜2本（30g）
粒コーン（缶詰め）		10g	10g
わかめ（もどしたもの）		10g	10g
A	酢	小さじ2	小さじ2
	しょうゆ	小さじ2強	小さじ2強
	こしょう	少々	少々
	サラダ油	小さじ$\frac{1}{2}$	小さじ$\frac{1}{2}$
	ごま油	小さじ$\frac{1}{4}$	小さじ$\frac{1}{4}$

〈作り方〉

❶ 木綿豆腐は1.5cm角に切り、ボウルに重ねたざるにのせて冷蔵庫に入れ、自然に水きりしながら冷やしておく。

❷ かに風味かまぼこは長さを半分に切り、手で縦に細く裂く。きゅうりは薄い輪切りにし、わかめは食べやすい長さに切る。グリーンアスパラガスは根元のかたい部分の皮をむき、鍋に沸かした熱湯でしんなりするまでゆでて、斜めに三つくらいに切る。

❸ ボウルにAの調味料を入れてよくまぜ合わせ、ドレッシングを作る。

❹ 大きめのボウルに、冷やしておいた豆腐と②、缶汁をきった粒コーンを入れてさっくりと合わせ、器に盛って、③を回しかける。

主菜 — 豆腐・大豆製品料理

舌ざわりがなめらかで彩りもきれいな
豆腐のえびあんかけ

〈作り方〉

① 絹ごし豆腐は1〜2cm厚さの正方形に切る。

② 芝えびは背わたを竹串などでとり、Aをからめて10分ほどおき、鍋に沸かした熱湯で色が変わるまでゆでる。ゆで汁は1/2カップ分をとっておき、Bで使う。

③ ブロッコリーは小房に分け、鍋に沸かした熱湯でほどよいかたさにゆでて、ざるに上げる。

④ 鍋にBを入れて煮立て、①を入れて一煮立ちさせる。②の芝えびを縦半分に切ったものと③を加えて一煮し、ごま油を加え、水どきかたくり粉を回し入れてとろみをつける。

⑤ 皿に④の豆腐を平らに並べ、上からえびあんをかけ、ブロッコリーを彩りよくあしらう。

■材料（1人分）

		1400〜1600kcal	1800kcal
絹ごし豆腐		120 g	150 g
芝えび（むき身）		40 g	40 g
ブロッコリー		50 g	50 g
A	日本酒	少々	少々
	しょうが汁	少々	少々
	えびのゆで汁	1/2カップ	1/2カップ
	コンソメスープの素（固形）	1/4個	1/4個
B	日本酒	小さじ2	小さじ2
	塩	少々	少々
	砂糖	小さじ1/3	小さじ1/3
ごま油		小さじ1	小さじ1
水どきかたくり粉		少々	少々

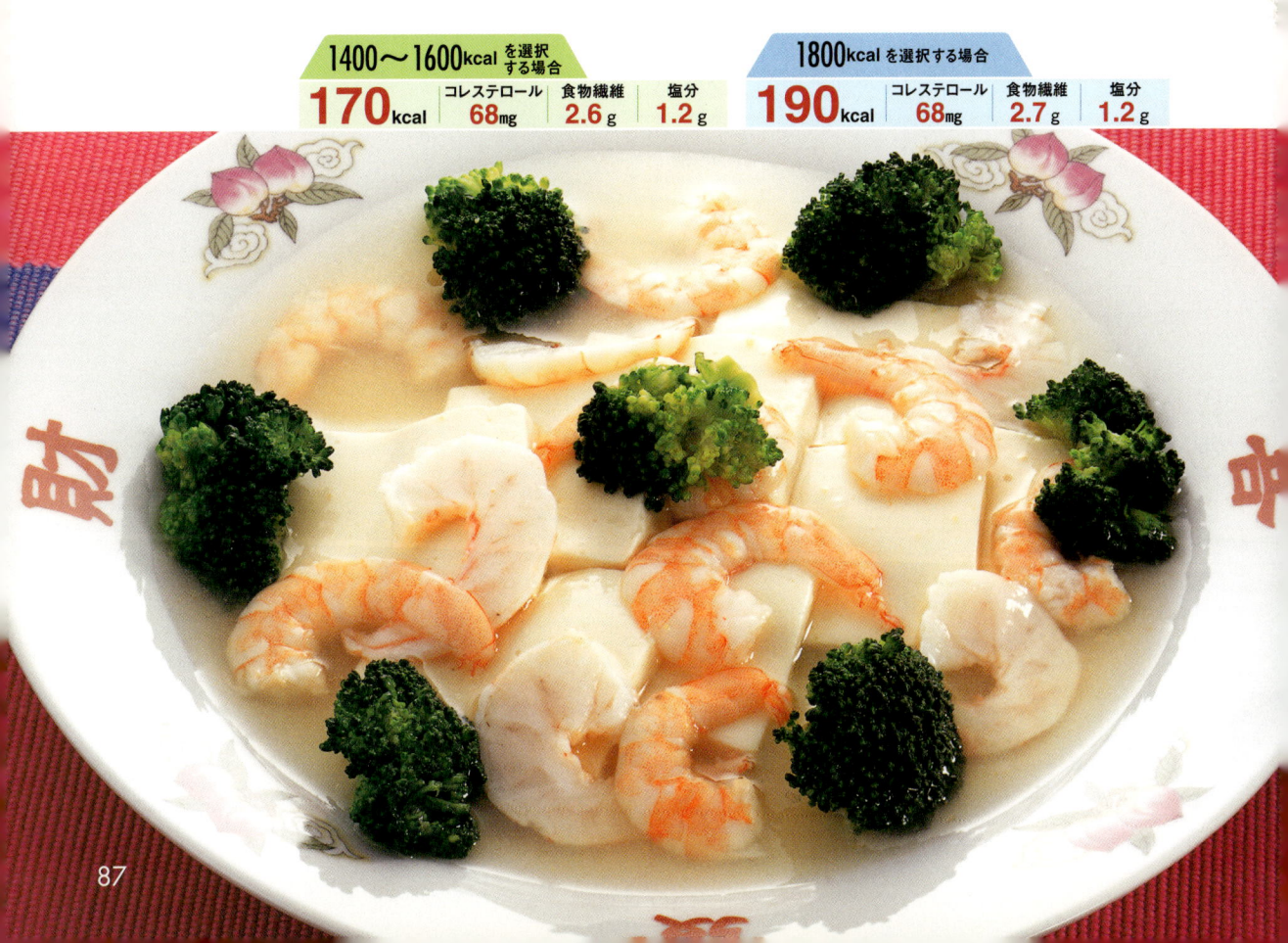

1400〜1600kcalを選択する場合
170 kcal　コレステロール 68 mg　食物繊維 2.6 g　塩分 1.2 g

1800kcalを選択する場合
190 kcal　コレステロール 68 mg　食物繊維 2.7 g　塩分 1.2 g

温かいサラダ感覚で豆腐がたっぷり食べられる

豆腐の野菜あんかけ

■材料（1人分）

		1400～1600kcal	1800kcal
木綿豆腐		150 g	180 g
絹さや		10 g	10 g
長ねぎ		30 g	30 g
にんじん		30 g	30 g
生しいたけ		1個	1個
A	だし汁	1/2カップ	1/2カップ
	しょうゆ	小さじ2強	大さじ1弱
	みりん	小さじ1	大さじ1/2弱
水どきかたくり粉		大さじ1	大さじ1

〈作り方〉

① 絹さやは筋をとり、長ねぎとともに細い斜め切りにする。にんじんはせん切りに、生しいたけは石づきを切り落として2等分してから薄切りにする。

② 木綿豆腐は鍋に沸かした熱湯で軽くゆで、水けをきって器に盛る。

③ 鍋にAを入れて煮立て、①を中火で煮る。野菜がしんなりしたら、水どきかたくり粉を回し入れてとろみをつけ、②の上にかける。

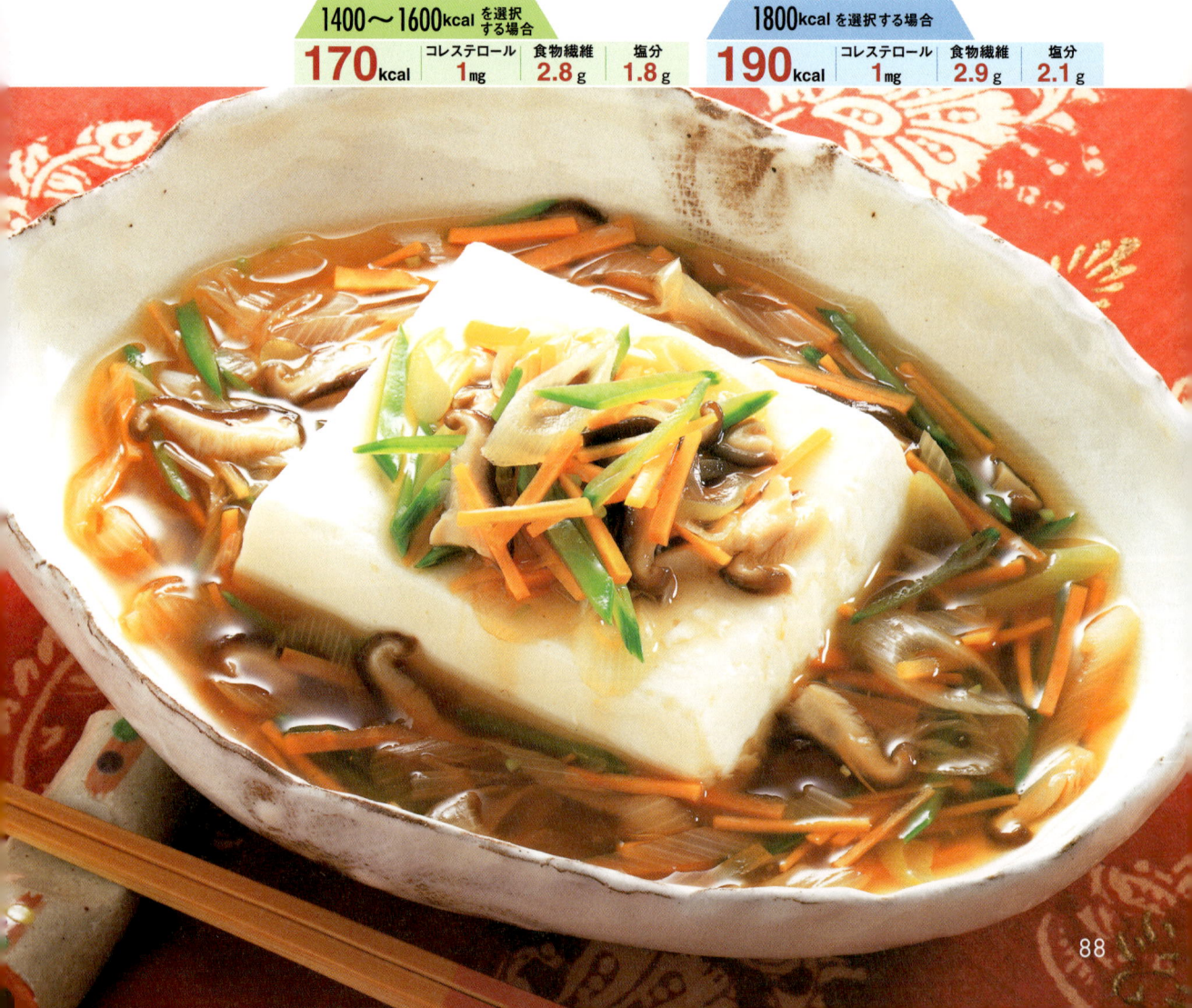

1400～1600kcalを選択する場合
170kcal　コレステロール 1mg　食物繊維 2.8g　塩分 1.8g

1800kcalを選択する場合
190kcal　コレステロール 1mg　食物繊維 2.9g　塩分 2.1g

主菜 豆腐・大豆製品料理

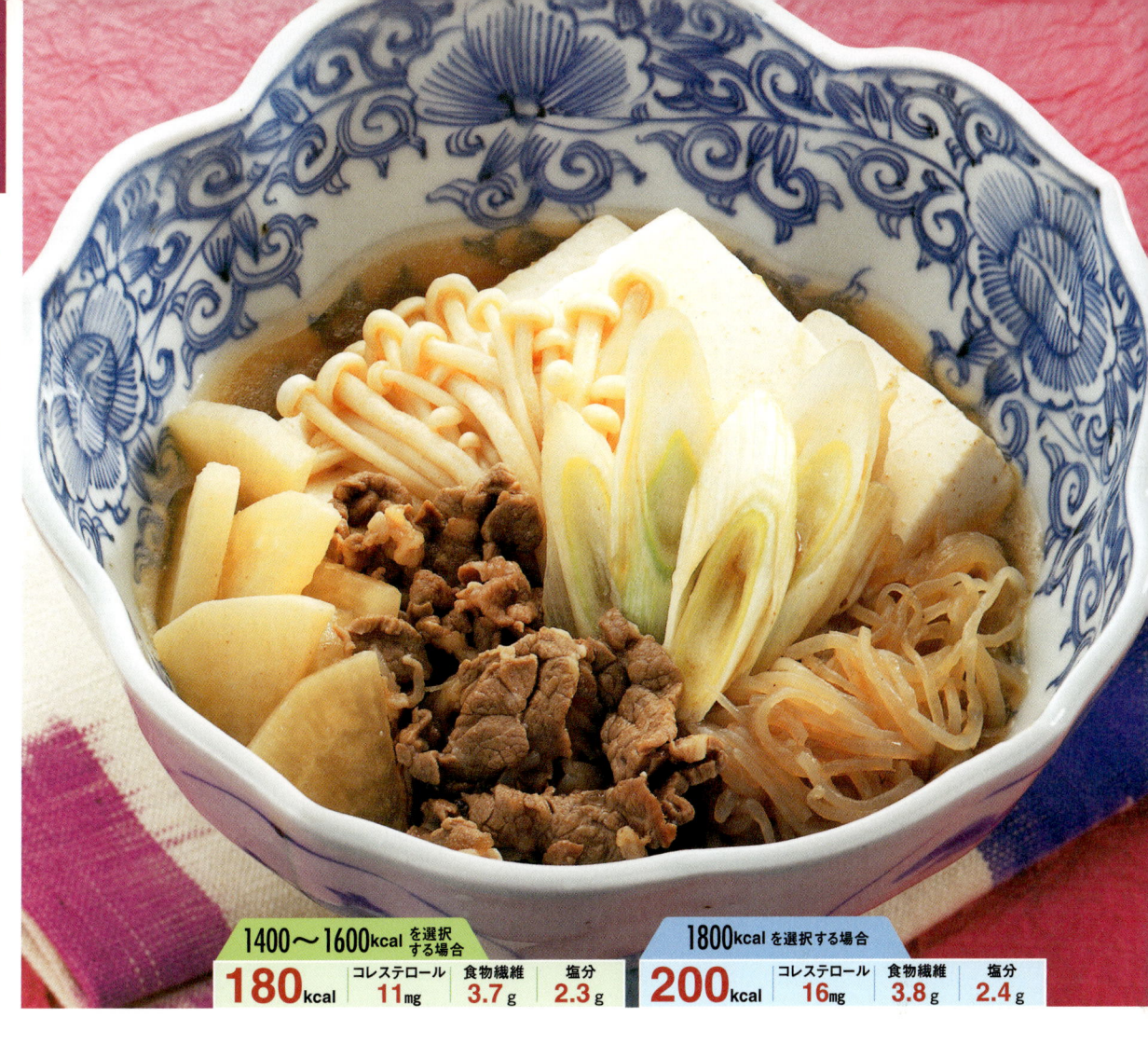

	1400〜1600kcalを選択する場合			1800kcalを選択する場合			
	180kcal	コレステロール 11mg	食物繊維 3.7g	塩分 2.3g	**200**kcal	コレステロール 16mg	食物繊維 3.8g	塩分 2.4g

肉と豆腐で栄養価が相乗的にアップ

肉豆腐

■材料（1人分）

		1400〜1600kcal	1800kcal
絹ごし豆腐		100g	120g
牛肩赤身肉（薄切り）		20g	30g
しらたき		50g	50g
えのきだけ		30g	30g
大根		20g	20g
長ねぎ		20g	20g
日本酒		大さじ1	大さじ1
A	だし汁	1/2カップ	1/2カップ
	しょうゆ	小さじ2強	小さじ2強
	みりん	大さじ1	大さじ1
	塩	少々	少々
	しょうが（せん切り）	少々	少々

〈作り方〉
① 絹ごし豆腐は大きめの角切りにする。
② えのきだけは根元を切り落とし、大根は5mm厚さのいちょう切りに、長ねぎは1cm幅の斜め切りにする。
③ しらたきは鍋に沸かした熱湯でさっとゆで、水けをきって食べやすい長さに切る。
④ 牛肩赤身肉は一口大に切る。
⑤ 鍋に日本酒を入れて煮立て、④を入れて強火でいりつける。肉の色が変わったらAと②、③を加えて煮立て、アクをすくいとって、①を入れて中火で7〜8分煮込む。

89

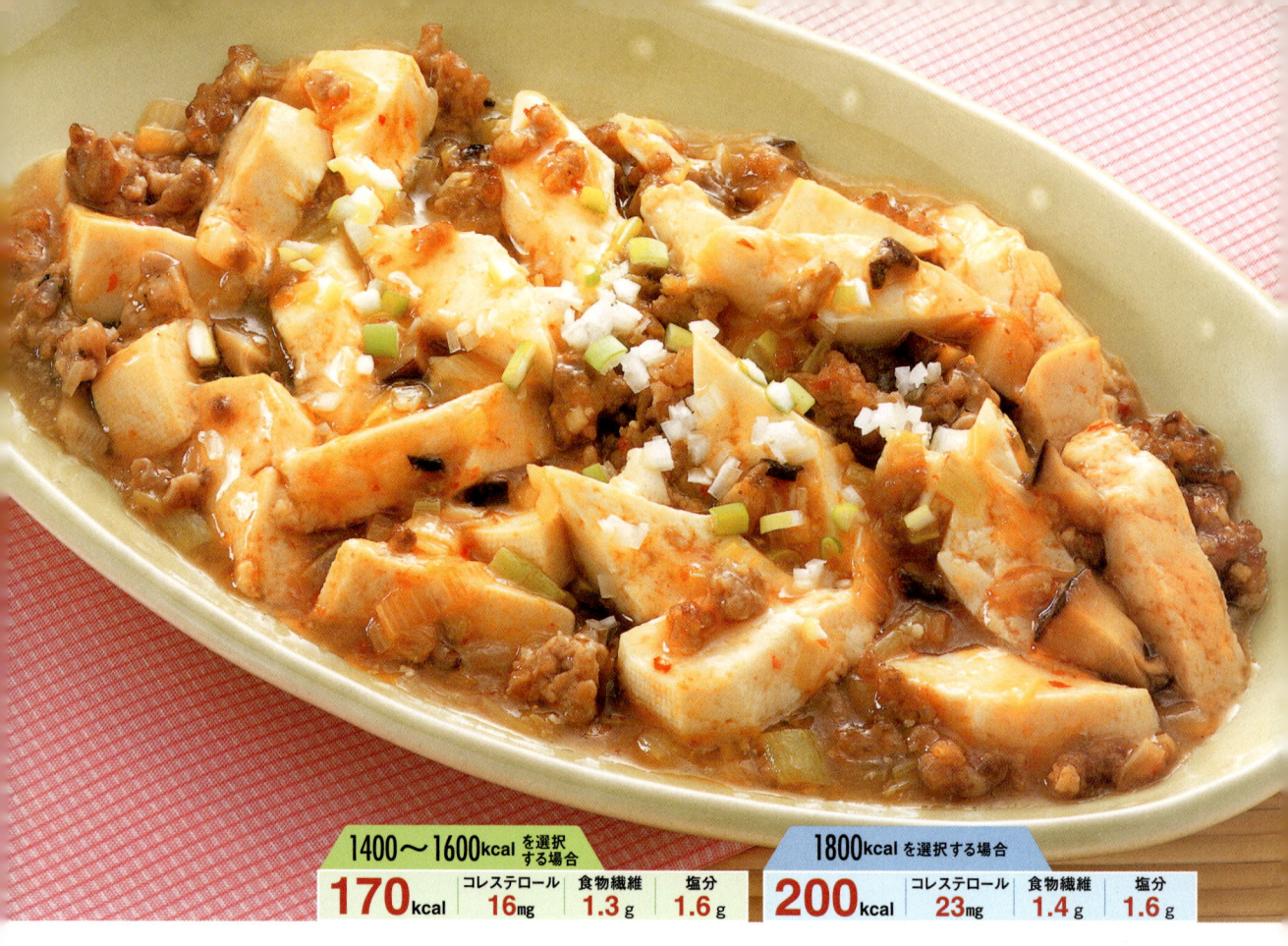

	1400〜1600kcalを選択する場合				1800kcalを選択する場合			
	170kcal	コレステロール **16**mg	食物繊維 **1.3**g	塩分 **1.6**g	**200**kcal	コレステロール **23**mg	食物繊維 **1.4**g	塩分 **1.6**g

豆腐を使った代表的な中華おかず

麻婆豆腐（マーボードーフ）

■材料（1人分）

		1400〜1600kcal	1800kcal
木綿豆腐		80g	100g
豚ひき肉		20g	30g
干ししいたけ		1個	1個
長ねぎ		20g	20g
しょうが		少々	少々
にんにく		少々	少々
A	みそ	小さじ1/2強	小さじ1/2強
	しょうゆ	小さじ1強	小さじ1強
	砂糖	小さじ2/3	小さじ2/3
	豆板醤（トウバンジャン）	少々	少々
	水	1/3カップ	1/3カップ
B	かたくり粉	小さじ1/2	小さじ1/2
	水	大さじ2	大さじ2
サラダ油		小さじ1弱	小さじ1弱

〈作り方〉

❶ 干ししいたけは水につけてもどし、石づきを切り落としてみじん切りにする。長ねぎもみじん切りにする。

❷ しょうがとにんにくもみじん切りにする。

❸ 木綿豆腐は厚みを半分にし、斜めに5〜6回包丁を入れたあと、縦にも5〜6回包丁を入れてひし形に切る。これを鍋に沸かした熱湯で軽くゆで、ざるに上げる。

❹ 小さなボウルにAを入れ、まぜ合わせておく。

❺ フライパンにサラダ油を入れて熱し、②を弱めの中火で炒めて香りを出す。豚ひき肉を加えてほぐしながら強火で炒め、ひき肉の色が変わったら①と③を加えて一炒めする。

❻ ⑤に④を入れて全体にからめ、まぜ合わせたBを回し入れてとろみをつける。

90

主菜

豆腐・大豆製品料理

薬味の野菜をたっぷり添えた
焼き厚揚げ

〈作り方〉
1. 長ねぎ、みょうが、にんじんはごく細いせん切りにする。
2. 厚揚げはざるにのせ、両面にたっぷり熱湯をかけて油抜きをする。
3. 焼き網をよく熱して②をのせ、弱火で両面ともこんがり焼き、中まで熱くする。
4. ③を食べやすい大きさに切って皿に盛り、よくまぜ合わせたAをかけていりごまを振りかける。おろししょうがをのせて、①をあしらう。

■材料（1人分）

		1400〜1600kcal	1800kcal
厚揚げ		90g	110g
長ねぎ		10g	10g
みょうが		10g	10g
にんじん		5g	5g
A	しょうゆ	小さじ1強	小さじ1強
	酢	小さじ1	小さじ1
	砂糖	小さじ$\frac{2}{3}$	小さじ$\frac{2}{3}$
	ごま油	小さじ$\frac{1}{2}$	小さじ$\frac{1}{2}$
いりごま(白)		少々	少々
おろししょうが		少々	少々

1400〜1600kcalを選択する場合
170kcal コレステロール 0mg 食物繊維 1.1g 塩分 0.9g

1800kcalを選択する場合
200kcal コレステロール 0mg 食物繊維 1.3g 塩分 0.9g

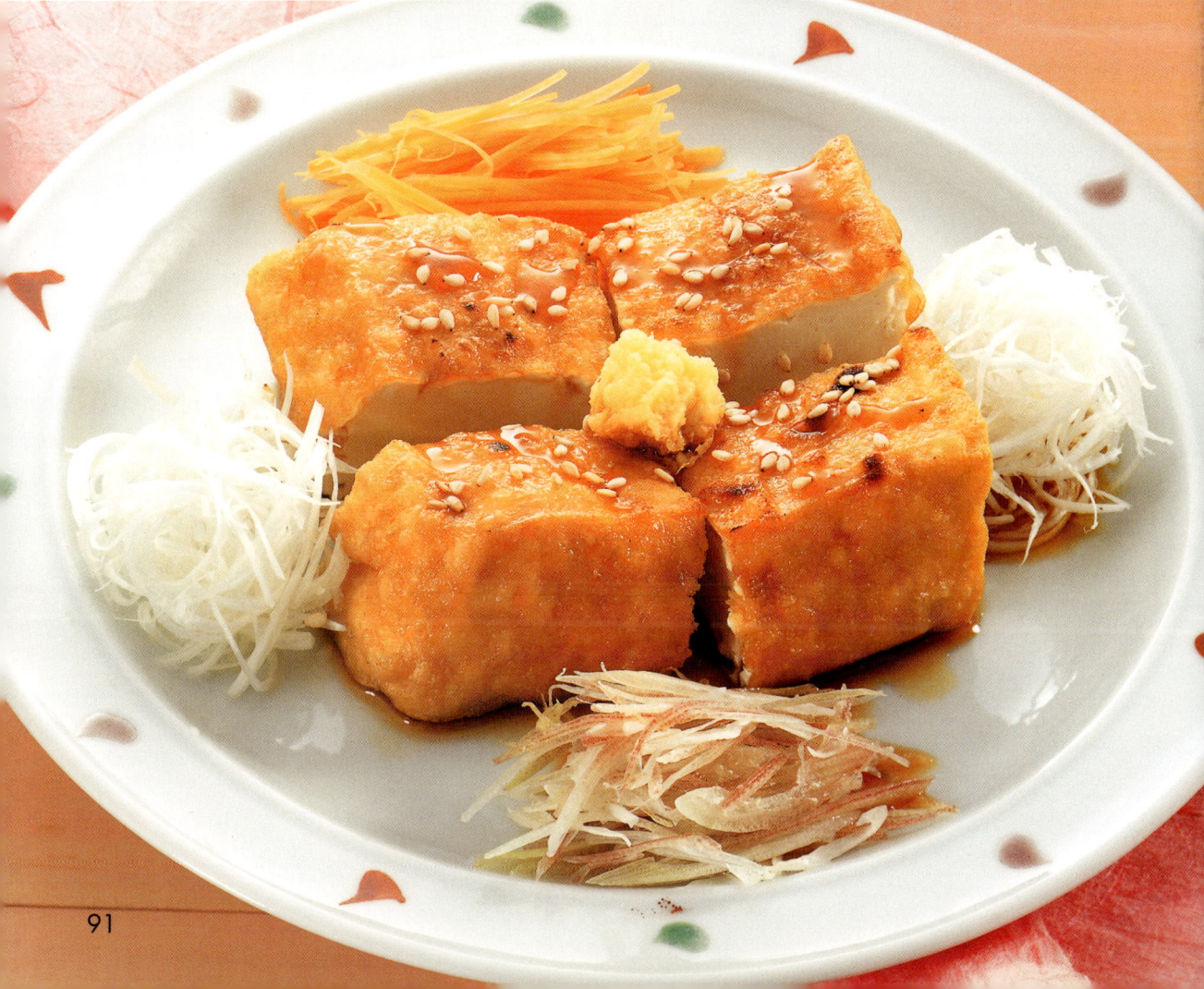

消化がよく、大豆の栄養がまるごととれる
湯豆腐

〈作り方〉
① 小鍋にAを入れて火にかけ、一煮立ちさせて、つけだれを作る。これを取り鉢に入れる。
② 春菊は長さを半分に切り、万能ねぎは小口切りにする。
③ 木綿豆腐は大きめの角切りにする。
④ 土鍋に2カップの水と、ぬれぶきんで表面の汚れをふきとった昆布、③を入れて強火にかけ、煮立ったら春菊を加えて一煮する。
⑤ 温まった豆腐や火の通った野菜をすくって、小口切りにした万能ねぎを薬味に、①につけて食べる。

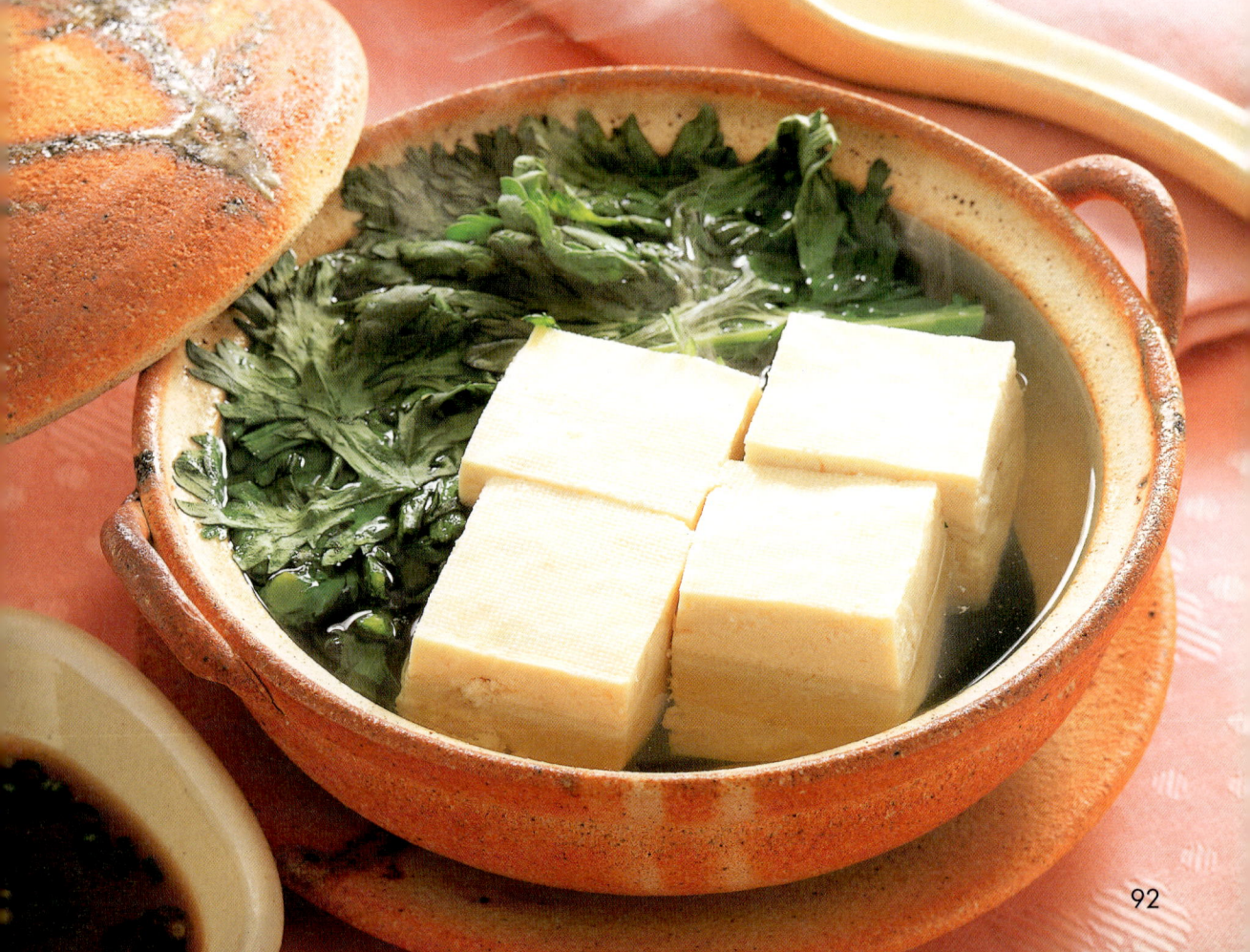

■材料（1人分）

		1400〜1600kcal	1800kcal
木綿豆腐		180g	200g
昆布		5cm	5cm
春菊		60g	60g
万能ねぎ		10g	10g
A	だし汁	小さじ1½	小さじ1½
	しょうゆ	大さじ1	大さじ1
	みりん	小さじ1	小さじ1

1400〜1600kcalを選択する場合
170kcal コレステロール 0mg 食物繊維 2.9g 塩分 2.3g

1800kcalを選択する場合
190kcal コレステロール 0mg 食物繊維 3.0g 塩分 2.3g

主菜

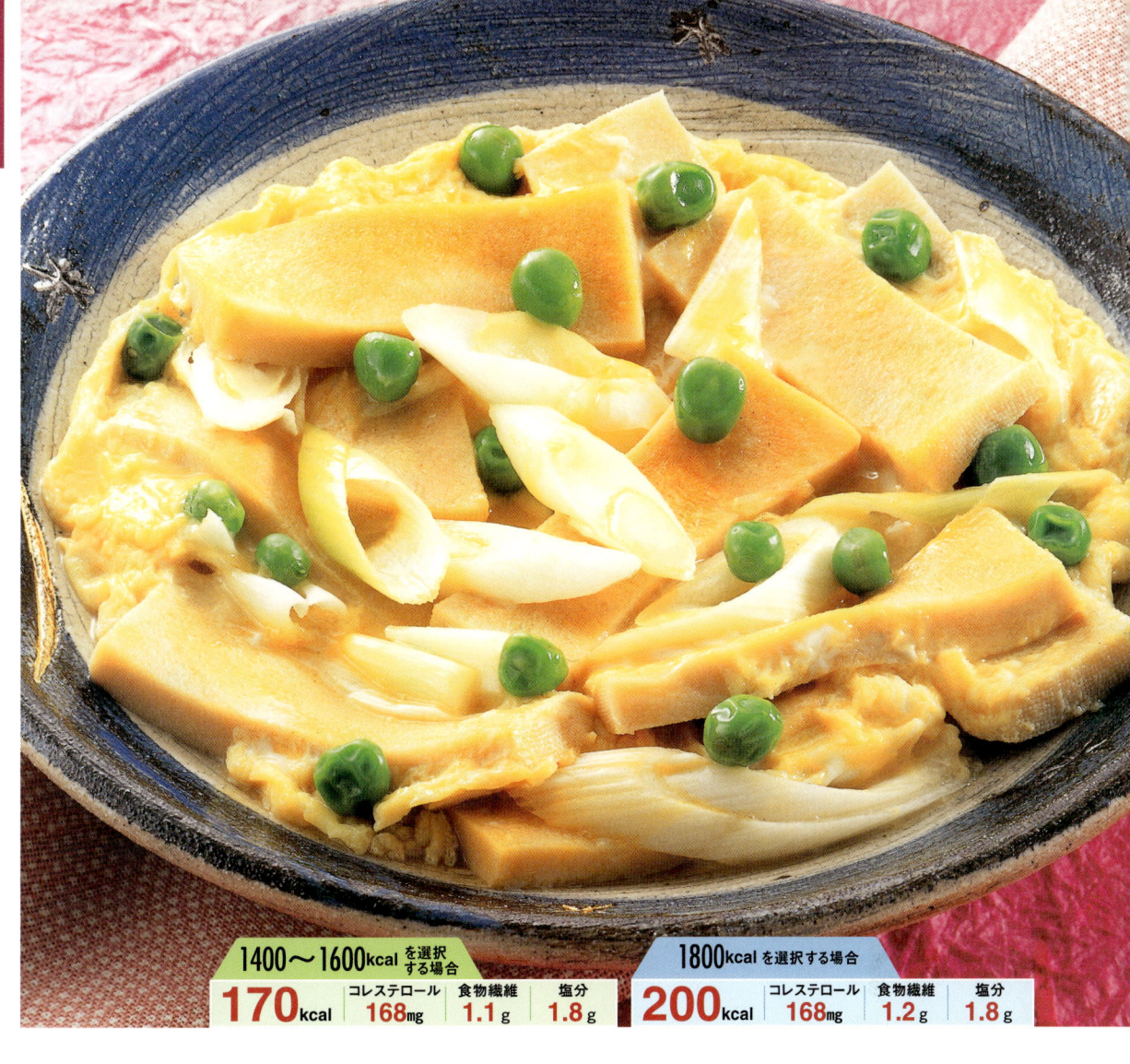

豆腐・大豆製品料理／卵料理

	1400〜1600kcalを選択する場合	1800kcalを選択する場合
	170 kcal	200 kcal
コレステロール	168 mg	168 mg
食物繊維	1.1 g	1.2 g
塩分	1.8 g	1.8 g

卵は半熟状にとじるのがおいしさのポイント
高野豆腐の卵とじ

■材料（1人分）

		1400〜1600kcal	1800kcal
高野豆腐（乾燥）		15 g	20 g
卵		40 g	40 g
長ねぎ		20 g	20 g
グリンピース		大さじ1/2	大さじ1/2
A	だし汁	1/2カップ	1/2カップ
	しょうゆ	大さじ1/2弱	大さじ1/2弱
	砂糖	小さじ1	小さじ1
	塩	少々	少々

〈作り方〉
❶ 高野豆腐はたっぷりのぬるま湯につけてふっくらともどし、水の中で押し洗いをして水けをしぼり、5㎜厚さの短冊切りにする。
❷ 長ねぎは斜め薄切りにする。グリンピースは鍋に沸かした熱湯でさっとゆでておく。
❸ 平鍋にAと高野豆腐、長ねぎを入れて強火にかけ、煮立ったら弱火にして10分ほど煮る。
❹ ❸にときほぐした卵を回し入れ、半熟状になったらグリンピースを加えてふたをし、火を止めて1分ほど蒸らす。

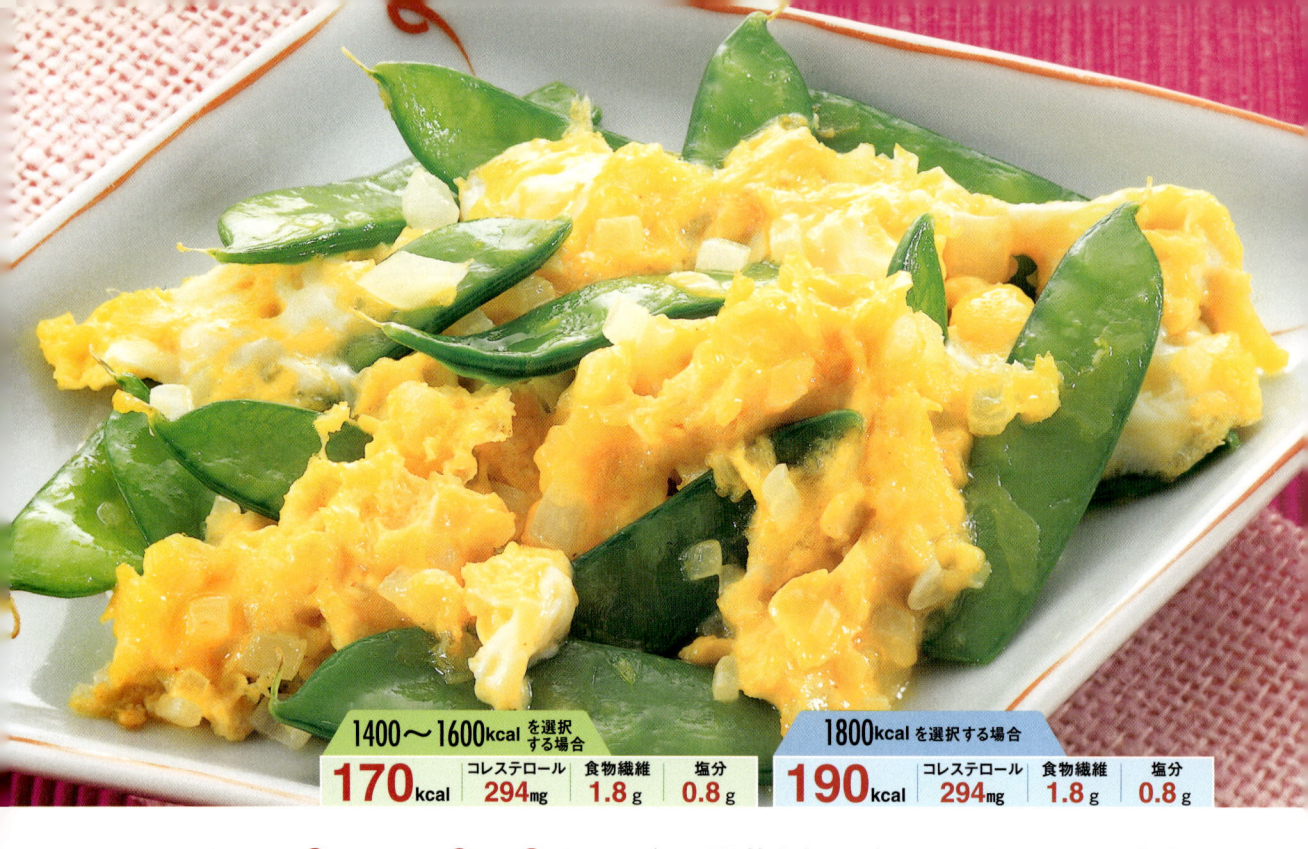

1400～1600kcalを選択する場合			
170kcal	コレステロール **294**mg	食物繊維 **1.8**g	塩分 **0.8**g

1800kcalを選択する場合			
190kcal	コレステロール **294**mg	食物繊維 **1.8**g	塩分 **0.8**g

卵は野菜と組み合わせてとるのがおすすめ

卵と絹さやの炒め物

■材料（1人分）

	1400～1600kcal	1800kcal
卵	L玉1個（70g）	L玉1個（70g）
絹さや	40g	40g
玉ねぎ（みじん切り）	大さじ2	大さじ2
塩、こしょう	各少々	各少々
サラダ油	小さじ1	小さじ1$\frac{1}{2}$

〈作り方〉

① 卵はボウルに入れてときほぐし、塩とこしょうを加えてまぜる。

② フライパンにサラダ油を入れて火にかけ、玉ねぎのみじん切りを入れて弱火で玉ねぎが透き通ってくるまで炒める。

③ ②に筋をとった絹さやを入れ、しんなりするまで中火で炒める。ここに①を回し入れ、卵の表面が固まりかけたら大きくかきまぜ、火を止める。

卵のコレステロールは大丈夫？

「卵はコレステロールの多い食品」として、敬遠している人が少なくありません。しかし、卵は、良質なタンパク質や豊富なビタミン、ミネラルなどの栄養成分を理想的な形で含むきわめて栄養価のすぐれた食品です。その高い栄養価を考えると、まったく食べないのは、もったいない話です。

実は、食事でとるコレステロールに対する感受性には個人差があります。コレステロールが豊富な食品をたくさん食べても、血清コレステロール値がまったく上昇しない人を非感受性タイプといい、ある研究では、65％の人がこの非感受性タイプで、残りの35％が卵を1個食べただけでコレステロール値が上昇してしまう感受性の強いタイプ（反応型）だといわれます。

自分がどのタイプであるかは主治医の診断を受け、その結果によって、食べる量や回数を決めるようにしましょう。そして、1日に許されるコレステロール摂取量の範囲内で、料理などに1日1個以下を使うようにしたり、白身だけをじょうずに調理してとるなど栄養素のバランスを考えながらとるようにします。

主菜 — 卵料理

パンにもご飯にも合う、和洋兼用おかず

にら玉焼き

■材料（1人分）

	1400〜1600kcal	1800kcal
卵	L玉1個（70g）	L玉1個（70g）
にら	60g	60g
長ねぎ	40g	40g
塩、こしょう	各少々	各少々
ごま油	小さじ1	小さじ1 $\frac{1}{2}$

〈作り方〉

❶ にらは3〜4cm長さのざく切りに、長ねぎは斜め薄切りにする。
❷ 卵はボウルに入れてときほぐし、塩とこしょうを加えてまぜる。
❸ フライパンにごま油を入れて熱し、①を入れて強火で炒め合わせる。にらがしんなりしたら②を一気に流し入れ、大きくかきまぜて半熟状にしてから火を弱めてじっくり焼く。卵の縁が乾いてきたら裏返し、焼き色がつくまで焼く。
❹ ③を食べやすい大きさに切って器に盛る。

1400〜1600kcalを選択する場合
170kcal　コレステロール 295mg　食物繊維 2.5g　塩分 0.8g

1800kcalを選択する場合
190kcal　コレステロール 295mg　食物繊維 2.5g　塩分 0.8g

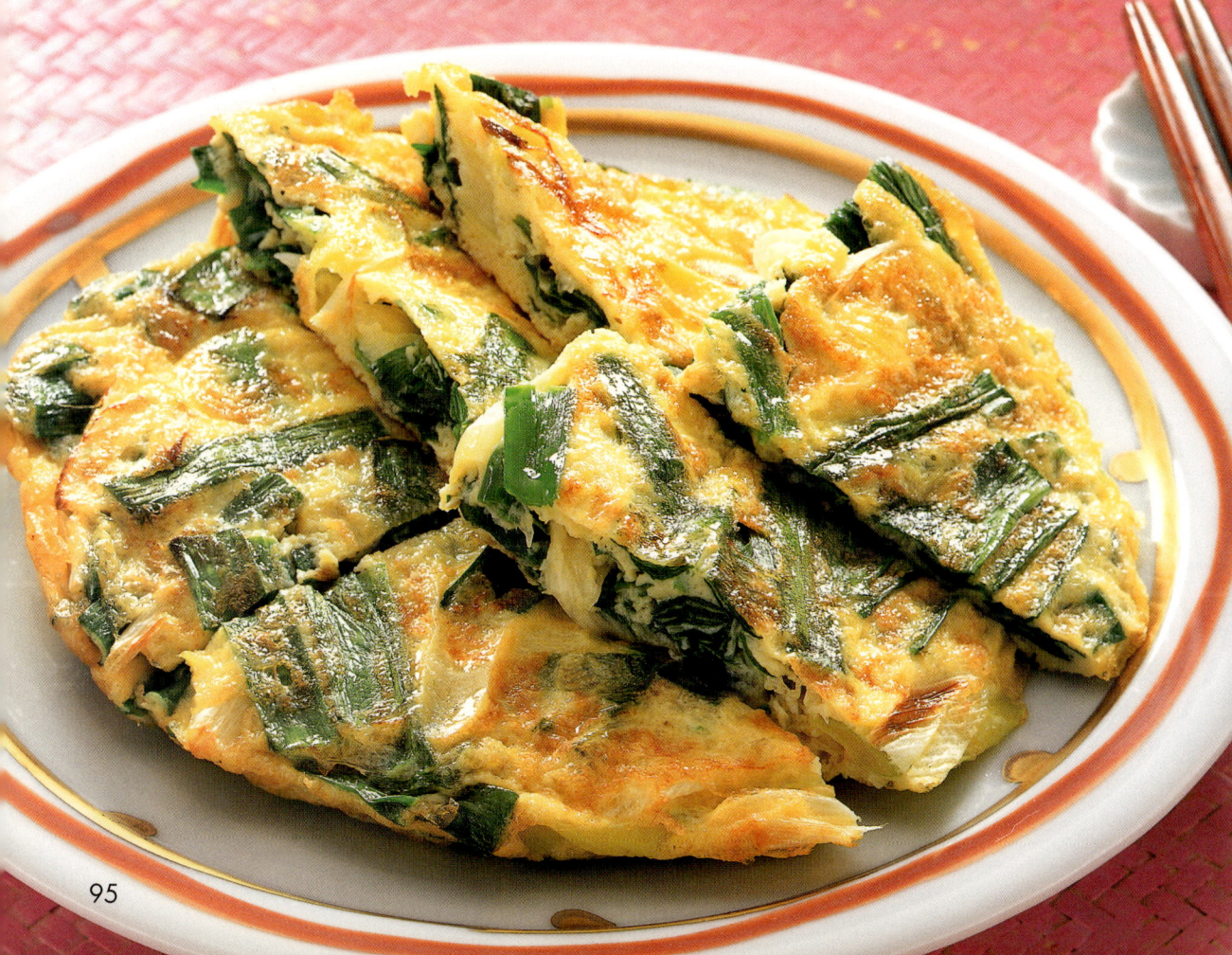

とき卵で具をふわっととじた

三つ葉とちくわの卵とじ

〈作り方〉

① 焼きちくわは、縦半分に切って斜め薄切りにする。
② 三つ葉は3cm長さに切る。しめじは石づきを切り落として小分けにしておく。
③ 卵はボウルに入れてときほぐす。
④ 浅めの鍋にAを入れて煮立て、①としめじを入れて中火で煮る。しめじがしんなりしたら火を強め、煮汁が沸騰しているところへ③を回し入れる。
⑤ ④に三つ葉を散らして中火にし、鍋底に卵がくっつかないように鍋を揺する。卵が半熟状になったら火を止め、ふたをして少し蒸らして、器に盛る。

■材料（1人分）

		1400〜1600kcal	1800kcal
卵		L玉1個(70g)	L玉1個(70g)
焼きちくわ		20g	40g
三つ葉		50g	50g
しめじ		30g	30g
A	だし汁	$\frac{1}{5}$カップ	$\frac{1}{5}$カップ
	しょうゆ	小さじ$\frac{1}{2}$強	小さじ$\frac{1}{2}$強
	みりん	小さじ1	小さじ1

1400〜1600kcalを選択する場合
160kcal　コレステロール 299mg　食物繊維 2.6g　塩分 1.3g

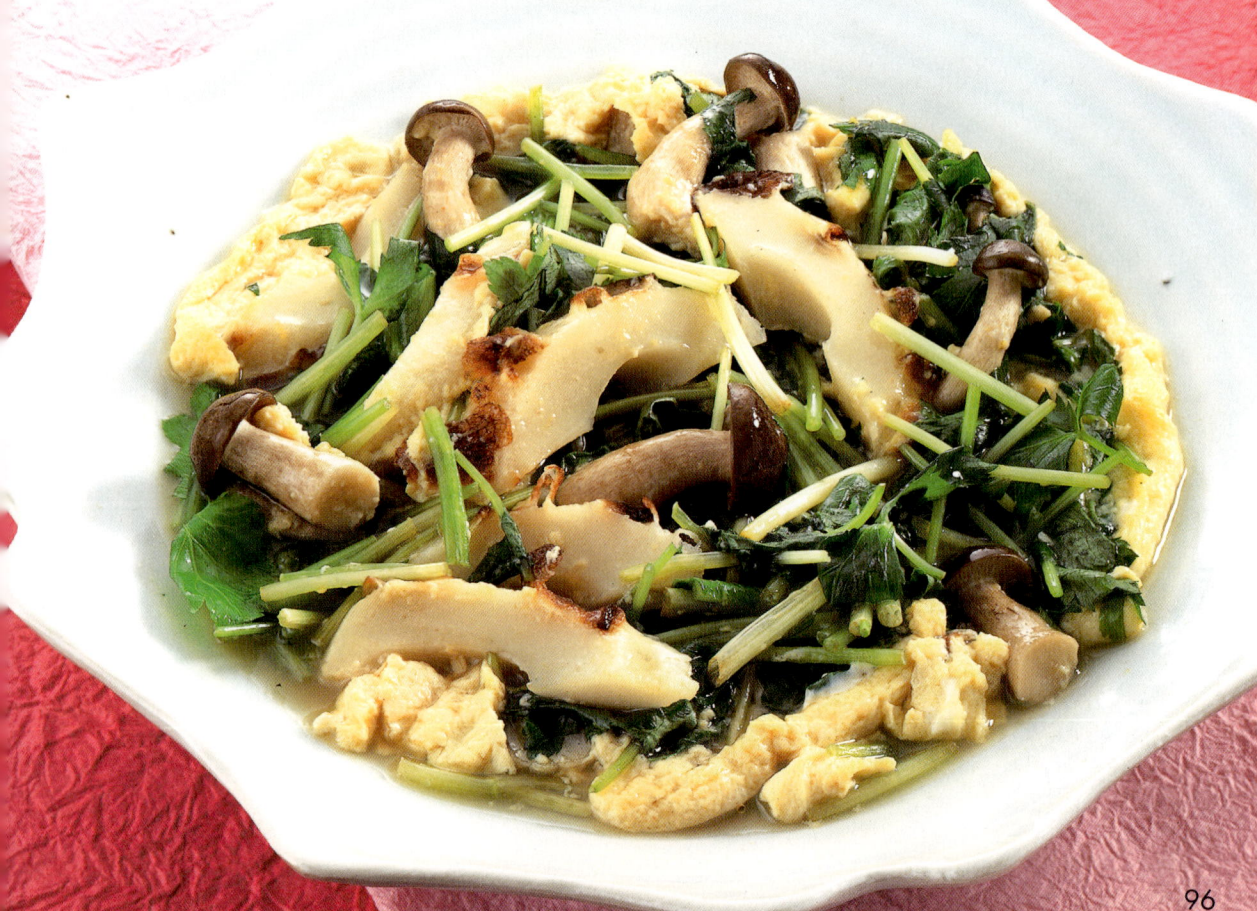

1800kcalを選択する場合
190kcal　コレステロール 304mg　食物繊維 2.6g　塩分 1.7g

血管をしなやかにし、動脈硬化を防ぐメニュー集

30〜40kcalのビタミンや食物繊維たっぷりの野菜中心のおかず

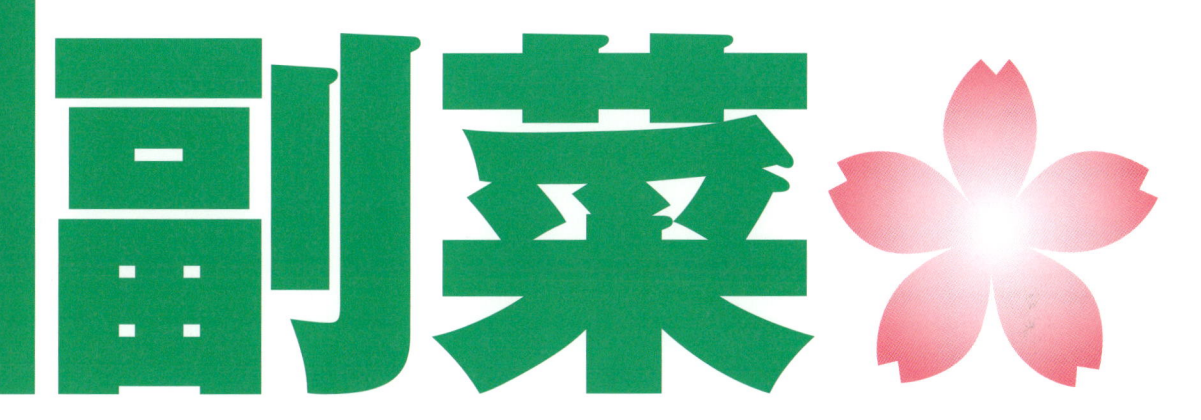

副菜

この副菜グループ（98〜130ページ）の中から**1品**選びます。
- 料理ごとに表示してあるエネルギー量、塩分量などの栄養データはすべて1人分です。
- 材料の分量は1人分です。特に指定のないものは原則として、使用量は正味量（野菜なら、へたや皮などを除いた、純粋に食べられる量）で表示してあります。
- 材料は、特に指定のないものは原則として、水洗いをすませ、野菜などは皮をむくなどの下ごしらえしたものを使います。

▼1食分の献立のとり方　これは便利！ 好きなおかずを選ぶだけ！

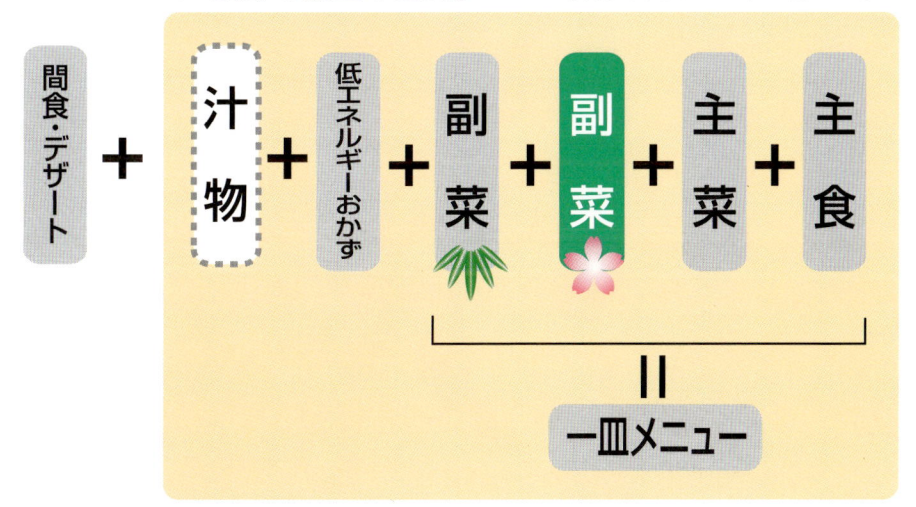

間食・デザート ＋ 汁物 ＋ 低エネルギーおかず ＋ 副菜 ＋ 副菜 ＋ 主菜 ＋ 主食

副菜 ＋ 副菜 ＋ 主菜 ＋ 主食 ＝ 一皿メニュー

この仕組みに従っておかずなどを選んでいくと、栄養バランスを考慮したエネルギー（カロリー）計算にもとづく、健康的な1日の献立が自動的に設計できます。

香りと歯ざわりを楽しむ
うどの酢みそあえ

■材料（1人分）

うど		70g
A	白みそ	小さじ2弱
	酢	小さじ1
	砂糖	小さじ2/3
	ときがらし	少々

〈作り方〉
1. うどは2～3cm長さに切って皮を厚くくるりとむき、拍子木に切って水にさらす。
2. ボウルにAを入れてよくまぜ合わせ、からし酢みそを作る。
3. ②に、水けをきった①を入れてあえる。

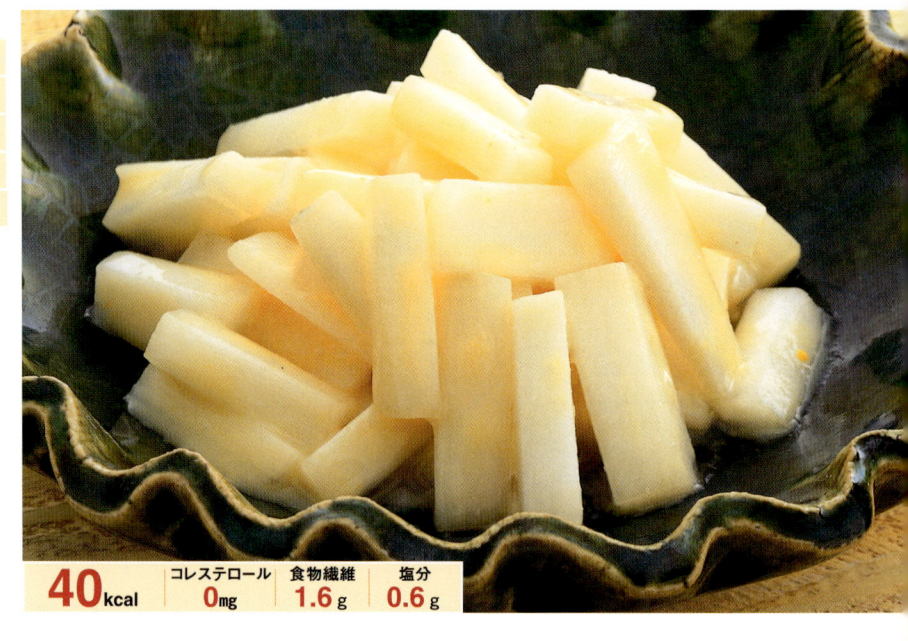

40kcal　コレステロール 0mg　食物繊維 1.6g　塩分 0.6g

ねばねばで元気がつく強力コンビ
オクラの山いもあえ

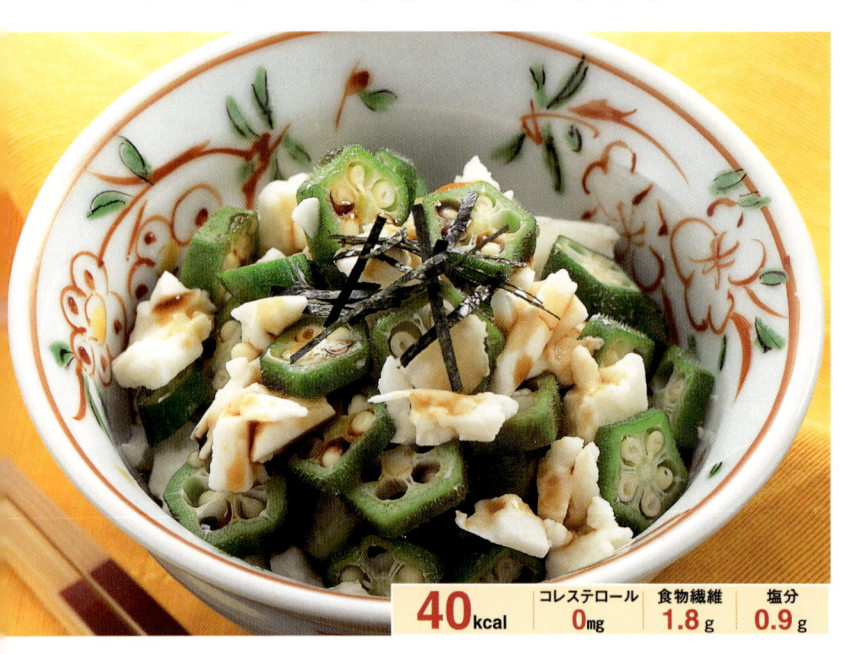

■材料（1人分）

オクラ	30g
山いも	20g
刻みのり	少々
しょうゆ	小さじ1

〈作り方〉
1. オクラはさっと水で洗い、塩少々（分量外）を振って、手で軽くこすってうぶ毛をとる。これを鍋に沸かした熱湯でしんなりするまでゆで、水にとって冷ます。水けをきってへたを切り落とし、厚さ2～3mmぐらいの小口切りにする。
2. 山いもはラップに包み、すりこ木で軽くたたいてあらくくずす。
3. ボウルに①と②を入れてよくまぜ合わせ、器に盛る。食べる直前にしょうゆをかけ、刻みのりをのせる。

40kcal　コレステロール 0mg　食物繊維 1.8g　塩分 0.9g

副菜 あえ物

カレーの風味と色をきかせた
グリーンアスパラのカレーヨーグルトあえ

■材料（1人分）

グリーンアスパラガス		3本（60g）
玉ねぎ		15g
A	プレーンヨーグルト	小さじ2
	カレー粉	小さじ1/2
	塩、こしょう	各少々

〈作り方〉

① グリーンアスパラガスは根元のかたい部分は皮をむき、鍋に沸かした熱湯でややしんなりするまでゆでる。水にとって水けをきり、長さを3～4等分に切る。
② 玉ねぎはみじん切りにして水にさらし、水けをしぼる。
③ ボウルにAを入れ、②を加えてまぜ合わせる。
④ ①を③に入れてよくあえる。

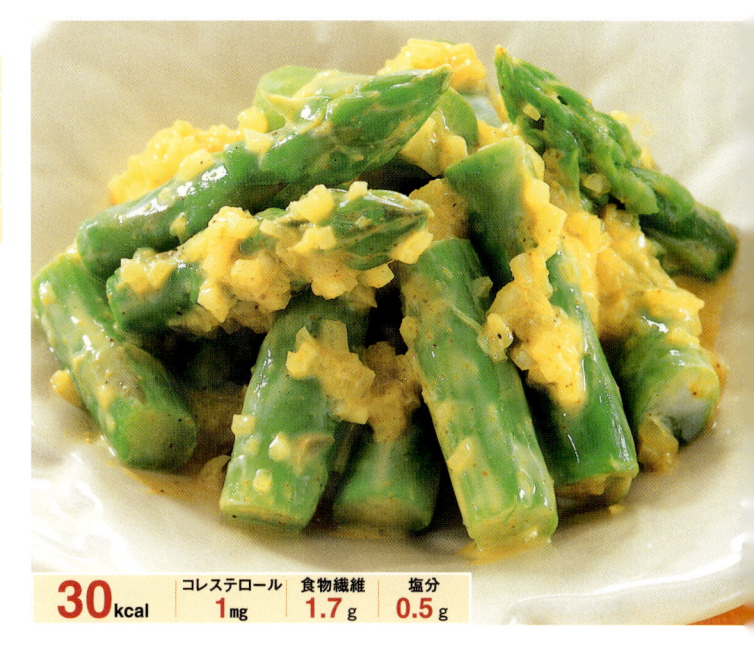

30kcal　コレステロール 1mg　食物繊維 1.7g　塩分 0.5g

甘口の白みそを使った
グリーンアスパラのごまみそあえ

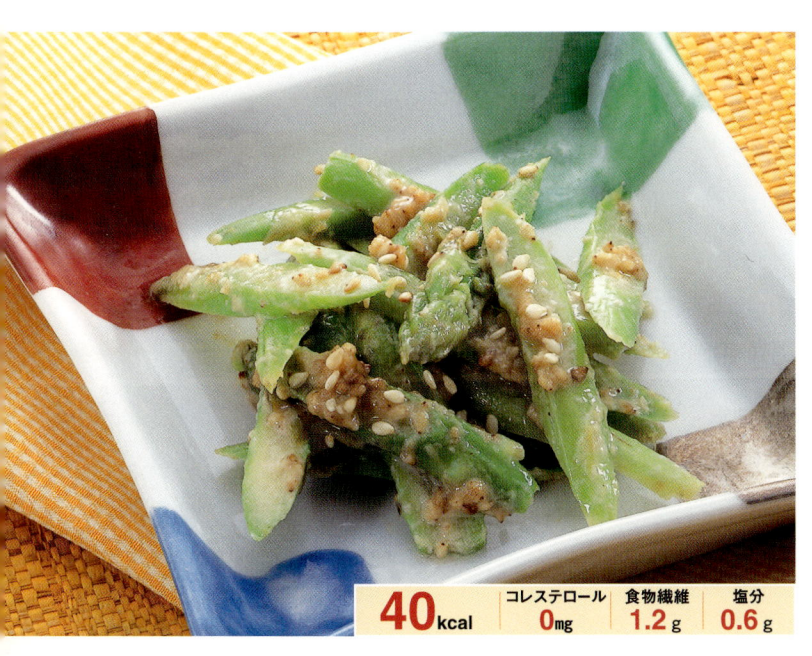

■材料（1人分）

グリーンアスパラガス		40g
A	白みそ	小さじ1/2
	しょうゆ	小さじ1/2
	すりごま（白）	小さじ1/3
	砂糖	小さじ2/3
いりごま（白）		少々

〈作り方〉

① グリーンアスパラガスは根元のかたい部分は皮をむき、斜め薄切りにする。これを鍋に沸かした熱湯で1～2分ゆで、ざるに上げて冷ましておく。
② ボウルにAを入れてよくまぜ合わせ、①を入れて全体にからめる。
③ ②を器に盛り、いりごまを振りかける。

40kcal　コレステロール 0mg　食物繊維 1.2g　塩分 0.6g

せん切り効果で野菜がたっぷりとれる
昆布と野菜のからしじょうゆあえ

■材料（1人分）

昆布		3cm
大根		30g
にんじん		20g
ピーマン		15g
A	酢	小さじ1
	しょうゆ	小さじ1
	砂糖	小さじ$\frac{2}{3}$
	練りがらし	少々

《作り方》
① 鍋に沸かした熱湯に昆布を入れ、やわらかくなるまでゆでて冷まし、細切りにする。
② 大根とにんじん、ピーマンは、大きさをそろえたせん切りにし、熱湯でさっとゆでてざるに上げる。
③ ボウルにAを入れてよくまぜ合わせ、①と水けをしぼった②を入れて全体をあえる。

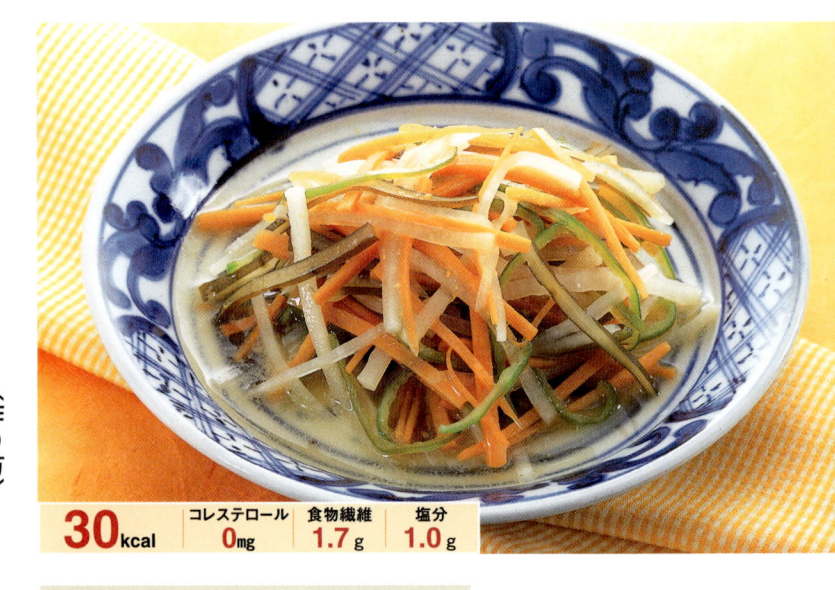

30kcal ／ コレステロール **0mg** ／ 食物繊維 **1.7g** ／ 塩分 **1.0g**

健康メモ
野菜はせん切りにすると食べやすくなり、思いのほか量をとることができます。野菜不足の解消にもおすすめの一品。

玉ねぎの催涙成分には血液サラサラ効果が
さらし玉ねぎ

30kcal ／ コレステロール **4mg** ／ 食物繊維 **0.6g** ／ 塩分 **0.4g**

《作り方》
① 玉ねぎは、端からなるべく薄く切り、ボウルに入れたっぷりの水にさらす。
② 別のボウルにAを入れ、よくまぜ合わせておく。
③ ペーパータオルに①を包み、水けをよくしぼって②に入れ、削りがつおも加えて全体をあえる。
④ ③を器に盛り、焼きのりを手でもんで散らす。

■材料（1人分）

玉ねぎ		40g
削りがつお		ひとつまみ
焼きのり		少々
A	しょうゆ	小さじ$\frac{1}{2}$
	酢	小さじ$\frac{1}{2}$強
	砂糖	小さじ$\frac{2}{3}$

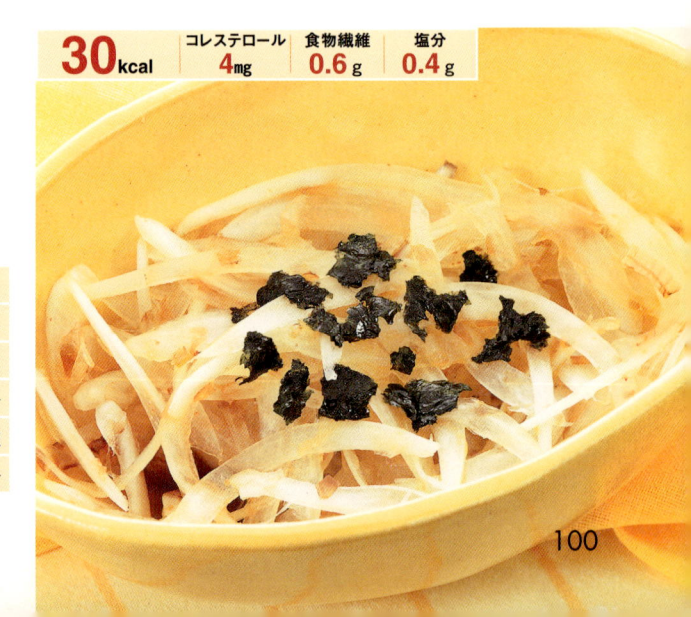

副菜 あえ物

応用がきくあえ物の代表選手
こんにゃくの酢みそあえ

〈作り方〉
① わけぎは白根と緑色の葉とに切り分け、鍋に沸かした熱湯に白根を先に入れてゆで、しんなりしたら葉を加えて1分ほどゆでる。ざるに上げ、広げて冷ます。
② 板こんにゃくは2〜3mm厚さの短冊切りにし、鍋に沸かした熱湯で1分ほど下ゆでする。
③ ①が冷めたら、まな板に葉をそろえてのせ、包丁の背で葉先に向かって軽くこそげて葉の内側のぬめりをとり、3〜4cm長さに切る。白根も同様に切る。
④ 小鍋にAを入れて弱火にかけ、まぜながらとろりとするまでねる。火を止めて、ときがらしを加える。
⑤ ②と③を合わせて器に盛り、④をかけるか、④であえて器に盛る。

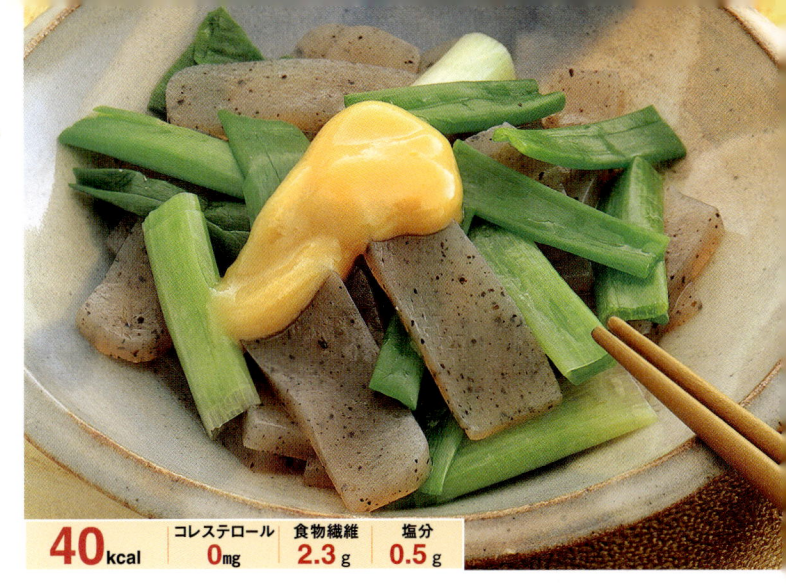

40kcal　コレステロール 0mg　食物繊維 2.3g　塩分 0.5g

■材料（1人分）

板こんにゃく		$\frac{1}{4}$枚（50g）
わけぎ		1本（30g）
A	白みそ（西京みそ）	小さじ$1\frac{1}{3}$
	酢	小さじ1
	砂糖	小さじ1
ときがらし		少々

春の香りをまぶした
たけのこの木の芽あえ

〈作り方〉
① ゆでたけのこは鍋に沸かした熱湯でさっとゆで、一口大に切る。
② 鍋に①を入れ、ひたひたのだし汁を注いで火にかけ、2〜3分煮る。火を止めてそのまま冷ます。
③ Aで木の芽みそを作る。木の芽3枚は葉だけつまんですり鉢でよくすりつぶし、白みそとみりんをすりまぜて、だし汁でのばす。
④ 汁けをきった②を③であえて器に盛り、木の芽を飾る。

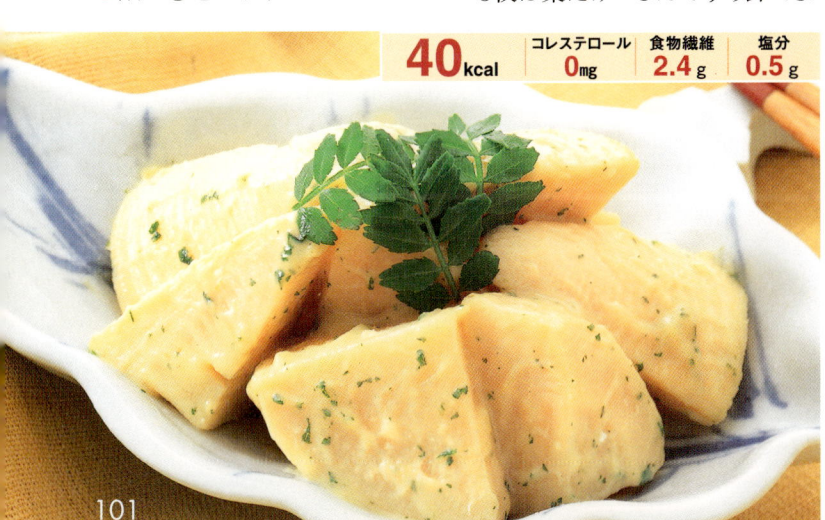

40kcal　コレステロール 0mg　食物繊維 2.4g　塩分 0.5g

■材料（1人分）

ゆでたけのこ		60g
だし汁		適量
A	木の芽	3枚
	白みそ	小さじ1
	みりん	小さじ$\frac{1}{2}$強
	だし汁	小さじ1
木の芽		3枚

たたいて味をよくしみ込ませた
たたきごぼう

■材料（1人分）

ごぼう		35g
A	酢	小さじ2
	砂糖	小さじ$\frac{2}{3}$
	塩	少々
いりごま（白）		少々

〈作り方〉

❶ごぼうは皮をこそいで3〜4cm長さに切り、水にさらしてアクを抜く。

❷鍋に沸かした熱湯に①を入れ、やわらかくなるまでゆでて、ざるに上げる。

❸②が冷めたらまな板にのせ、すりこ木で軽く全体をたたきくずしてから、包丁で四つ割りにする。

❹ボウルにAを入れてよくまぜ、ここに③を入れてあえ、味がなじむまでしばらくおく。

❺④を器に盛り、いりごまを振る。

30kcal　コレステロール 0mg　食物繊維 2.0g　塩分 0.5g

みょうがの香りがきいて薄味でもおいしい
なすとみょうがのおかかあえ

〈作り方〉

❶なすはへたつきのまま、皮のところどころにフォークなどを突き刺して穴をあけておく。

❷焼き網を火にかけてよく熱し、①をのせて強火で焼く。皮が黒く焦げてきたらなすを少し回し、これを繰り返して、全体が黒くなるまで焼く。

❸なすを箸ではさんでみて、芯までやわらかくなっていたら焼き上がり。まな板にのせてへたを切り落とし、皮をむいて、縦に細く裂く。

❹みょうがはせん切りにし、水に放してパリッとさせ、水けをきる。

❺ボウルに③と④、削りがつおを入れ、しょうゆをたらしてあえる。

❻⑤を器に盛り、せん切りにした青じそとおろししょうがをのせ、いりごまを振りかける。

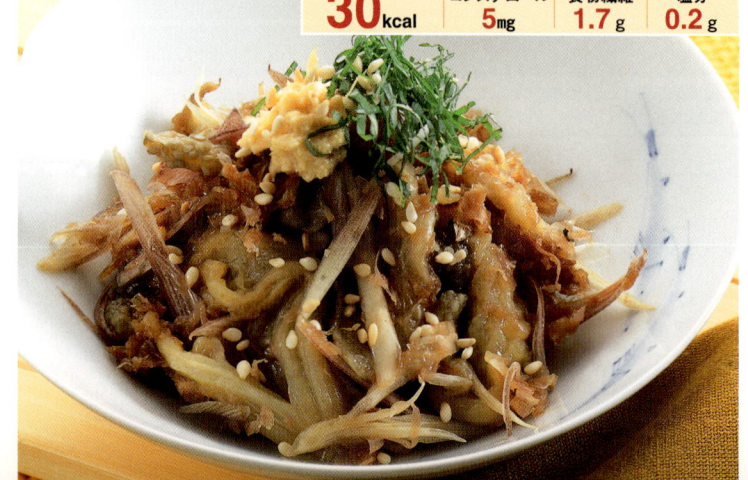

30kcal　コレステロール 5mg　食物繊維 1.7g　塩分 0.2g

■材料（1人分）

なす	1個
みょうが	$\frac{1}{2}$個
削りがつお	ひとつまみ
しょうゆ	小さじ$\frac{1}{3}$
青じそ	1枚
おろししょうが	少々
いりごま（白）	少々

副菜 あえ物

食物繊維がたっぷりとれる春のあえ物
菜の花のからしあえ

■材料（1人分）

菜の花	100g
練りがらし	少々
しょうゆ	小さじ1

〈作り方〉
❶ 菜の花は根元を切り落とし、鍋に沸かしたたっぷりの熱湯に、茎のかたい部分から先に入れ、一呼吸おいて葉も沈めてゆでる。再沸騰して10秒ほどしたらざるに上げ、広げて冷ます。水けをしぼり、3cmくらいの食べやすい長さに切る。
❷ ボウルに練りがらしを入れ、しょうゆを加えてのばす。
❸ ②に①を入れてよくあえ、汁ごと器に盛る。

40kcal　コレステロール 0mg　食物繊維 4.2g　塩分 0.9g

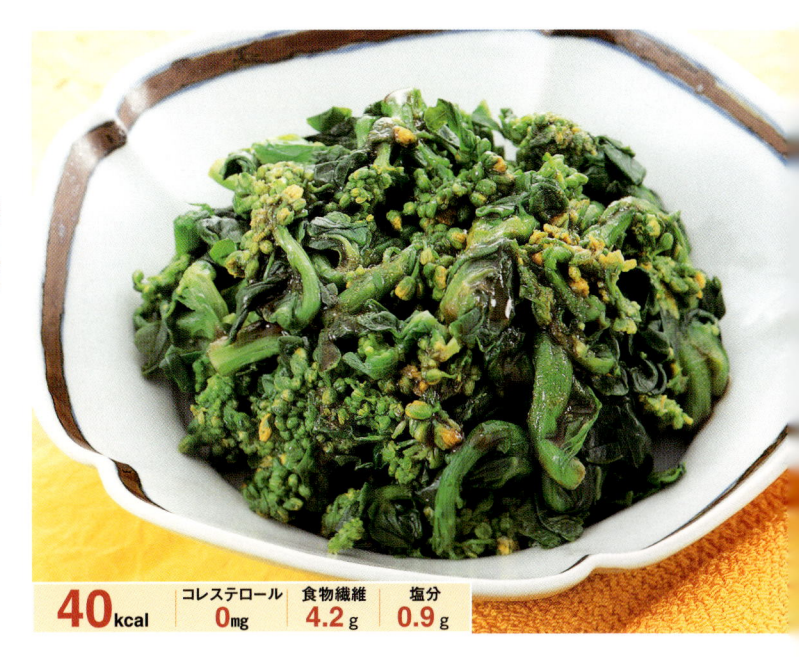

ほろ苦さと酸味が夏の味わい
にがうりの梅あえ

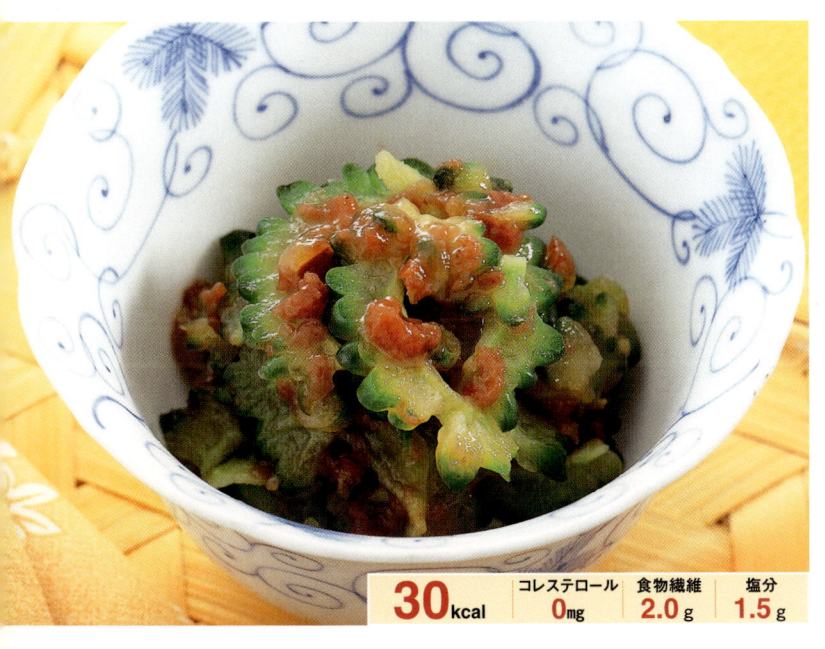

■材料（1人分）

にがうり		70g
梅干しの果肉		中 $\frac{1}{3}$ 個分
A	しょうゆ	小さじ $\frac{1}{2}$
	みりん	小さじ $\frac{2}{3}$
	日本酒	小さじ $\frac{1}{2}$ 強

〈作り方〉
❶ にがうりは縦半分にして、わたと種をスプーンでかきとったものを70g用意する。端から薄切りにして、熱湯でさっとゆで、ざるに上げて冷ましておく。
❷ 梅干しの果肉は、包丁でこまかくたたいてペースト状にする。
❸ ボウルにAと②を入れてよくまぜ、①を加えてあえる。

30kcal　コレステロール 0mg　食物繊維 2.0g　塩分 1.5g

ごま油の風味を添えた
にらともやしの中華あえ

■材料（1人分）

にら		30g
もやし		50g
ザーサイ		20g
長ねぎ		10g
しょうが		5g
A	スープ	大さじ1
	しょうゆ	小さじ$\frac{1}{3}$
	ごま油	小さじ$\frac{1}{4}$

※スープは、鶏ガラスープの素少々を湯大さじ1にといたもの

40kcal　コレステロール 1mg　食物繊維 2.7g　塩分 2.1g

〈作り方〉
❶にらは根元を輪ゴムで束ね、鍋に沸かした熱湯に根元から入れ、再沸騰してから10～15秒ほどゆでる。水にとって冷まし、水けをしぼって輪ゴムをはずし、2～3cm長さに切る。
❷もやしはひげ根をつみとり、鍋に沸かした熱湯でさっとゆで、ざるに上げて冷ます。
❸ザーサイは薄切りにし、水に10分ほどつけて塩分を抜き、みじん切りにする。
❹長ねぎとしょうがもみじん切りにする。
❺ボウルにAと③、④を入れてよくまぜ、これで①と②をあえる。

鮮度のよいほたて貝柱で作りたい
ほたて貝柱と三つ葉ののりあえ

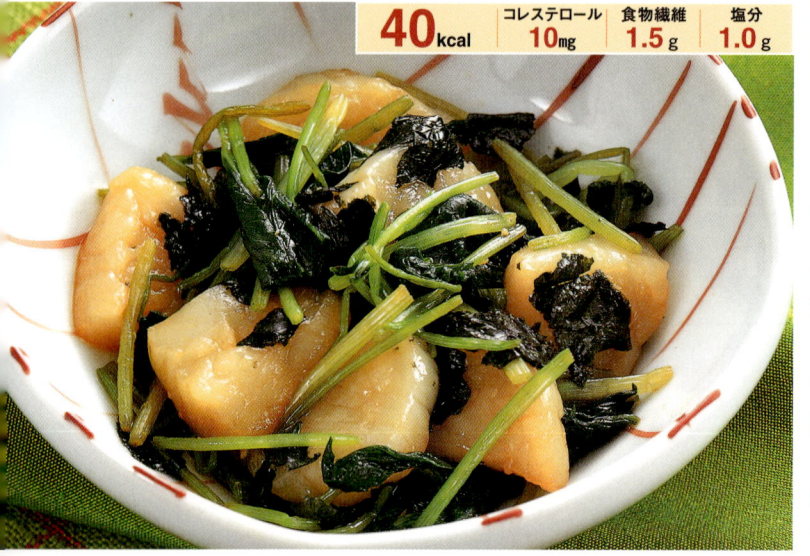

40kcal　コレステロール 10mg　食物繊維 1.5g　塩分 1.0g

■材料（1人分）

ほたて貝柱（生食用）		1個
三つ葉		50g
A	しょうゆ	小さじ1
	練りわさび	少々
焼きのり		少々

〈作り方〉
❶三つ葉は根元を切り落とし、鍋に沸かした熱湯でしんなりするまでゆでて水にとり、水けをしぼって3cm長さに切る。
❷ほたて貝柱は、1個を横半分に切り、さらに4等分に切る。
❸ボウルにAを入れてまぜ、①と②、手でもんだ焼きのりを入れてあえる。

副菜 あえ物

栄養価の高い緑黄色野菜で作る
ブロッコリーの酢じょうゆあえ

30kcal　コレステロール 0mg　食物繊維 2.6g　塩分 1.0g

〈作り方〉
① ブロッコリーは小房に分け、鍋に沸かした熱湯でほどよくゆでてざるに上げ、広げて冷ます。
② ボウルにAを入れ、よくまぜ合わせる。
③ ②に①を入れてあえ、器に盛る。

■材料（1人分）

ブロッコリー		60g
A	だし汁	小さじ2
	酢	小さじ1
	しょうゆ	小さじ1

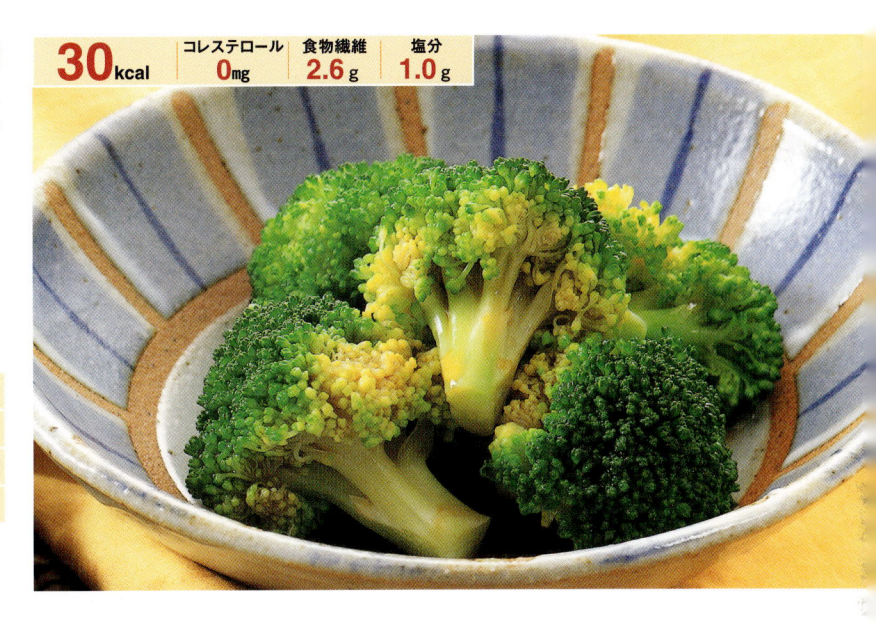

シャキシャキッとした歯ごたえを楽しんで
もやしのカレー風味

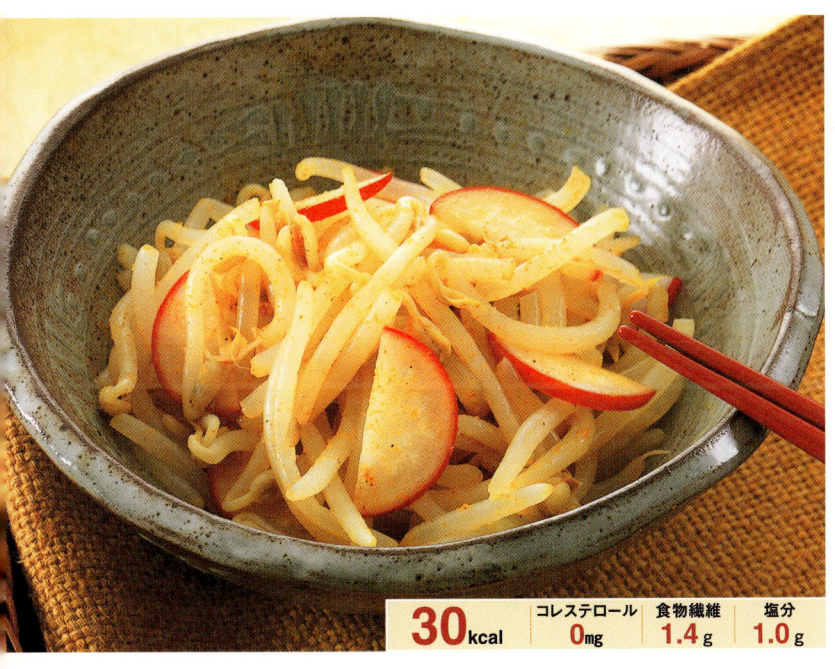

■材料（1人分）

もやし		50g
ラディシュ		1個
A	スープ	小さじ2
	酢	小さじ1
	砂糖	小さじ1
	塩	少々
	カレー粉	小さじ$\frac{1}{2}$強

※スープは、コンソメスープの素少々を湯小さじ2にといたもの

〈作り方〉
① もやしはひげ根をつみとり、鍋に沸かした熱湯でさっとゆで、ざるに上げて冷ます。
② ラディシュは2mm厚さくらいの半月切りにする。
③ ボウルにAを入れてよくまぜ、①と②を入れてあえ、器に盛る。

30kcal　コレステロール 0mg　食物繊維 1.4g　塩分 1.0g

カロテンが多い緑黄色野菜がたっぷりとれる
モロヘイヤとオクラのあえ物

〈作り方〉
❶ モロヘイヤは鍋に沸かした熱湯でしんなりするまでゆで、水にとって冷ます。水けをしぼって1cm幅くらいに刻む。
❷ オクラはさっと水で洗って塩少々（分量外）を振り、手で軽くこすってうぶ毛をとる。これを鍋に沸かした熱湯でしんなりするまでゆで、水にとって冷ます。水けをきってへたを切り落とし、厚さ2〜3mmぐらいの小口切りにする。
❸ ボウルにAを入れてまぜ、①と②を入れてあえる。
❹ ③を器に盛り、上に細くせん切りにしたしょうがをのせる。

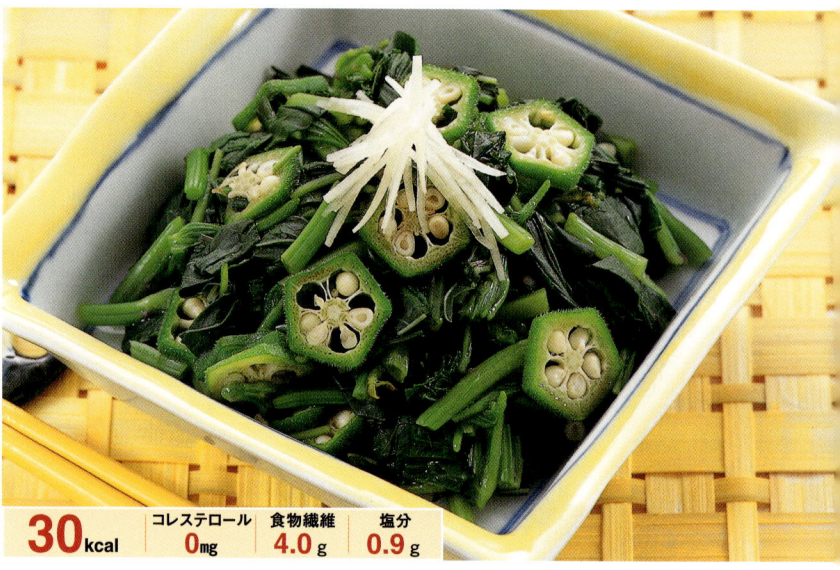

■材料（1人分）

モロヘイヤ		60g
オクラ		1本
A	だし汁	小さじ1
	しょうゆ	小さじ1
しょうが		少々

30kcal　コレステロール 0mg　食物繊維 4.0g　塩分 0.9g

カルシウム補給もできる
ゆでキャベツと干し桜えびのからしじょうゆあえ

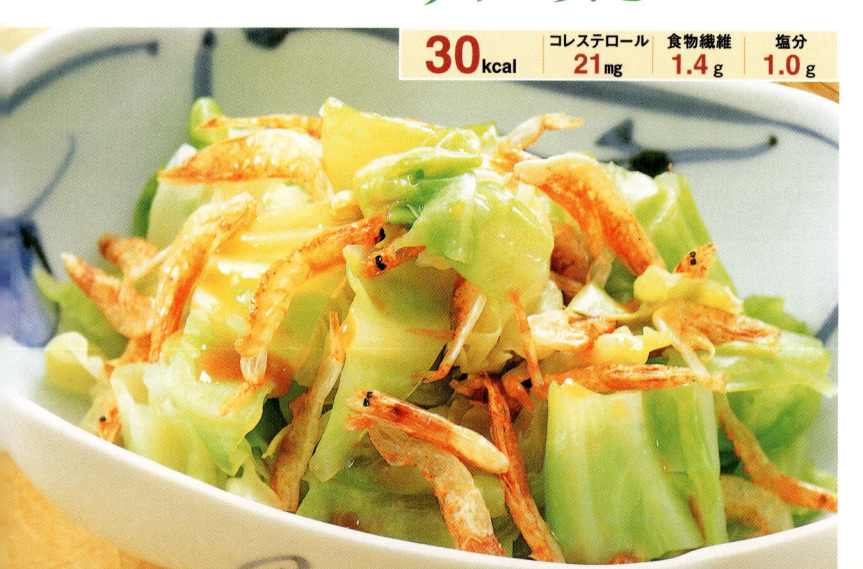

30kcal　コレステロール 21mg　食物繊維 1.4g　塩分 1.0g

■材料（1人分）

キャベツ		80g
干し桜えび		大さじ1
A	だし汁	小さじ1
	しょうゆ	小さじ1
	ときがらし	少々

〈作り方〉
❶ キャベツは2〜3cm角に切り、鍋に沸かした熱湯でしんなりするまでゆで、水にとって冷ます。
❷ ボウルにAを入れてよくまぜ、ここに干し桜えびと水けをしぼった①を入れてあえる。

副菜 / あえ物・炒め物

梅干しのさわやかな酸味が食欲を増す
れんこんとひじきの梅あえ

■材料（1人分）

れんこん	45 g
ひじき（乾燥）	2 g
梅干しの果肉	1/4 個分（5 g）
みりん	小さじ 1/2 強
塩	少々

〈作り方〉
① ひじきは軽く水洗いし、15〜20分水につけてやわらかくもどす。これを食べやすい長さに切る。
② れんこんは2mm厚さのいちょう切りにし、水にさらす。
③ 酢少々（分量外）を加えた沸騰湯に②を入れて透き通るまで1分ほどゆで、ざるに上げて水けをきっておく。
④ 梅干しの果肉は、包丁でこまかくたたく。
⑤ ボウルに④とみりん、塩を入れてねりまぜ、ここに①と③を入れてあえる。

40 kcal　コレステロール 0mg　食物繊維 2.0g　塩分 1.4g

まつたけに似た歯ごたえが魅力
エリンギのバターソテー

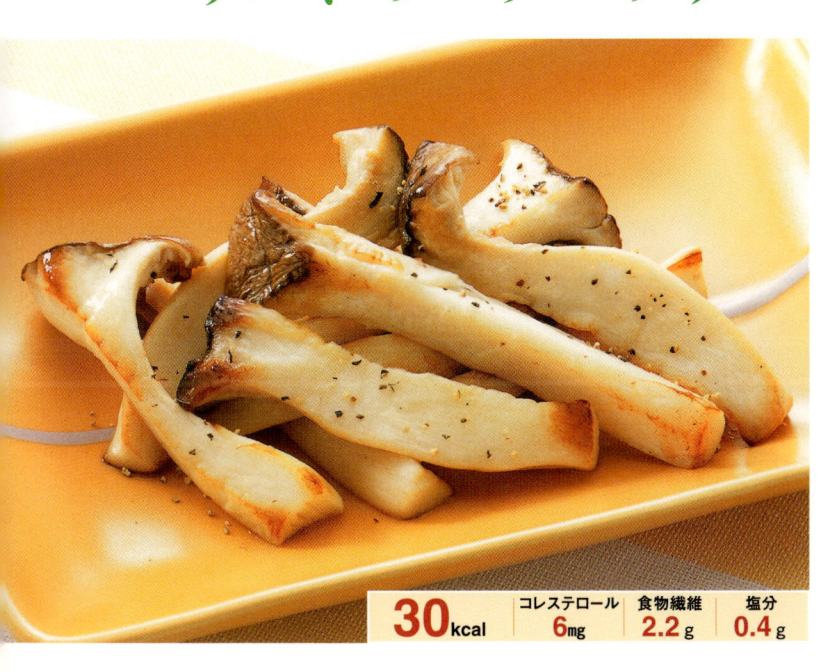

■材料（1人分）

エリンギ	50 g
バター	小さじ 1/2 強
塩、こしょう	各少々

〈作り方〉
① エリンギは縦に四〜六つに切る。
② フライパンにバターを入れて弱火にかけ、バターがとけたら①を入れて中火で炒める。
③ エリンギがしんなりしてきたら、塩とこしょうを振って火を止める。

30 kcal　コレステロール 6mg　食物繊維 2.2g　塩分 0.4g

ザーサイで味に深みを持たせた
こんにゃくのザーサイ炒め

■材料（1人分）

糸こんにゃく		60g
ザーサイ		10g
長ねぎ（白い部分）		10g
A	しょうゆ	小さじ1
	日本酒	小さじ1
	みりん	小さじ$\frac{1}{3}$
ごま油		小さじ$\frac{1}{2}$
あさつき		少々

40kcal コレステロール 0mg 食物繊維 2.0g 塩分 2.3g

〈作り方〉

❶糸こんにゃくは鍋に沸かした熱湯に入れ、1分ほどゆでてざるに上げ、ざく切りにする。

❷ザーサイは薄切りにして水につけ、10分ほどおいて塩抜きする。水けをしぼって、せん切りにする。

❸長ねぎは縦に切り込みを入れて芯をとり除き、せん切りにして使う。

❹鍋にごま油を熱して①を強火で炒め、②も加えて炒め合わせる。

❺④に③とAを加え、煮汁がなくなるまで中火で炒め煮にする。

❻⑤を器に盛り、斜め切りにしたあさつきを散らす。

缶詰めを利用してささっと作る
さやいんげんとまぐろ缶詰めのソテー

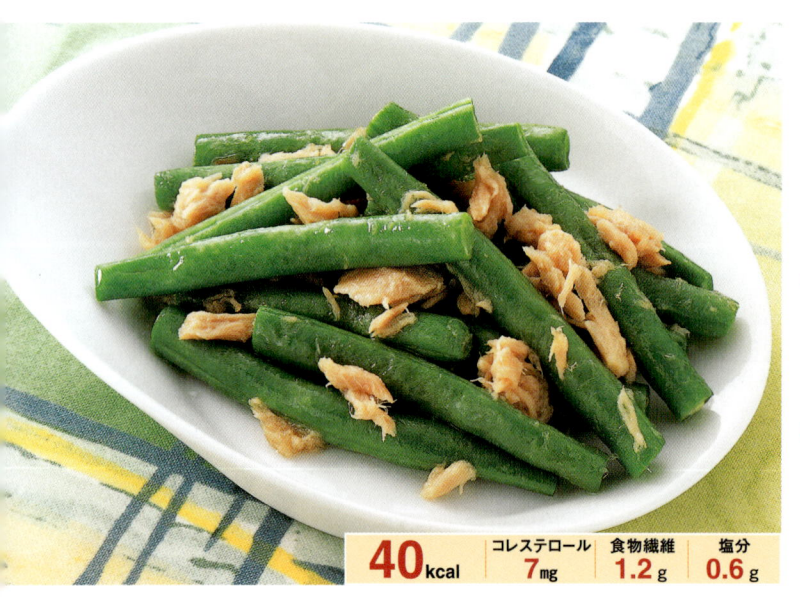

■材料（1人分）

さやいんげん	50g
まぐろ（水煮缶詰め・ライト）	20g
塩	少々
サラダ油	小さじ$\frac{1}{2}$

〈作り方〉

❶さやいんげんは筋をとって2～3等分に切り、鍋に沸かした熱湯で1～2分ゆで、水にとって冷ます。ざるに上げ、水けをきっておく。

❷フライパンにサラダ油を入れて熱し、①を強火で炒める。さやいんげんに油が回ったら、まぐろの水煮缶詰めを加えて手早く炒め合わせ、塩で味つけする。

40kcal コレステロール 7mg 食物繊維 1.2g 塩分 0.6g

副菜 炒め物／おひたし

塩だけであっさりと味つけした
まいたけと青梗菜(チンゲンサイ)のソテー

■材料（1人分）

まいたけ	50g
青梗菜	30g
塩	少々
サラダ油	小さじ1弱

〈作り方〉
❶まいたけは石づきを切り落とし、小分けにする。
❷青梗菜は3〜4cm長さのざく切りにし、茎と葉に分けておく。
❸フライパンにサラダ油を入れて熱し、②の茎の部分を入れて炒める。茎がややしんなりしてきたら葉と①を加えて炒め合わせ、塩で味つけする。

40kcal　コレステロール 0mg　食物繊維 1.8g　塩分 0.5g

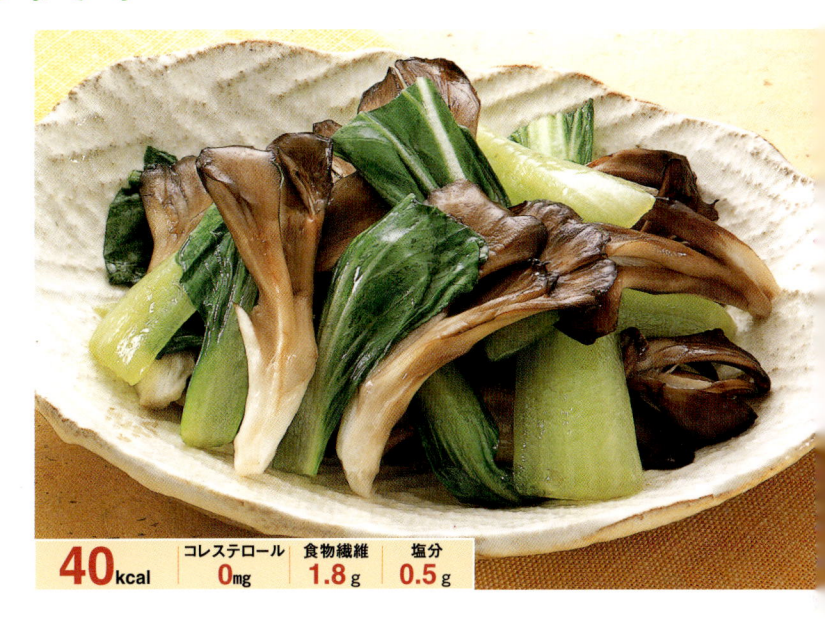

手早くゆでて歯ざわりよく仕上げたい
ほうれんそうのおひたし

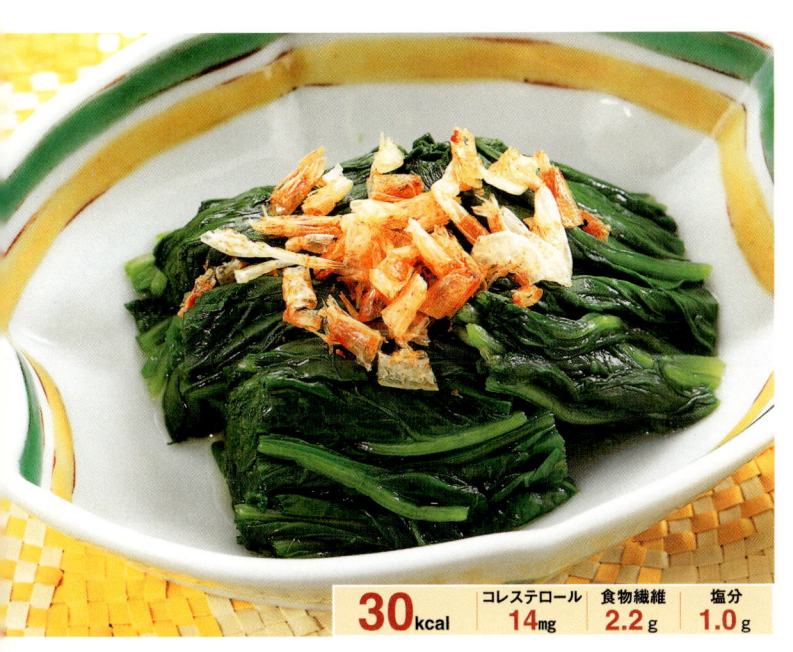

■材料（1人分）

ほうれんそう		80g
A	だし汁	大さじ1
	しょうゆ	小さじ1
	みりん	小さじ$\frac{1}{2}$
干し桜えび		大さじ1弱(2g)

〈作り方〉
❶ほうれんそうは鍋に沸かした熱湯でしんなりするまでゆで、水にとって冷まし、水けをしぼって、3〜4cm長さに切る。
❷鍋にAを入れて煮立て、1〜2分ほど沸騰させてみりんのアルコール分を飛ばし、火を止めて冷ましておく。
❸干し桜えびはあらく刻む。
❹器に①を盛り、③をのせて、②をかける。

30kcal　コレステロール 14mg　食物繊維 2.2g　塩分 1.0g

中華風に味つけしたアレンジ版
レタスとうどのおひたし

■材料（1人分）

レタス		80g
うど		10g
わかめ（もどしたもの）		20g
A	しょうゆ	小さじ1
	酢	小さじ1
	ごま油	小さじ1/2

〈作り方〉
❶レタスは、食べやすい大きさに手でちぎる。
❷うどは4cm長さに切って皮を厚めにむき、薄切りにして、水にさらす。
❸鍋に沸かした熱湯で①と②をさっとゆでてざるに上げ、水けをきっておく。
❹ボウルにAを合わせてまぜ、③とざく切りにしたわかめを入れてあえる。

40kcal　コレステロール **0**mg　食物繊維 **2.2**g　塩分 **1.0**g

果物の酸味がさわやか
うどとグレープフルーツのサラダ

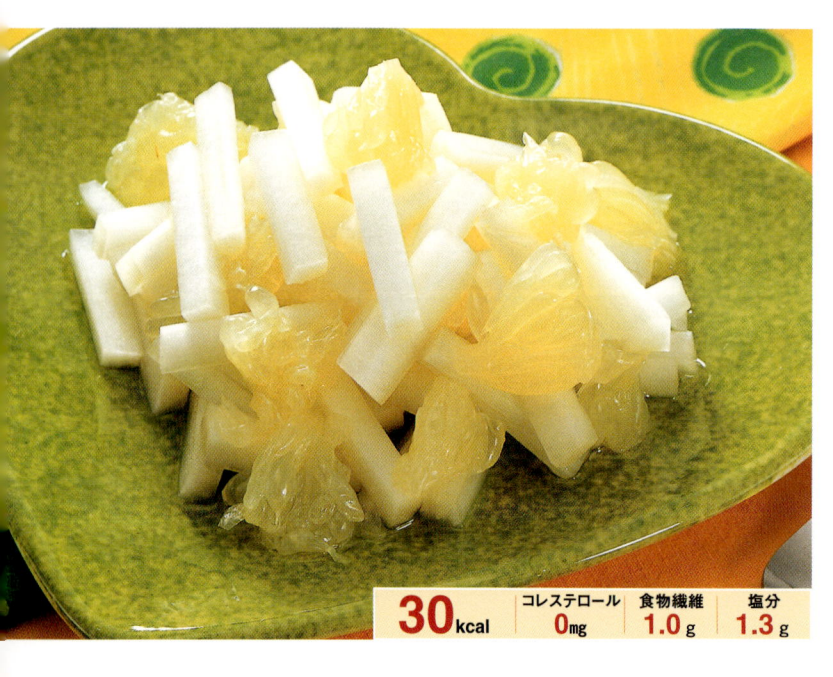

■材料（1人分）

うど		60g
グレープフルーツ		3房（40g）
A	スープ	大さじ2
	酢	大さじ1/2強
	塩、こしょう	各少々

※スープは、コンソメスープの素少々を湯大さじ2にといたもの

〈作り方〉
❶うどは2～3cm長さの拍子木に切り、水にさらす。
❷グレープフルーツは薄皮をむいて、果肉を小さくほぐす。
❸小さなボウルにAを入れてよくまぜ、ドレッシングを作る。
❹水けをきった①と②をさっくりまぜて器に盛り、③を回しかける。

30kcal　コレステロール **0**mg　食物繊維 **1.0**g　塩分 **1.3**g

110

副菜　おひたし／サラダ

ボリュームたっぷりでも低エネルギーがうれしい
海藻ミックスサラダ

■材料（1人分）

海藻ミックス（乾燥）		3g
トマト		20g
A	しょうゆ	小さじ1
	酢	大さじ$\frac{1}{2}$弱
	ごま油	小さじ$\frac{1}{2}$
いりごま（白）		少々

〈作り方〉
❶海藻ミックスは水につけてもどす。
❷トマトは小さめの角切りにする。
❸ボウルにAを合わせてまぜ、ドレッシングを作る。
❹③に水けをしぼった①と②を入れてあえ、器に盛って、いりごまを振りかける。

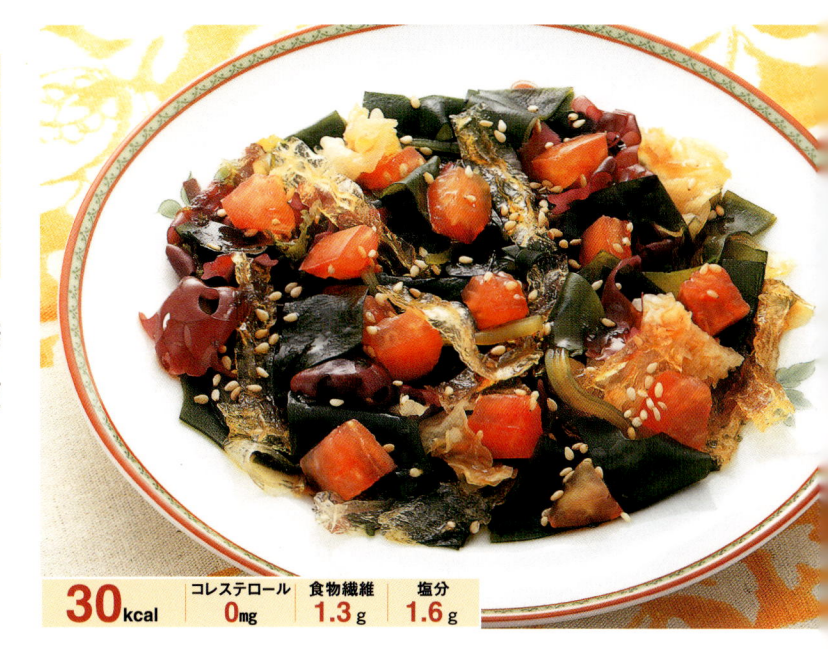

30kcal　コレステロール **0**mg　食物繊維 **1.3**g　塩分 **1.6**g

鮮度のよい素材をノンオイルドレッシングで
かぶのサラダ

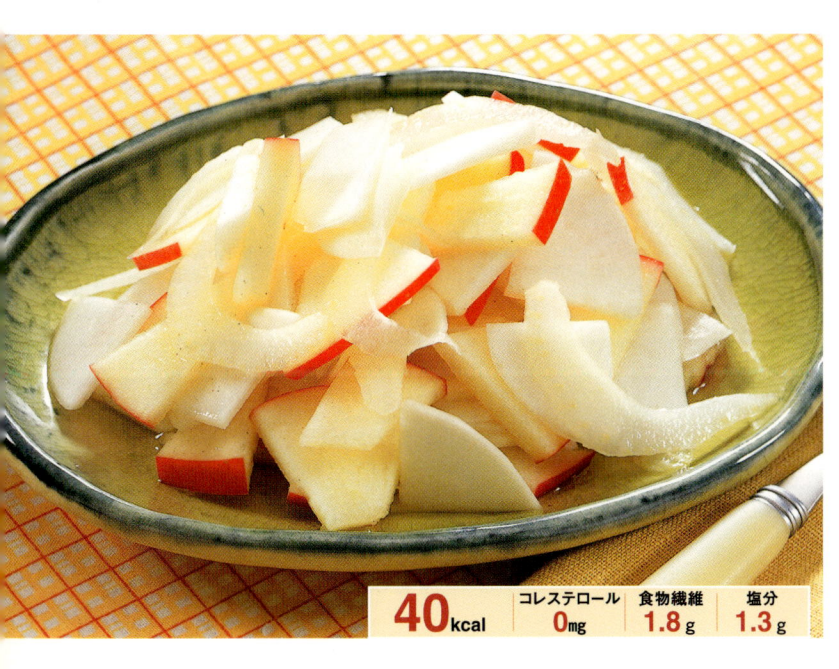

■材料（1人分）

かぶ		50g
セロリ		30g
りんご		30g
A	スープ	大さじ1
	酢	大さじ$\frac{1}{2}$
	塩、こしょう	各少々

※スープは、コンソメスープの素少々を湯大さじ1にといたもの

〈作り方〉
❶りんごは皮つきのまま、かぶとともに薄いいちょう切りにする。
❷セロリは筋をとって薄切りにする。
❸小さなボウルにAを入れ、よくまぜ合わせる。
❹①と②をさっくり合わせて器に盛り、③をかける。

40kcal　コレステロール **0**mg　食物繊維 **1.8**g　塩分 **1.3**g

マヨネーズであえるだけ
かぶの三色サラダ

■材料（1人分）

かぶ	50 g
きゅうり	10 g
にんじん	5 g
塩	少々
マヨネーズ	小さじ1

〈作り方〉
❶ かぶは薄い半月切りにし、きゅうりとにんじんは薄い輪切りにする。
❷ ボウルに❶を入れ、塩を振ってからませ、しばらくおく。野菜がしんなりしてきたら水洗いし、水けをしぼる。
❸ ❷をマヨネーズであえ、器に盛る。

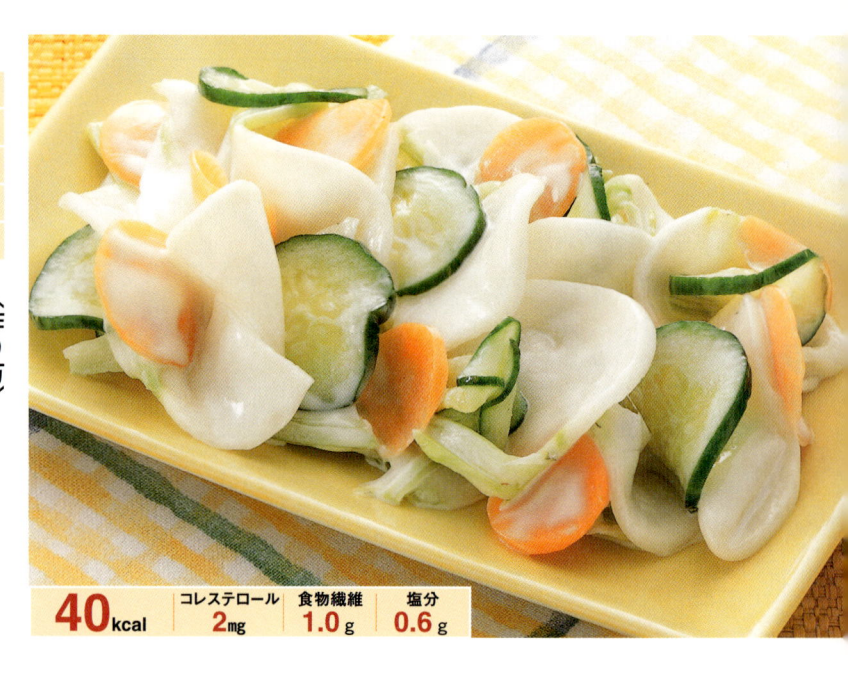

40 kcal ／ コレステロール **2** mg ／ 食物繊維 **1.0** g ／ 塩分 **0.6** g

サラダのスタンダード
グリーンサラダ

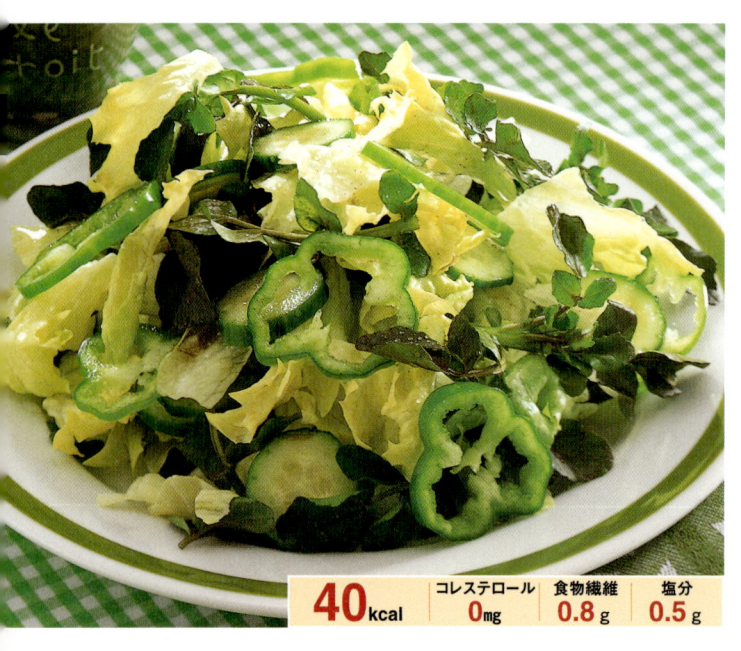

■材料（1人分）

レタス		20 g
クレソン		20 g
きゅうり		20 g
ピーマン		7 g
A	酢	大さじ$\frac{1}{2}$
	塩、こしょう	各少々
	サラダ油	小さじ1弱

〈作り方〉
❶ レタスは食べやすい大きさにちぎり、クレソンは葉先をつみとる。いっしょに冷水につけてパリッとさせ、水けをよくきる。
❷ きゅうりは3mm厚さの輪切りにし、ピーマンも2～3mm幅の輪切りにする。
❸ 小さなボウルにAを入れてよくまぜ、フレンチドレッシングを作る。
❹ ❶と❷を合わせて器に盛り、❸をかける。

40 kcal ／ コレステロール **0** mg ／ 食物繊維 **0.8** g ／ 塩分 **0.5** g

副菜 サラダ

アンチョビーでイタリア風のコクをつけた
トマトのアンチョビーサラダ

■材料（1人分）

トマト	60g
アンチョビー（フィレ）	1枚
きゅうり	20g
青じそ	少々
塩、こしょう	各少々

〈作り方〉
① トマトは5㎜厚さの半月切りにする。きゅうりは皮を縦にまだらにむいて、2～3㎜厚さの輪切りにする。
② アンチョビーはみじん切りにする。
③ 青じそもみじん切りにし、水にさらしてアクを抜き、ペーパータオルに包んで水けをしぼる。
④ ボウルに①、②、③を入れ、塩とこしょうを振って全体をあえる。

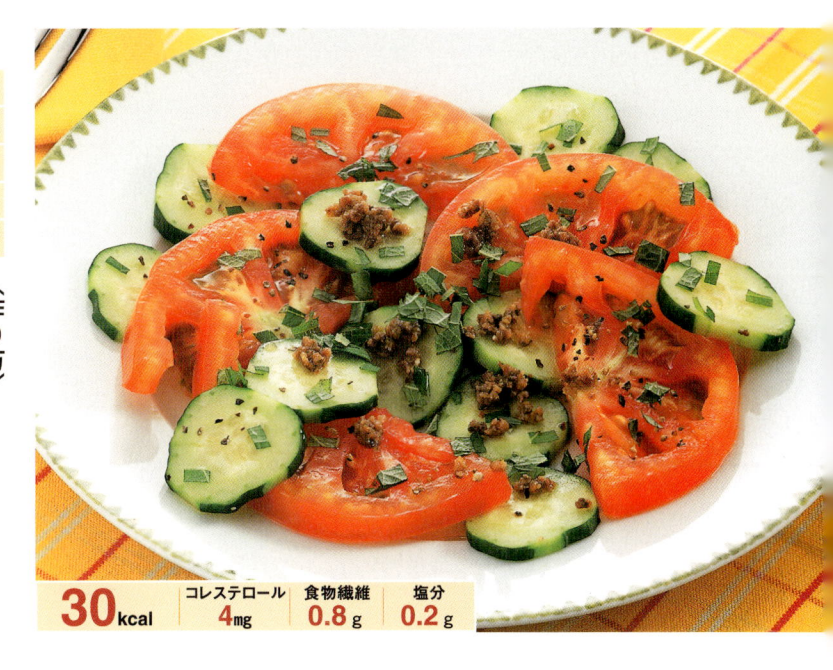

30kcal　コレステロール 4mg　食物繊維 0.8g　塩分 0.2g

新鮮な白菜を生で味わう
白菜とオレンジのサラダ

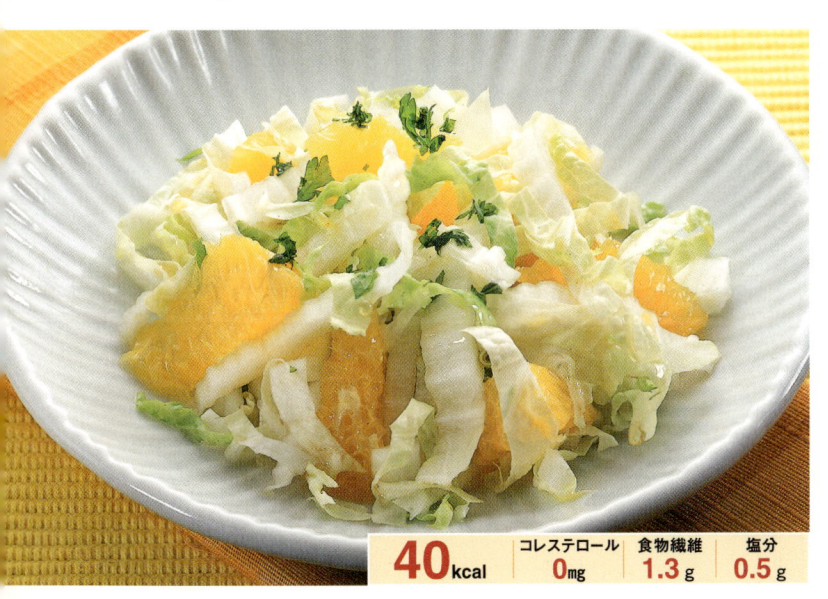

■材料（1人分）

白菜		80g
オレンジ		30g
A	薄口しょうゆ	小さじ$\frac{1}{3}$
	レモン汁	小さじ1
	砂糖	小さじ$\frac{2}{3}$
	塩、こしょう	各少々
パセリ（みじん切り）		少々

〈作り方〉
① 白菜は茎と葉の部分に切り分け、茎は横に5㎜幅の細切りにし、葉はざく切りにする。
② オレンジは薄皮をむいて果肉をとり出し、これを半分に切る。
③ ボウルにAを入れてよくまぜ合わせ、ノンオイルドレッシングを作る。
④ ③に①と②を入れてあえ、器に盛って、パセリを散らす。

40kcal　コレステロール 0mg　食物繊維 1.3g　塩分 0.5g

昆布でうまみをつけた
かぶと昆布の三杯酢

■材料（1人分）

かぶ		1個（50g）
昆布		3cm
A	だし汁	小さじ1
	酢	小さじ1
	しょうゆ	小さじ1
	砂糖	小さじ1

〈作り方〉
❶かぶは茎を1.5cmほど残して葉を切り落とし、縦半分に切ったあと、端から薄切りにする。
❷昆布はかたくしぼったふきんで表面の汚れをふきとり、水につける。しんなりしたら引き上げてごく細く切る。
❸①と②をボウルに入れてまぜ合わせる。
❹Aをよくまぜて③にかけ、全体によくからませてしばらくおく。かぶがややしんなりしたところで器に盛る。

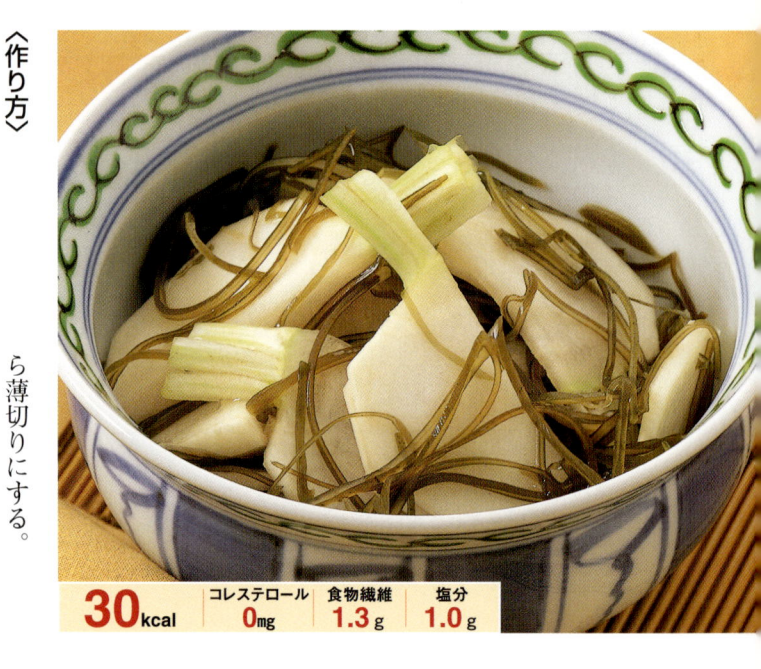

30kcal コレステロール0mg 食物繊維1.3g 塩分1.0g

コリコリとした歯ざわりを楽しむ中華酢の物
きゅうりとくらげの酢の物

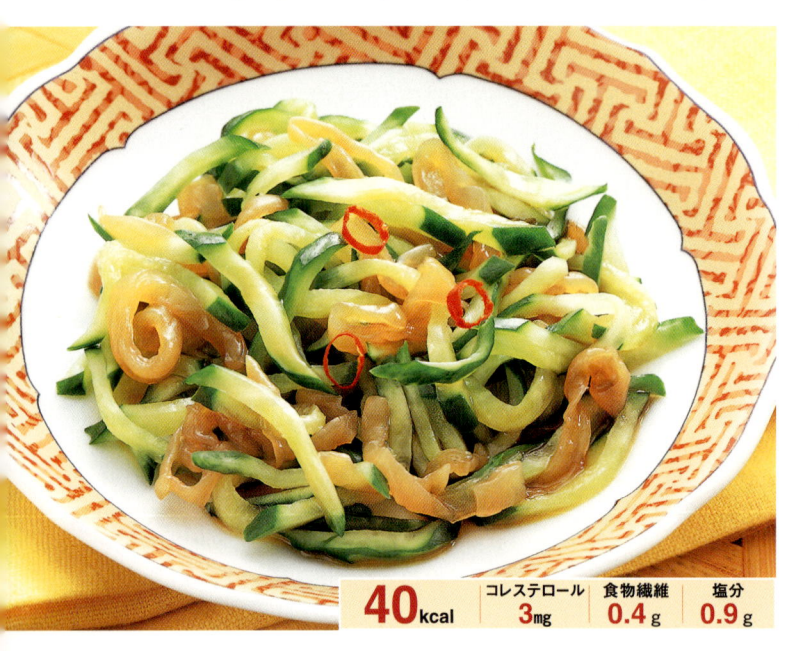

■材料（1人分）

きゅうり		40g
塩くらげ		10g
A	しょうゆ	小さじ1
	酢	小さじ1
	砂糖	小さじ$\frac{2}{3}$
	赤とうがらし（小口切り）	少々
	ごま油	小さじ$\frac{1}{2}$

〈作り方〉
❶塩くらげは塩を洗い落とし、水に一晩つけて塩抜きしながらもどす。これをざるに入れて熱湯にさっと通し、くるっと縮んだら水にとって冷まし、水けをきって、食べやすい長さに切る。
❷きゅうりは斜め薄切りにし、これをせん切りにする。
❸ボウルにAを入れてよくまぜ合わせ、ここに①と②を入れてあえ、そのまましばらくおいて味をなじませる。

40kcal コレステロール3mg 食物繊維0.4g 塩分0.9g

副菜 酢の物

季節を問わずに作れる酢の物の定番
きゅうりとわかめの酢の物

■材料（1人分）

きゅうり		50g
カットわかめ（乾燥）		ひとつまみ(1g)
はるさめ（乾燥）		5g
しょうが		少々
A	酢	小さじ2
	砂糖	小さじ1
	塩	少々

〈作り方〉
❶ はるさめは熱湯につけてもどし、ざるに上げて水けをきり、食べやすい長さに切る。
❷ わかめも水につけてもどし、水けをしぼっておく。
❸ きゅうりは薄い輪切りにし、しょうがはせん切りにする。
❹ ボウルにAを入れてよくまぜ、合わせ酢を作る。ここに①と②、きゅうりを入れてあえる。
❺ ④を器に盛り、③のしょうがのせん切りを天盛りにする。

40kcal コレステロール 0mg 食物繊維 1.2g 塩分 0.7g

さっぱりとして胃にやさしい
大根とにんじんのなます

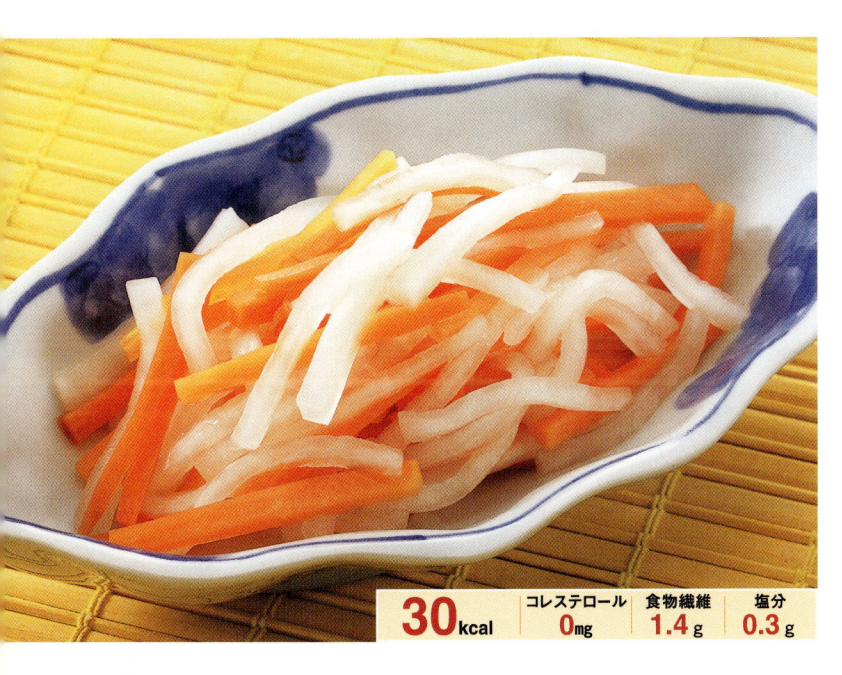

■材料（1人分）

大根		60g
にんじん		30g
塩		少々
A	だし汁	大さじ1
	酢	大さじ1
	砂糖	小さじ$\frac{2}{3}$

〈作り方〉
❶ 大根とにんじんは2mm角ぐらいの棒状に切る。
❷ ①をボウルに入れ、塩を振って全体にからめ、10分ほどおく。しんなりしたら水でさっと洗って水けをきつくしぼる。
❸ ボウルにAを合わせ、②を入れてまぜ、20〜30分おいて味をなじませる。

30kcal コレステロール 0mg 食物繊維 1.4g 塩分 0.3g

ごまの香りが香ばしい
白菜のごま酢

■材料（1人分）

白菜		80g
さやいんげん		10g
A	練りごま（白）	小さじ1
	だし汁	小さじ1/2
	酢	小さじ1
	砂糖	小さじ2/3
	塩	少々

〈作り方〉

❶ 白菜は1cm幅ぐらいのざく切りにし、鍋に沸かした熱湯でしんなりするまでゆで、ざるにとって広げて冷まします。

❷ さやいんげんは筋をとって、鍋に沸かした熱湯でしんなりするまでゆで、水にとって冷ます。水けをきって斜め薄切りにする。

❸ ボウルにAを入れてよくまぜ合わせ、ごま酢を作る。

❹ ①と②をさっくりと合わせて器に盛り、③をかける。

40kcal コレステロール **0mg** 食物繊維 **1.5g** 塩分 **0.5g**

鮮やかな色合いが食欲をそそる
ピーマンと赤ピーマンのマリネ

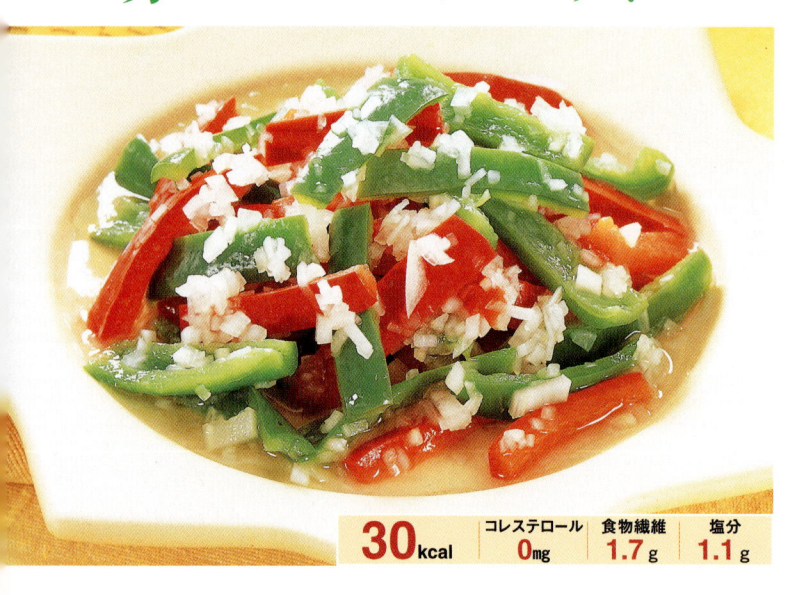

■材料（1人分）

ピーマン		30g
赤ピーマン		30g
玉ねぎ		20g
セロリ		10g
A	スープ	1/4カップ
	酢	小さじ2
	塩、こしょう	各少々

※スープは、コンソメスープの素少々を湯1/4カップにといたもの

〈作り方〉

❶ ピーマンと赤ピーマンは鍋に沸かした熱湯でしんなりするまでゆで、ざるに上げて水けをきり、冷めたら細切りにする。

❷ 玉ねぎとセロリはそれぞれみじん切りにする。

❸ ボウルにAと②を入れてよくまぜ、マリネ液を作る。

❹ ③に①を入れて1時間以上漬け込む。

30kcal コレステロール **0mg** 食物繊維 **1.7g** 塩分 **1.1g**

副菜 / 酢の物・漬け物

シャキッとした歯ざわりを残してゆでるのがコツ

れんこんの甘酢カレー風味

■材料（1人分）

れんこん		40g
A	だし汁	小さじ1
	酢	小さじ1
	砂糖	小さじ2/3
	塩	少々
	カレー粉	小さじ1/2強
青のり		少々

〈作り方〉

❶ れんこんは薄い半月切りにして水にさらし、酢少々（分量外）を加えた熱湯でさっとゆで、ざるに上げる。

❷ Aをボウルに入れてよくまぜ合わせ、①を熱いうちにつけ込む。ときどき上下を返しながら、30分ほど冷蔵庫で冷やす。

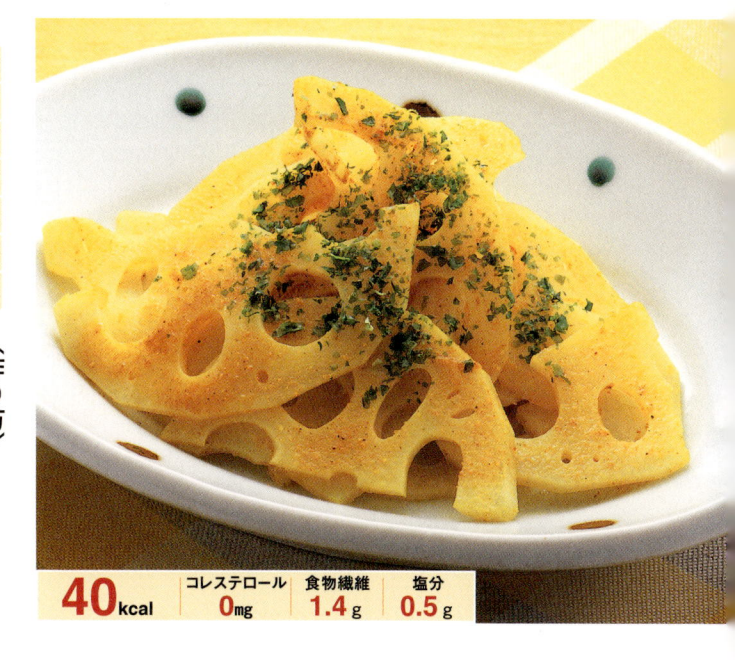

❸ ②を器に盛り、青のりを振る。

40kcal　コレステロール 0mg　食物繊維 1.4g　塩分 0.5g

とうがらしを加えて甘酢で漬けた

かぶときゅうりのあちゃら漬け

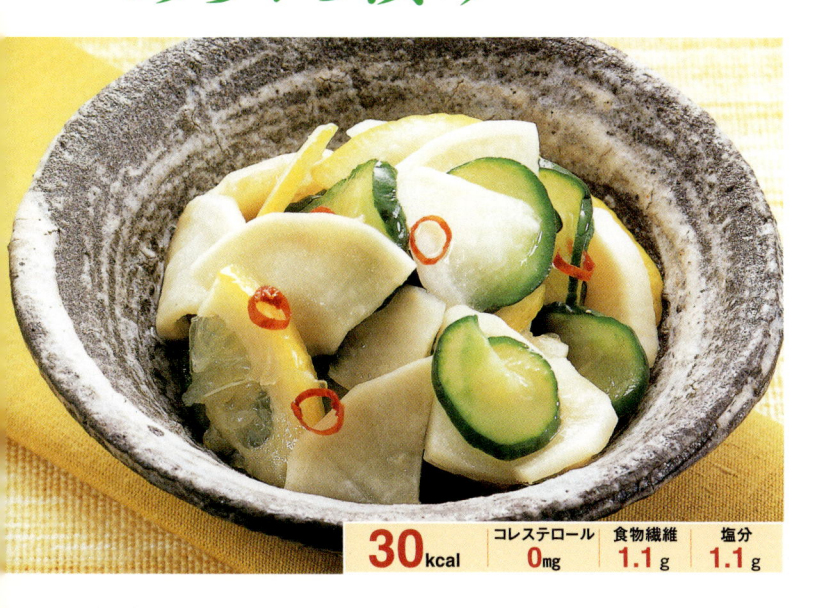

■材料（1人分）

かぶ		20g
きゅうり		30g
レモン（薄輪切り）		2枚
赤とうがらし（小口切り）		少々
A	しょうゆ	小さじ1
	酢	大さじ1 1/2
	だし汁	大さじ1
	砂糖	小さじ2/3
	塩	少々

〈作り方〉

❶ かぶは薄めのいちょう切りにし、きゅうりは薄い輪切りにする。

❷ レモンの薄輪切りは、1枚を4等分に切る。

❸ 容器に①と②、赤とうがらしの小口切りを入れてAを加え、よくまぜて重しをし、そのまま3時間ほどおく。

30kcal　コレステロール 0mg　食物繊維 1.1g　塩分 1.1g

野菜補給のための常備菜にしたい
カリフラワーとにんじんのピクルス

■材料（1人分）

カリフラワー		50g
セロリ		20g
にんじん		15g
ローリエ		1/2枚
A	水	大さじ2
	酢	大さじ1 1/2
	砂糖	小さじ 2/3
	塩、こしょう	各少々

〈作り方〉
① カリフラワーは小房に分けて水に10分ほどさらし、水けをきる。
② セロリは筋をむきとって1.5cm幅くらいの斜め切りにする。
③ にんじんは1cm厚さくらいのいちょう切りにする。
④ 鍋にAとローリエを入れて煮立て、砂糖がとけたら火を止める。
⑤ ①と②、③をボウルに入れて合わせ、熱々の④を回しかけ、全体になじませて1時間ほどおく。

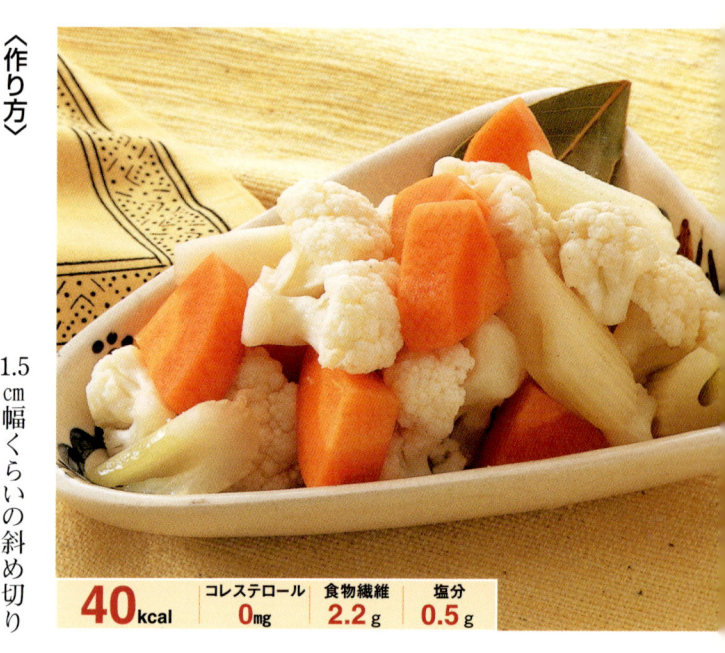

40kcal　コレステロール 0mg　食物繊維 2.2g　塩分 0.5g

ポリ袋を利用して手軽に作れる
キャベツときゅうりの即席漬け

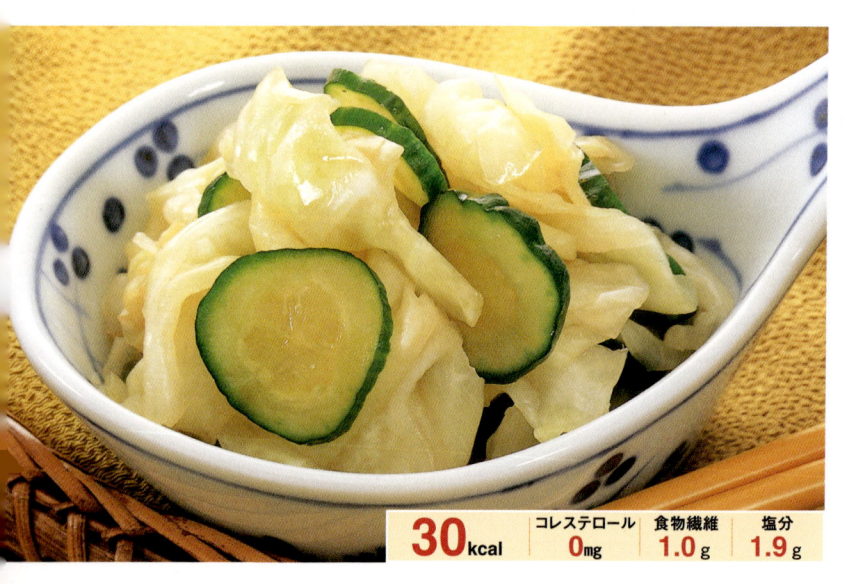

■材料（1人分）

キャベツ		40g
きゅうり		30g
しょうが		少々
A	薄口しょうゆ	小さじ2
	酢	小さじ 1/2
	みりん	小さじ 1/2
	水	大さじ2

〈作り方〉
① キャベツは1.5〜2cm角に切り、きゅうりは薄い輪切りにする。
② しょうがはすりおろす。
③ 小さなボウルにAと②を入れ、よくまぜ合わせる。
④ ポリ袋に①と③を入れて手で少しもみ込み、そのまましばらくおく。
⑤ 野菜がしんなりしたら、漬け汁を軽くしぼって器に盛る。

30kcal　コレステロール 0mg　食物繊維 1.0g　塩分 1.9g

副菜 漬け物／煮物

豆板醤（トウバンジャン）でピリッと辛みをきかせた
たたききゅうりの中華風

■材料（1人分）

きゅうり		50 g
塩		少々
A	しょうゆ	小さじ 1/3
	酢	小さじ 1/2 強
	豆板醤	少々
	ごま油	小さじ 1/2

〈作り方〉

❶ きゅうりは洗ってまな板にのせ、すりこ木などでたたいて、ひびを入れる。これを乱切りにし、器に入れて塩を振っておく。
❷ ボウルにAの調味料を入れ、よくまぜ合わせる。
❸ ①の水けをふき、②に入れてまぜ、味がなじむまでしばらくおく。

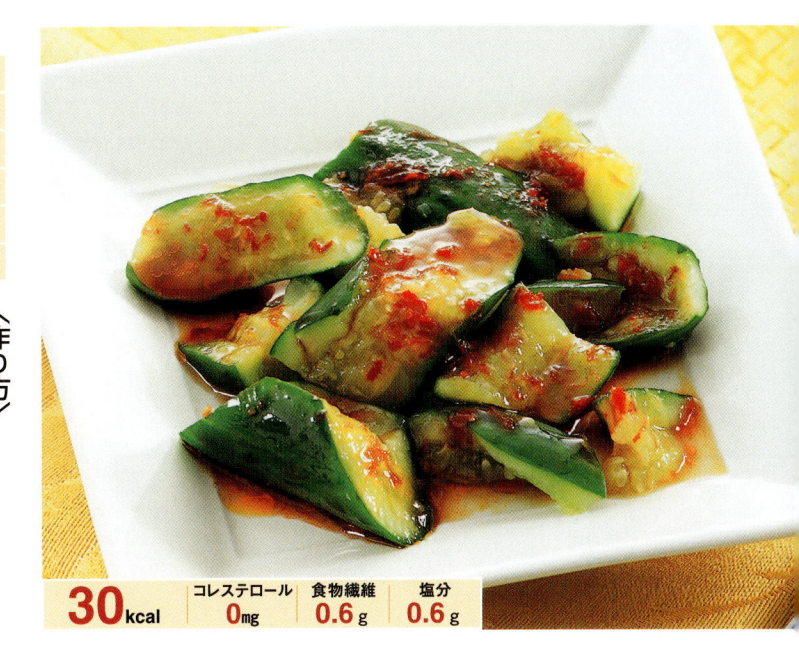

30 kcal　コレステロール 0 mg　食物繊維 0.6 g　塩分 0.6 g

うどの白い色を生かして煮る
うどの白煮

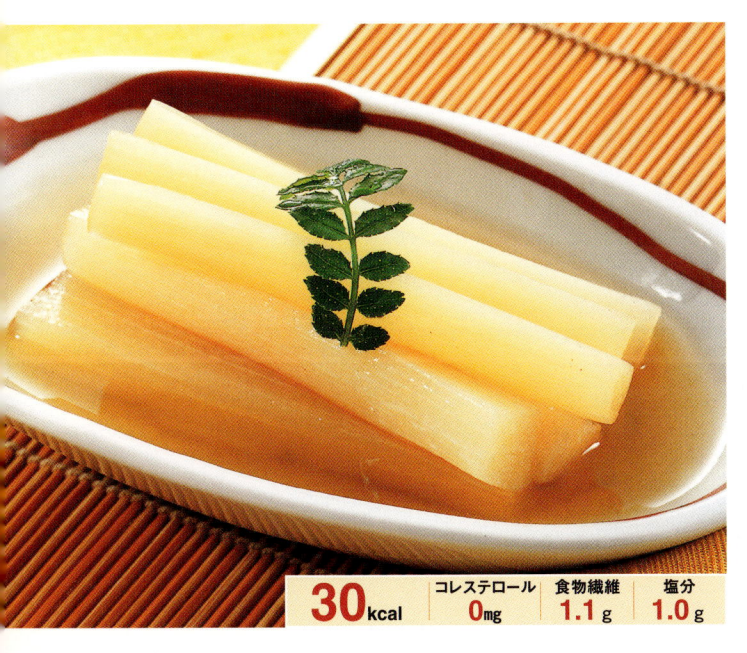

■材料（1人分）

うど		75 g
A	だし汁	1/4 カップ
	日本酒	小さじ1
	みりん	小さじ 1/3
	塩	少々
薄口しょうゆ		小さじ 2/3

〈作り方〉

❶ うどは皮を厚めにむいた状態で75gを用意し、縦に6～8等分に切る。切ったらすぐに酢少々（分量外）を落とした水につけ、10分ほどおいてざるにあけ、水けをきる。
❷ 鍋にAと①を入れて火にかけ、うどがやわらかくなるまで中火で煮る。
❸ ②に薄口しょうゆを加えて一煮し、火を止めてそのまましばらくおいて味を含ませる。
❹ ③を器に盛り、あれば木の芽を1枚のせる。

30 kcal　コレステロール 0 mg　食物繊維 1.1 g　塩分 1.0 g

4種類のきのこで作る
きのこしぐれ

■材料（1人分）

生しいたけ		1個
まいたけ		20g
しめじ		30g
えのきだけ		30g
A	だし汁	$\frac{1}{3}$カップ
	しょうゆ	小さじ1
	みりん	小さじ1

〈作り方〉
① 生しいたけは石づきを切り落とし、三～四つにそぎ切りにする。
② まいたけとしめじも石づきを切り落とし、小分けにする。
③ えのきだけは根元を切り落として長さを半分に切る。
④ 鍋にAと①、②、③を入れて火にかけ、弱火で10分ほど煮る。

40kcal　コレステロール 0mg　食物繊維 3.2g　塩分 1.0g

食物繊維がたっぷりとれる
切り昆布の煮物

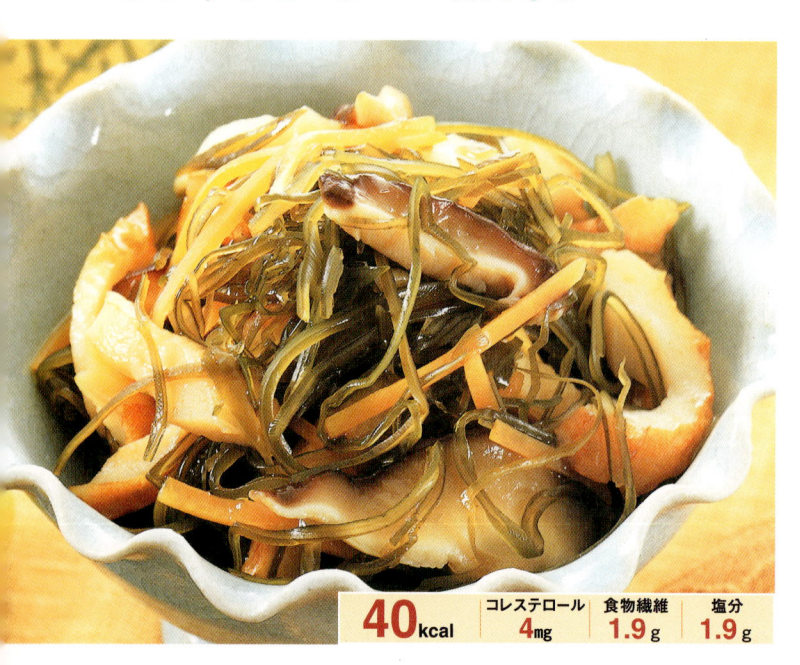

■材料（1人分）

切り昆布（乾燥）		3g
にんじん		10g
生しいたけ		1個
ちくわ		15g
A	だし汁	$\frac{1}{4}$カップ
	しょうゆ	大さじ$\frac{1}{2}$弱
	みりん	小さじ$\frac{1}{2}$

〈作り方〉
① 切り昆布は水に15分ほどつけてもどし、ざるに上げて水けをよくきる。
② にんじんはせん切りにし、生しいたけは石づきを切り落として薄切りにする。
③ ちくわは縦半分に切り、1cm厚さくらいの斜め切りにする。
④ 鍋にAを入れて煮立て、①、②、③を入れて昆布がやわらかくなるまで煮る。

40kcal　コレステロール 4mg　食物繊維 1.9g　塩分 1.9g

副菜 煮物

薄味に仕上げた新和風味
しめじとたけのこのうま煮

■材料（1人分）

しめじ		50g
ゆでたけのこ		30g
貝割れ菜		20g
A	だし汁	$\frac{1}{3}$カップ
	しょうゆ	大さじ$\frac{1}{2}$弱
	日本酒	小さじ$\frac{1}{2}$強
	砂糖	小さじ$\frac{2}{3}$
	塩	少々

〈作り方〉
❶ しめじは石づきを切り落として小分けにする。
❷ ゆでたけのこは鍋に沸かした熱湯で軽くゆで、薄切りにする。
❸ 貝割れ菜は根元を切り落とし、長さを半分に切る。
❹ 鍋にAを入れて火にかけ、煮立ったら①と②を入れて中火で煮る。煮汁が少し残る程度になったら、③を加えて一煮する。

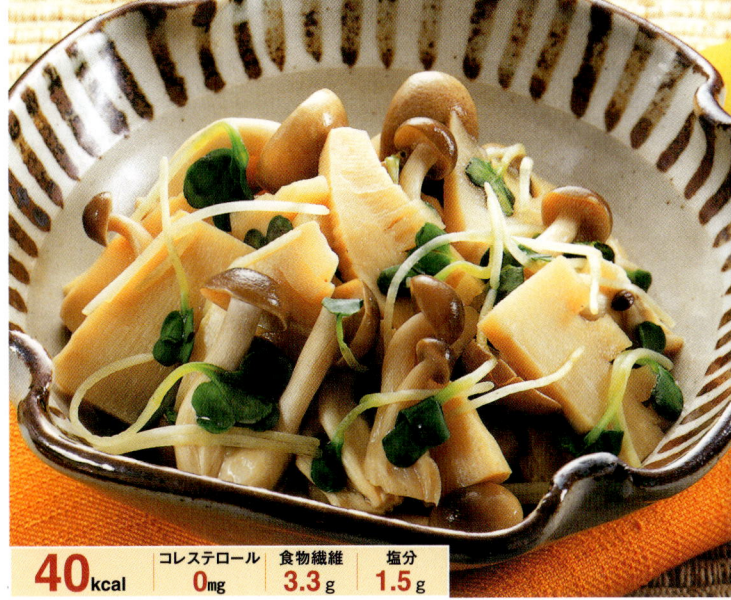

40kcal　コレステロール 0mg　食物繊維 3.3g　塩分 1.5g

秋の食材のとり合わせ
春菊ときのこの煮びたし

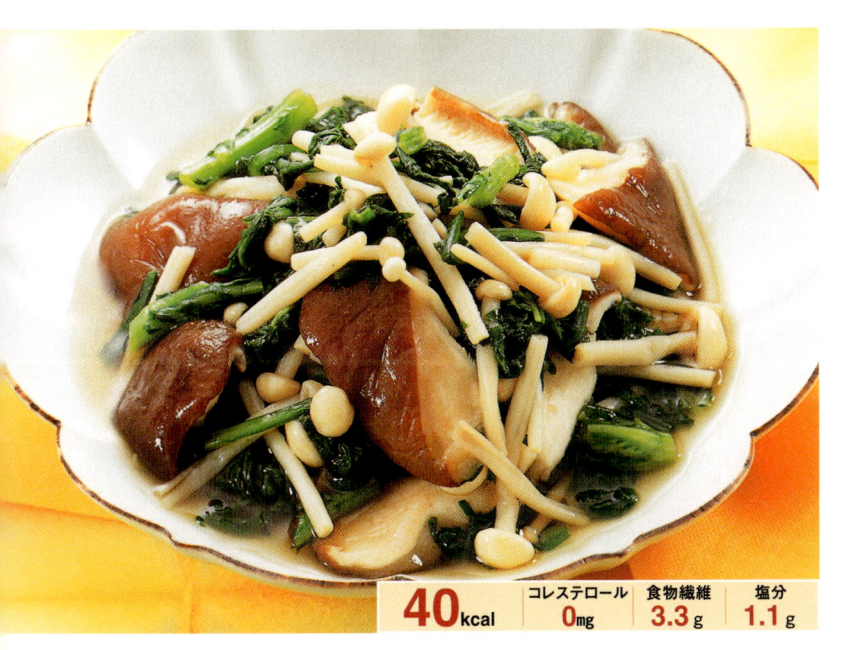

■材料（1人分）

春菊		50g
生しいたけ		2個
えのきだけ		$\frac{1}{4}$袋（25g）
A	だし汁	$\frac{1}{4}$カップ
	しょうゆ	小さじ1
	みりん	小さじ1

〈作り方〉
❶春菊は根元を切り落とし、鍋に沸かした熱湯でしんなりするまでゆで、水にとって冷まし、水けをしぼって食べやすい長さに切る。
❷生しいたけは石づきを切り落として薄切りに、えのきだけは根元を切り落とし、3cmくらいの長さに切ってほぐしておく。
❸鍋にAを入れて煮立て、①と②を入れて、きのこに火が通るまで中火で煮る。

40kcal　コレステロール 0mg　食物繊維 3.3g　塩分 1.1g

低エネルギーのしらたきをじょうずに利用
しらたきと干しえびのいり煮

■材料（1人分）

しらたき		50g
干しえび		5g
青梗菜（チンゲンサイ）		10g
赤とうがらし（小口切り）		少々
A	だし汁	1/4カップ
	しょうゆ	小さじ1/2
	みりん	小さじ1/2
ごま油		小さじ1/3

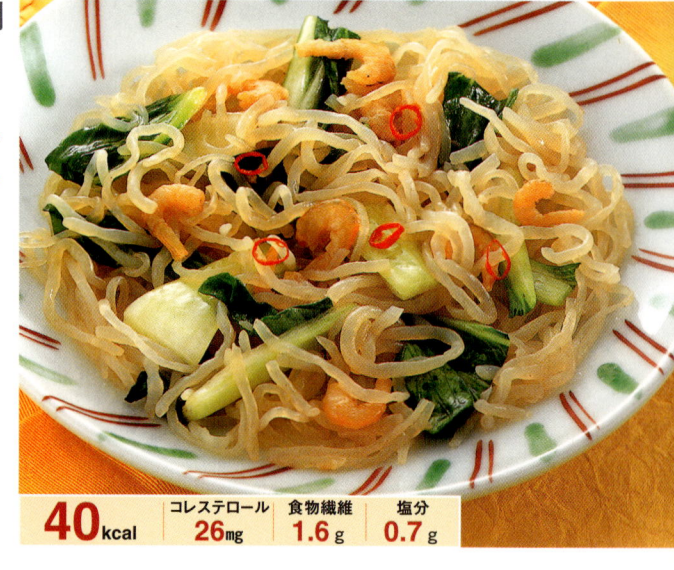

40kcal コレステロール 26mg 食物繊維 1.6g 塩分 0.7g

〈作り方〉
❶ 干しえびはぬるま湯につけてもどし、殻は除いておく。
❷ しらたきは鍋に沸かした熱湯で1分ほどゆで、ざるに上げて水けをきり、食べやすい長さに切る。
❸ 青梗菜は茎と葉に切り分け、食べやすい大きさに切る。
❹ 鍋にごま油と赤とうがらしを入れて弱火にかける。香りが出てきたら強火にして③の茎を先に炒め、ややしんなりしたところで葉も加えて炒め合わせ、いったんとり出しておく。
❺ ④の鍋に①と②を入れて強火で炒め合わせ、全体に油が回ったらAを加えてほぼ汁けがなくなるまで煮、青梗菜を戻し入れてまぜる。

かつおのうまみをゆっくり含ませた
たけのこのおかか煮

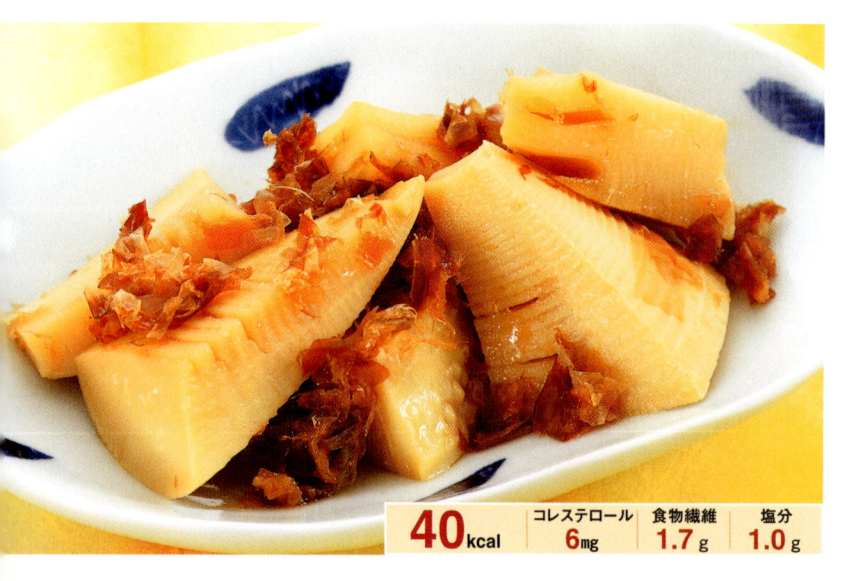

■材料（1人分）

ゆでたけのこ		50g
削りがつお		ひとつまみ
A	だし汁	1/4カップ
	しょうゆ	小さじ1
	日本酒	小さじ1/2
	みりん	小さじ1/3

40kcal コレステロール 6mg 食物繊維 1.7g 塩分 1.0g

〈作り方〉
❶ ゆでたけのこは根元は半月切りに、穂先はくし形切りにし、鍋に沸かした熱湯で軽く下ゆでし、ざるに上げる。
❷ 鍋にAと削りがつお、①を入れて強火にかけ、煮立ったら火を弱め、汁けがほぼなくなるまで煮含める。

122

副菜 煮物

中国野菜を和風の味つけで楽しむ
青梗菜と干し桜えびの煮物
(チンゲンサイ)

■材料（1人分）

青梗菜		80g
干し桜えび		大さじ1（3g）
A	だし汁	小さじ2
	しょうゆ	小さじ1
	日本酒	小さじ1
	みりん	小さじ1/2

〈作り方〉
❶青梗菜は、葉の部分はざく切りにし、茎元のかたい部分は、火の通りをよくするために縦に細く切る。
❷鍋にAを入れて煮立て、①と干し桜えびを加え、ふたをして弱めの中火で煮る。
❸②の青梗菜がしんなりして味がしみたら、火を止めて器に盛る。

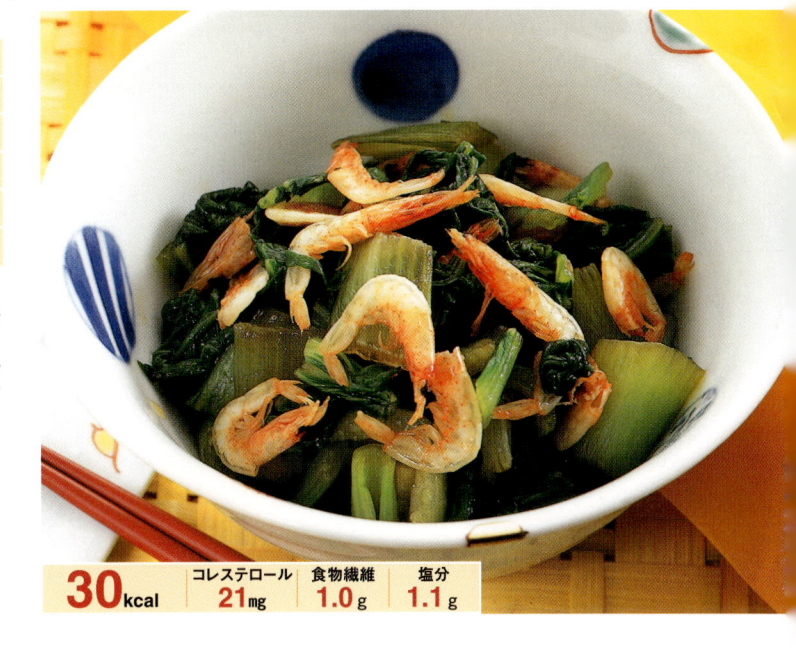

30kcal　コレステロール 21mg　食物繊維 1.0g　塩分 1.1g

冷やしても美味な夏の味わい
とうがんとかに缶のスープ煮

■材料（1人分）

とうがん		80g
ずわいがに（缶詰め）		20g
A	水	1カップ
	コンソメスープの素（固形）	1/2個
塩、こしょう		各少々

〈作り方〉
❶とうがんは種とわたを除いて一口大に切り、皮をむいて面取り（切り口の角を細くむきとる）する（この状態のものを80g使う）。
❷ずわいがには軟骨をとり除き、身をあらくほぐす。
❸鍋にAを入れて煮立て、①を加えて弱火で10分ほどコトコト煮る。八分どおり火が通ったら（竹串を刺してみて、ややかたいもののとうがんに竹串が通る状態）②を加え、さらにとうがんがやわらかくなるまで煮る。
❹塩とこしょうで味をととのえる。

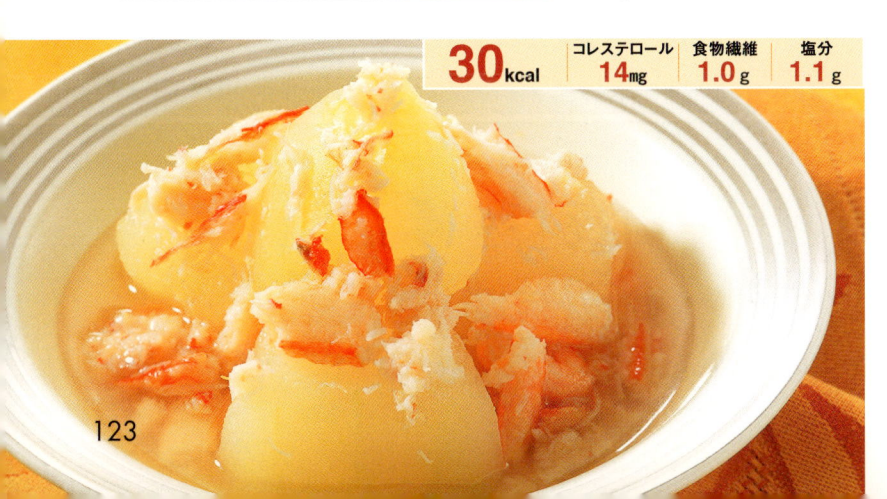

30kcal　コレステロール 14mg　食物繊維 1.0g　塩分 1.1g

冷めてもおいしい
にんじんのピリ煮

■材料（1人分）

にんじん		50g
赤とうがらし（小口切り）		少々
A	だし汁	$\frac{1}{4}$カップ
	しょうゆ	小さじ1
	みりん	小さじ1

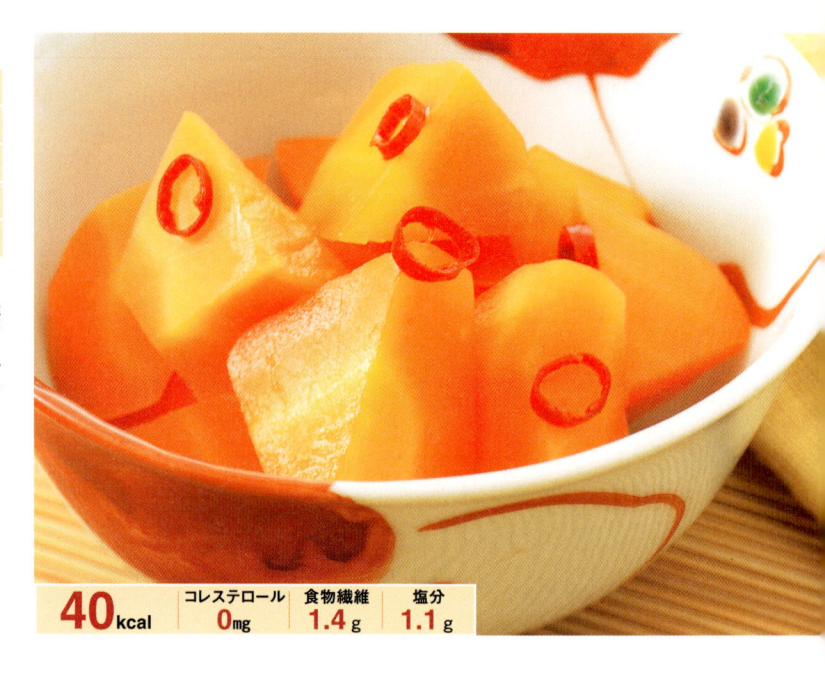

〈作り方〉
① にんじんは皮をむいて一口大の乱切りにする。
② 鍋にAを入れて煮立て、①と赤とうがらしの小口切りを入れてにんじんがやわらかくなるまで煮る。

40kcal　コレステロール 0mg　食物繊維 1.4g　塩分 1.1g

甘みが増す旬の冬ねぎで作りたい
ねぎのスープ煮

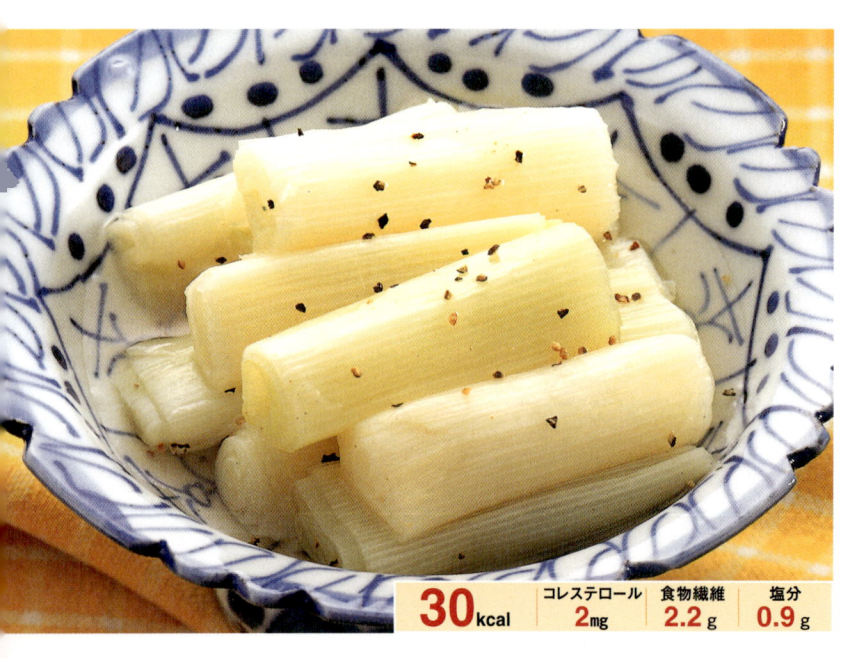

■材料（1人分）

長ねぎ	約1本（100g）
コンソメスープの素（固形）	$\frac{1}{2}$個
塩	少々
あらびきこしょう	少々

〈作り方〉
① 長ねぎは5cmほどの長さに切りそろえる。
② 鍋に①を入れ、かぶるくらいの水を注いで強火にかける。煮立ったら火を弱め、コンソメスープの素を加えてねぎがやわらかくなるまで煮て、塩とこしょうで味をととのえる。

30kcal　コレステロール 2mg　食物繊維 2.2g　塩分 0.9g

副菜 煮物

ベーコンのうまみをきかせた
白菜のスープ煮

■材料（1人分）

白菜	約1/2枚
ベーコン	5g
グリンピース	3g
コンソメスープの素（固形）	1/2個
塩、こしょう	各少々

〈作り方〉
① 白菜は縦半分に切ってから、2～3cm幅のざく切りにし、茎と葉に分けておく。
② ベーコンは細く切る。
③ 鍋に①の茎と②を入れ、かぶるくらいの水を注いで強火にかける。煮立ったら火を弱めて、コンソメスープの素をくずし入れる。茎がしんなりするまで煮、葉とグリンピースを加えて一煮し、塩とこしょうで味をととのえる。

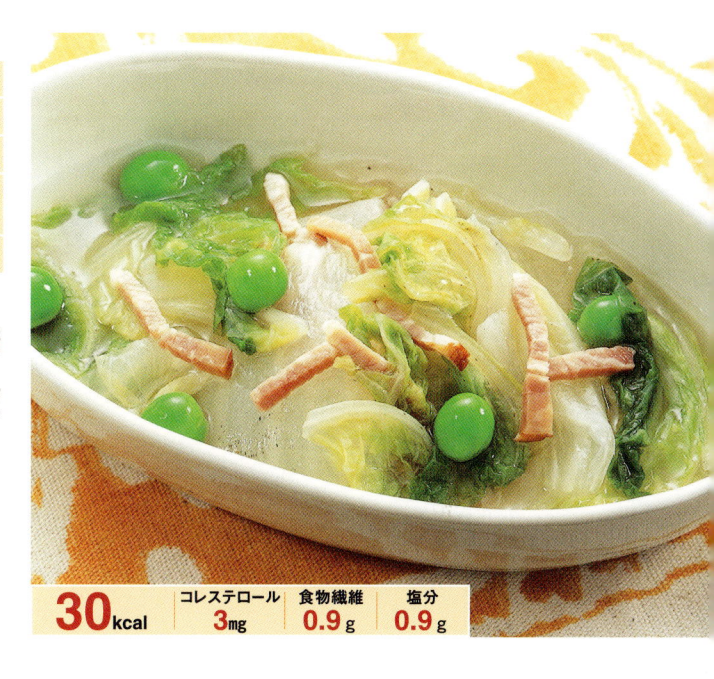

30kcal　コレステロール 3mg　食物繊維 0.9g　塩分 0.9g

コンソメの塩味だけであっさりと煮る
ブロッコリーのスープ煮

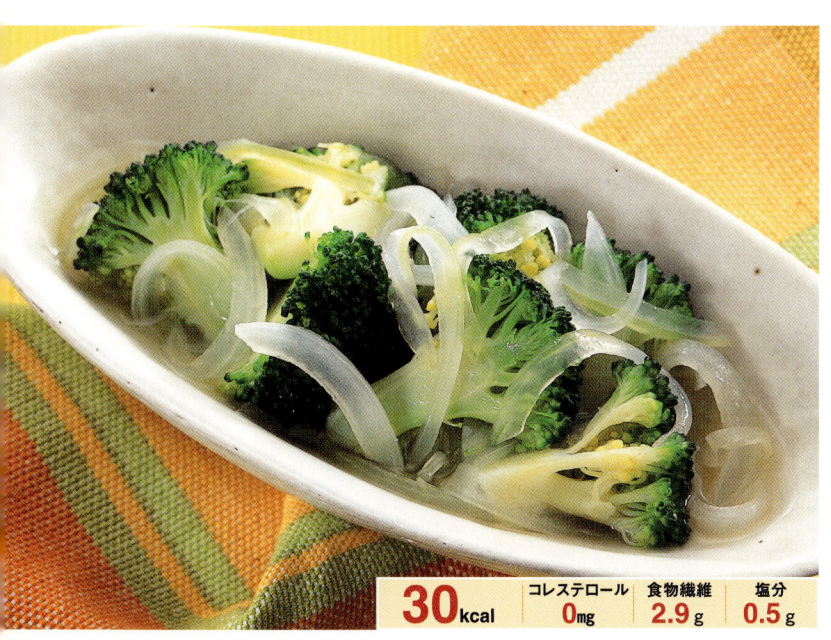

■材料（1人分）

ブロッコリー	60g
玉ねぎ	20g
水	1/2カップ
コンソメスープの素（固形）	1/4個
こしょう	少々

〈作り方〉
① ブロッコリーはかたい茎を切り離し、小房に切り分ける。
② 玉ねぎは薄切りにする。
③ 鍋に分量の水を入れて煮立て、コンソメスープの素をほぐし入れ、①と②を加えて弱めの中火で煮る。
④ ③の野菜がしんなりしたら、こしょうを加えて味をととのえる。

30kcal　コレステロール 0mg　食物繊維 2.9g　塩分 0.5g

春の新物同士で作りたい
若竹煮

■材料（1人分）

ゆでたけのこ		50g
わかめ（塩蔵）		15g
A	だし汁	$\frac{1}{4}$カップ
	しょうゆ	小さじ1
	みりん	小さじ1

〈作り方〉
❶ わかめは塩を洗い流して水けをきり、食べやすい長さに切る。
❷ ゆでたけのこは鍋に沸かした熱湯でさっと下ゆでし、薄切りにする。
❸ 鍋にAを入れて煮立て、②を入れて10分ほど煮、①を鍋のすみに加えて一煮する。

40kcal　コレステロール **0**mg　食物繊維 **2.2**g　塩分 **1.2**g

相性のよい油揚げと煮合わせた
わらびの煮びたし

■材料（1人分）

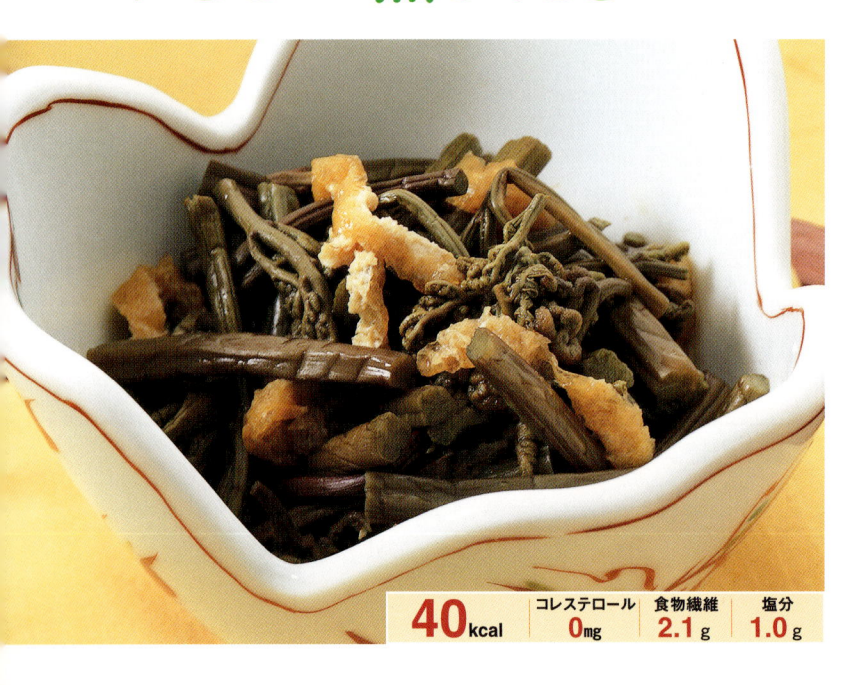

わらび（水煮）		70g
油揚げ		3g
A	だし汁	$\frac{1}{4}$カップ
	しょうゆ	小さじ1
	みりん	小さじ1

〈作り方〉
❶ わらびは水で洗い、3〜4cm長さに切る。
❷ 油揚げは熱湯を回しかけて油抜きし、細切りにする。
❸ 鍋にAを入れて煮立て、①と②を入れて一煮する。火を止めて鍋に入れたまま冷まし、味を含ませる。

40kcal　コレステロール **0**mg　食物繊維 **2.1**g　塩分 **1.0**g

副菜 煮物／蒸し物／焼き物

白ワインの風味でおいしさアップ
きのこのワイン蒸し

■材料（1人分）

しめじ	30 g
えのきだけ	20 g
生しいたけ	1個
白ワイン	小さじ2
塩	少々
バター	小さじ$\frac{1}{2}$強

〈作り方〉

❶ しめじは石づきを切り落として小分けにし、えのきだけは根元を切り落とし、長さを半分に切ってほぐす。生しいたけも石づきを切り落として薄切りにする。

❷ フライパンにバターを入れて弱火にかけ、バターがとけたら①を入れて中火で炒める。

❸ きのこがしんなりしてきたら白ワインを加えてまぜ、塩を振って、ふたをし、汁けがなくなるまで蒸し煮にする。

40kcal ／ コレステロール 6mg ／ 食物繊維 2.7g ／ 塩分 0.4g

こんにゃくにみそをつけて香ばしく焼いた
田楽（でんがく）

■材料（1人分）

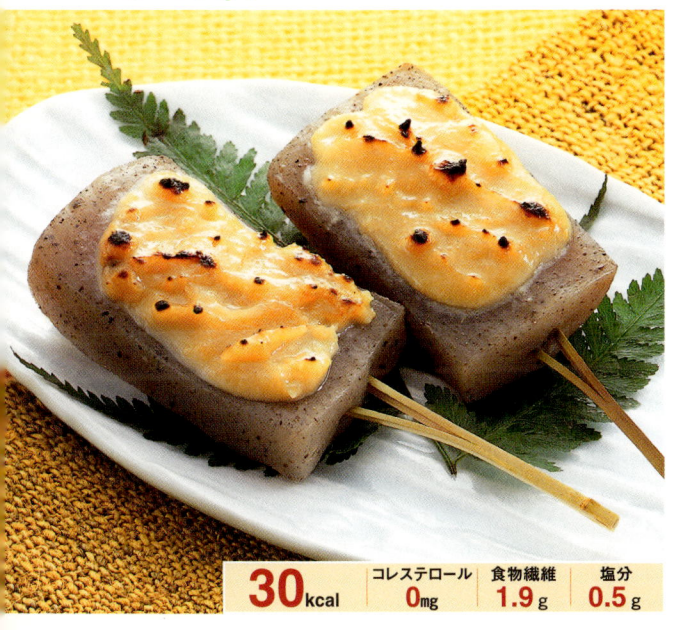

板こんにゃく		50 g
昆布		3cm
水		$\frac{1}{3}$カップ
A	白みそ	小さじ1
	砂糖	小さじ$\frac{2}{3}$
	だし汁	小さじ2
ゆずの皮		少々

〈作り方〉

❶ 板こんにゃくは鍋に沸かした熱湯に入れ、1分ほど下ゆでする。これをざるに上げ、水けをきって1cm厚さに切る。

❷ 鍋に分量の水と昆布を入れて火にかけ、一煮立ちしたら①を加えて弱火で5分ほど煮、水けをきって1切れずつ串に刺す。

❸ 耐熱容器にAを入れてよくまぜ、電子レンジで1分ほど加熱し、すりおろしたゆずの皮をまぜ込む。

❹ ②に③を等分に塗り、オーブントースターで焦げ目がつくまで焼く。

30kcal ／ コレステロール 0mg ／ 食物繊維 1.9g ／ 塩分 0.5g

なすの甘みが口にじわっと広がる
焼きなす

■材料（1人分）

なす	2個（120g）
おろししょうが	少々
削りがつお	ひとつまみ
しょうゆ	小さじ1

〈作り方〉

❶なすは、へたについたガクのつけ根に包丁を当て、ぐるりと回して切り目を入れ、ガクを除く。皮に縦の方向に1cm間隔に浅く切り込みを入れておく。

❷焼き網を火にかけてよく熱し、①をのせて、ときどき向きを変えながら皮が焦げるくらいまで焼く。

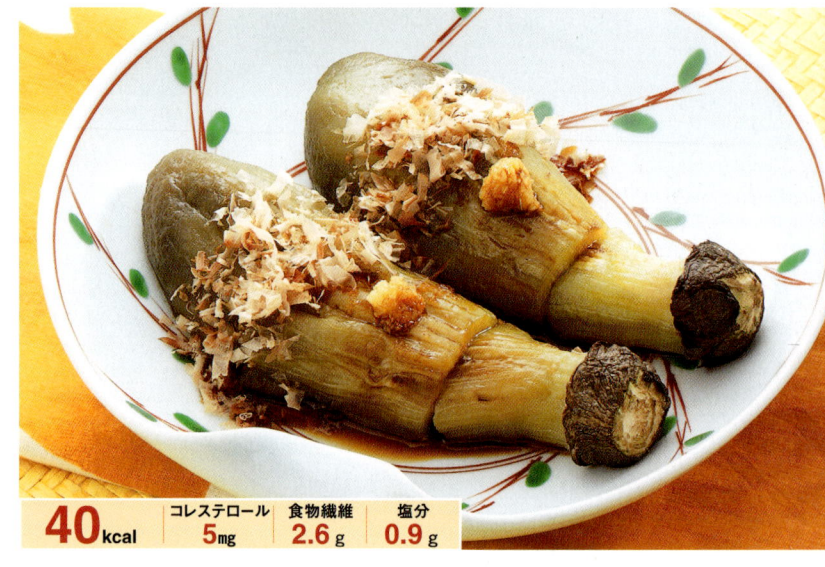

❸②を少し冷まし、へたのきわから皮を縦にすーっとむく。むきにくいところは、竹串で皮をすくい起こすようにする。

❹③を器に盛り、おろししょうがと削りがつおをのせ、しょうゆをかける。

40kcal　コレステロール **5**mg　食物繊維 **2.6**g　塩分 **0.9**g

生の大根が消化を助ける
しらすおろし

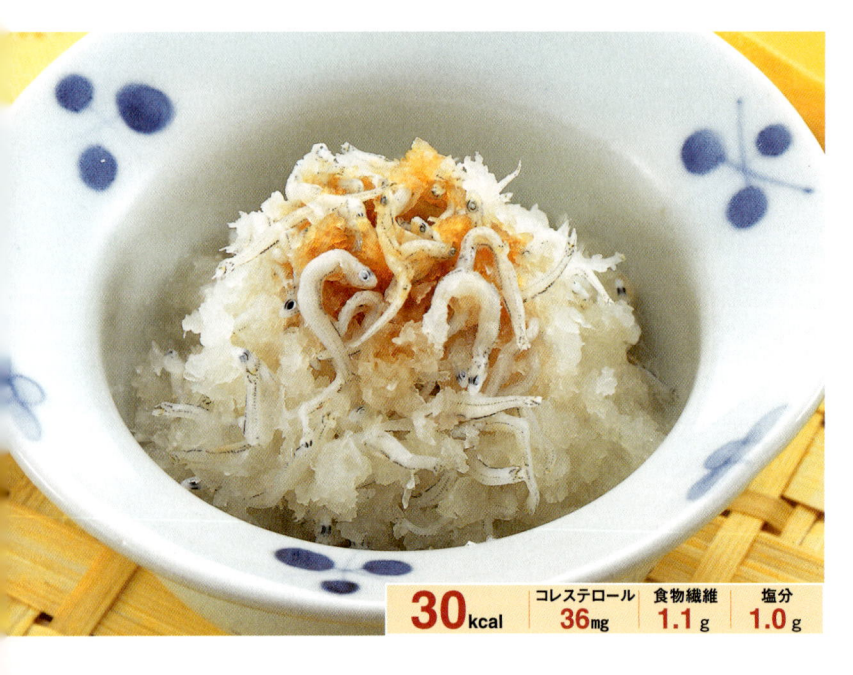

■材料（1人分）

大根	80g
しらす干し	15g
しょうゆ	小さじ$\frac{1}{2}$

〈作り方〉

❶しらす干しはざるに入れ、熱湯をさっと回しかけて、水けをきっておく。

❷大根をすりおろして器に盛り、①をのせて、しょうゆをかける。

30kcal　コレステロール **36**mg　食物繊維 **1.1**g　塩分 **1.0**g

副菜 焼き物／その他

フライパンでいりつけて作る
しらたきのたらこまぶし

■材料（1人分）

しらたき	70g
たらこ	15g
万能ねぎ（小口切り）	1本分
日本酒	小さじ2

〈作り方〉
① しらたきは鍋に沸かした熱湯で1分ほど下ゆでする。これをざるに上げ、水けをきって食べやすい長さに切る。
② たらこは薄皮に切り目を入れ、中身を包丁の背でこそぎ出す。小さめの容器に入れ、日本酒をまぜ合わせておく。
③ フライパンに①と②を入れて、油を使わずに中火でパラリとするまでいりつける。
④ ③を器に盛り、万能ねぎの小口切りを散らす。

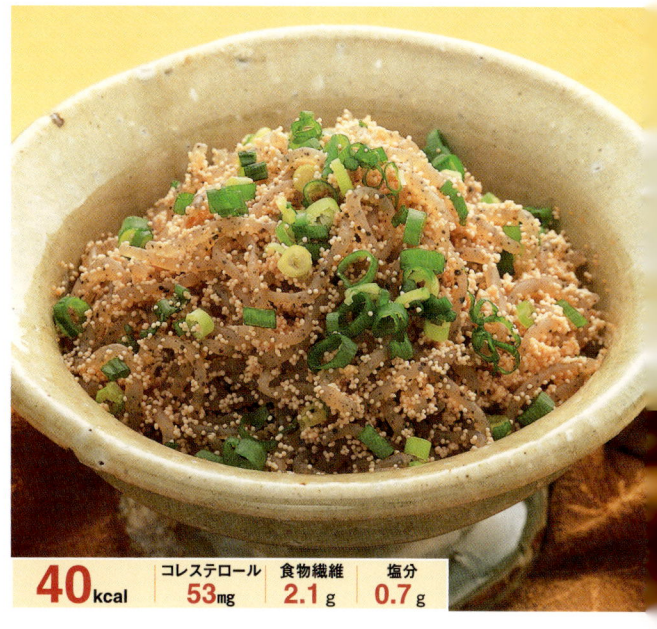

40kcal コレステロール 53mg 食物繊維 2.1g 塩分 0.7g

メリハリのついた味が新鮮
ピリ辛ホットレタス

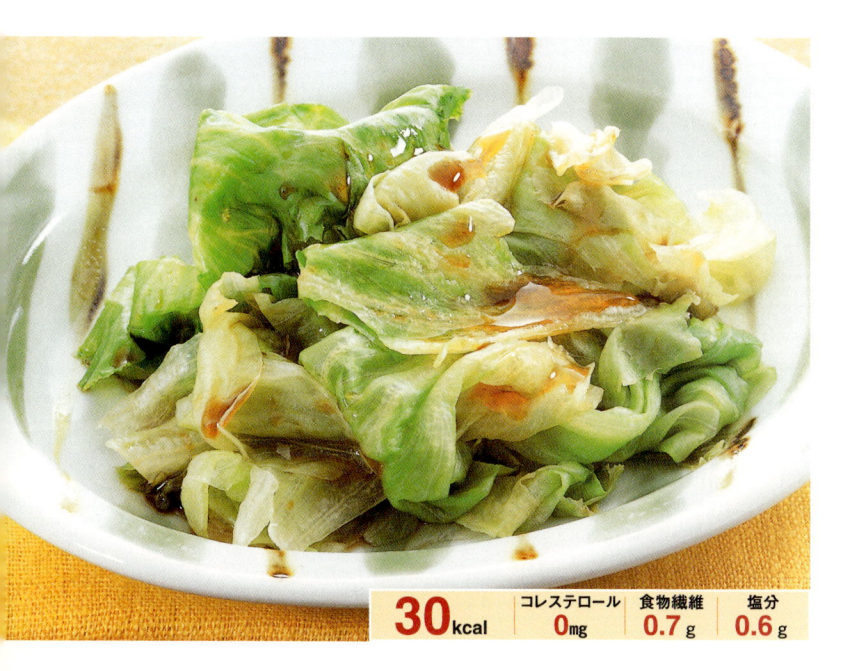

■材料（1人分）

レタス	60g
しょうゆ	小さじ $\frac{2}{3}$
ラー油	小さじ $\frac{1}{2}$

〈作り方〉
① レタスは食べやすい大きさにちぎり、鍋に沸かした熱湯にくぐらす程度にさっとゆで、ざるに上げて手早く水けをきる。
② ①が熱いうちに器に盛り、しょうゆとラー油をかける。

健康メモ
辛いのが苦手なかたや油を控えたいかたは、ラー油の使用量は少なめにかげんしてください。

30kcal コレステロール 0mg 食物繊維 0.7g 塩分 0.6g

だしじょうゆをかけてさっぱりと
山いものせん切り

■材料（1人分）

山いも（長いも）		60g
刻みのり		少々
A	だし汁	小さじ1
	しょうゆ	小さじ$\frac{1}{2}$

〈作り方〉
❶ 長いもは皮をむき、5mm角ぐらいの拍子木切りにして酢少々（分量外）を加えた水に5分ほどさらし、アクを抜く。
❷ ①の水けをきって器に盛り、Aを合わせたものをかけて、刻みのりをのせる。

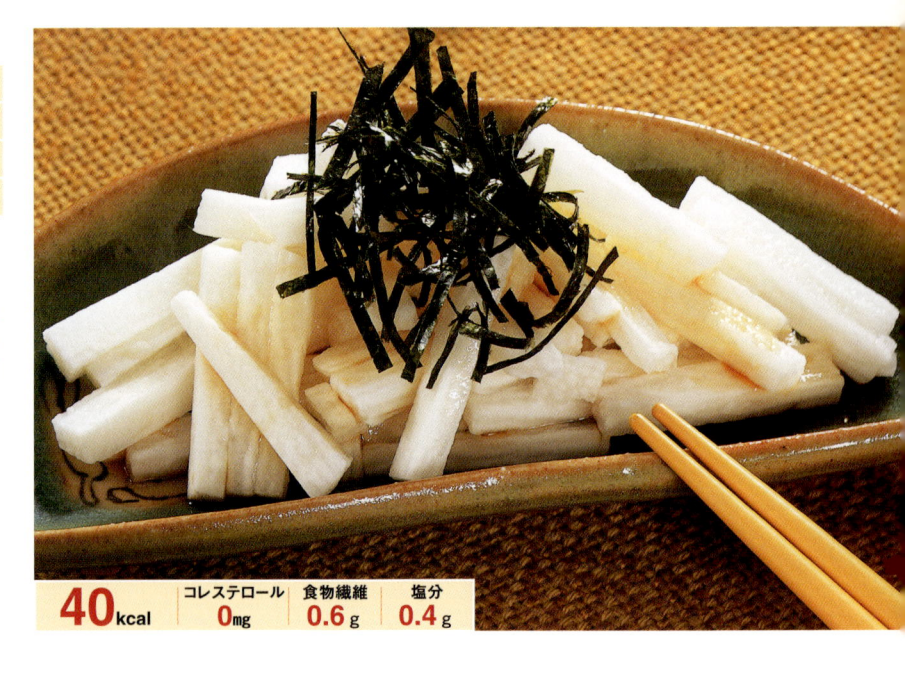

40kcal　コレステロール **0**mg　食物繊維 **0.6**g　塩分 **0.4**g

意外な組み合わせにおいしさが
絹さやの黄身おろしかけ

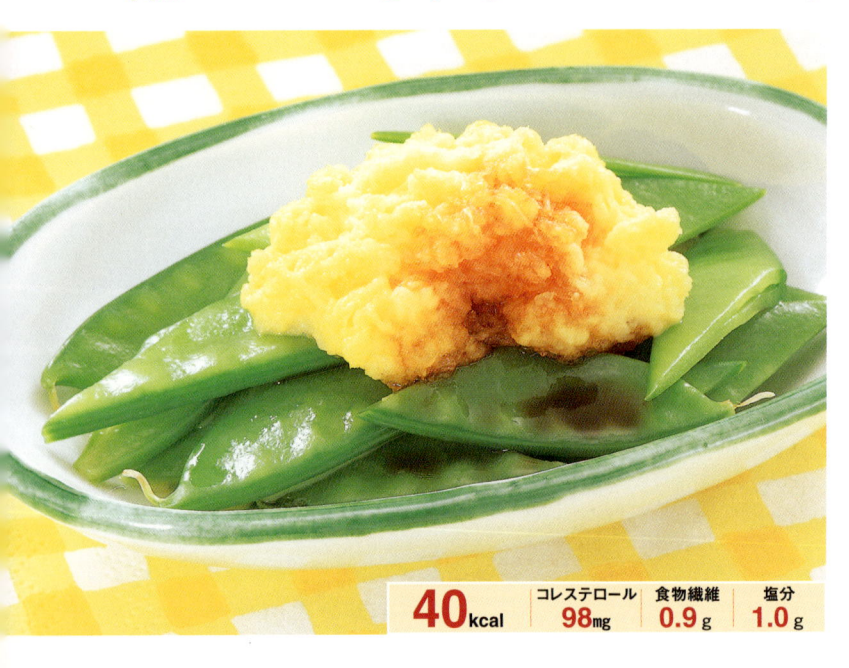

■材料（1人分）

絹さや	15g
大根おろし	大さじ2
卵黄	大さじ$\frac{2}{3}$
しょうゆ	小さじ1強

〈作り方〉
❶ 絹さやは筋をとり、鍋に沸かした熱湯でややしんなりするまでゆでる。水にとって冷まし、ざるに上げて水けをきっておく。
❷ ボウルに水けを軽くしぼった大根おろしを入れ、卵黄を加えてよくまぜ合わせる。
❸ ①を器に盛って②をのせ、しょうゆをかけ、全体をあえて食べる。

40kcal　コレステロール **98**mg　食物繊維 **0.9**g　塩分 **1.0**g

血管をしなやかにし、動脈硬化を防ぐメニュー集

50〜70kcalのタンパク質＋野菜が中心のヘルシーおかず

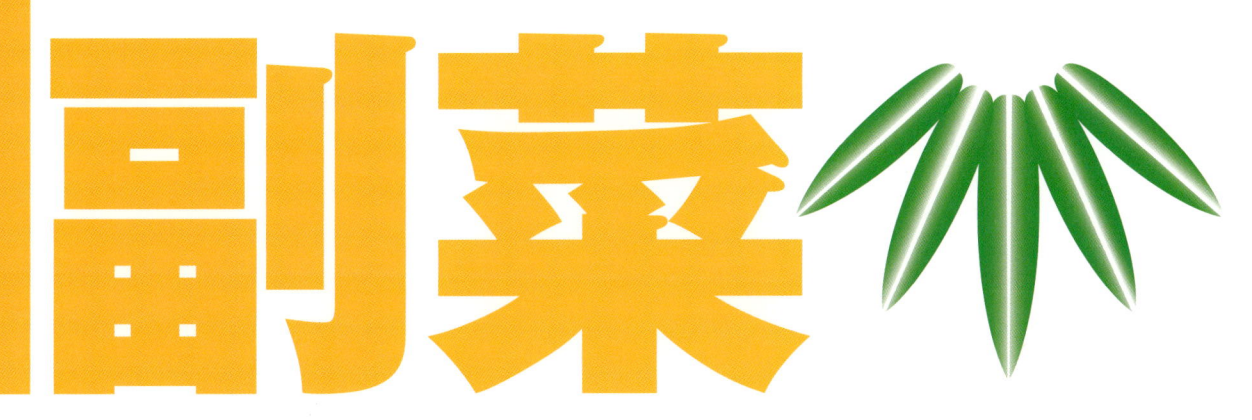

副菜

この副菜グループ（132〜164ページ）の中から**1品**選びます。
- 料理ごとに表示してあるエネルギー量、塩分量などの栄養データはすべて1人分です。
- 材料の分量は1人分です。特に指定のないものは原則として、使用量は正味量（野菜なら、へたや皮などを除いた、純粋に食べられる量）で表示してあります。
- 材料は、特に指定のないものは原則として、水洗いをすませ、野菜などは皮をむくなどの下ごしらえしたものを使います。

▼1食分の献立のとり方　これは便利！ 好きなおかずを選ぶだけ！

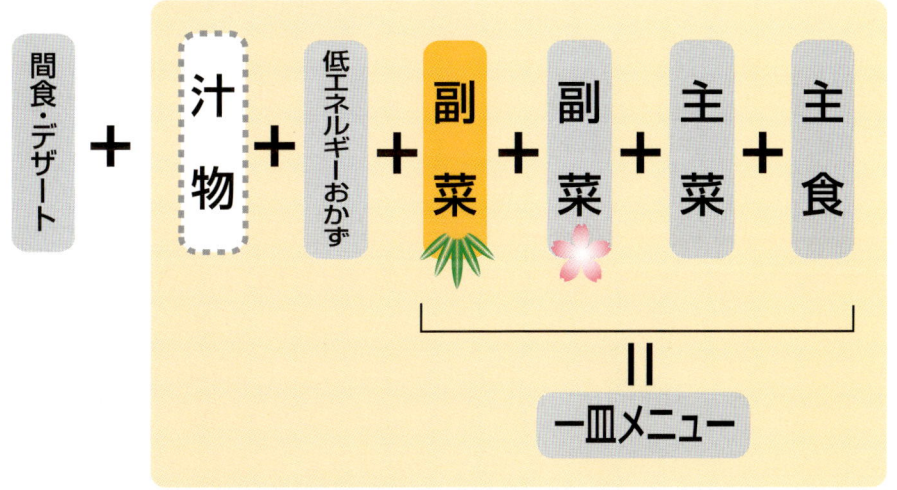

間食・デザート ＋ 汁物 ＋ 低エネルギーおかず ＋ 副菜 ＋ 副菜 ＋ 主菜 ＋ 主食

副菜＋副菜＋主菜＋主食 ＝ 一皿メニュー

この仕組みに従っておかずなどを選んでいくと、栄養バランスを考慮したエネルギー（カロリー）計算にもとづく、健康的な1日の献立が自動的に設計できます。

食物繊維が多い寒天を使って
寒天ときゅうりのごまあえ

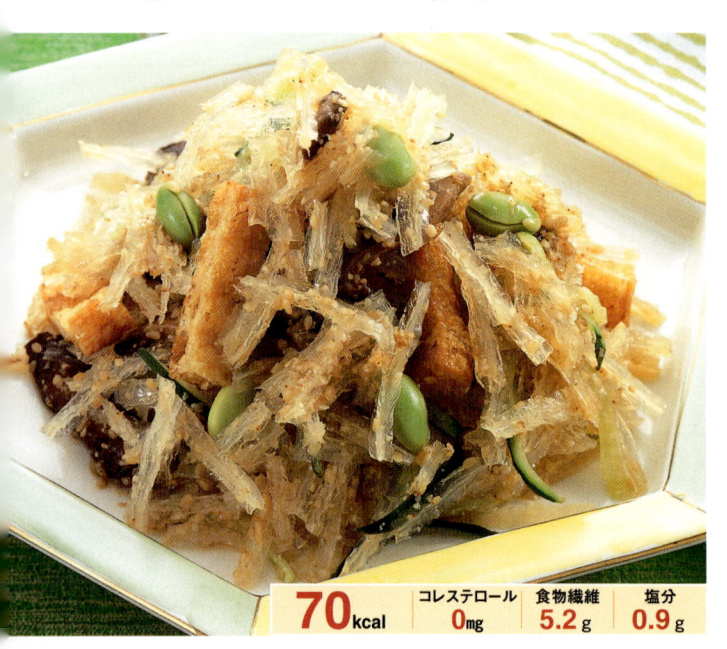

■材料（1人分）

糸寒天		6g
きゅうり		20g
生しいたけ		1個
枝豆（ゆでてさやから出したもの）		10g
油揚げ		4g
A	すりごま（白）	小さじ$\frac{1}{3}$
	酢	小さじ1
	みりん	小さじ$\frac{1}{2}$
	しょうゆ	小さじ1
	砂糖	小さじ$\frac{2}{3}$
	練りがらし	少々

〈作り方〉
1. 糸寒天は水に10分くらいつけてもどし、ざるに上げて水けをきっておく。
2. 生しいたけは石づきを切り落として鍋に沸かした熱湯でしんなりするまでゆで、細切りにする。
3. きゅうりはせん切りにする。
4. 油揚げは、焼き網かトースターで両面をカリッと焼き、細切りにする。
5. ボウルにAを合わせてまぜ、これで①、②、③、④と枝豆をあえる。

70kcal　コレステロール 0mg　食物繊維 5.2g　塩分 0.9g

卵黄も少量をじょうずに利用
きゅうりとかにの黄身酢あえ

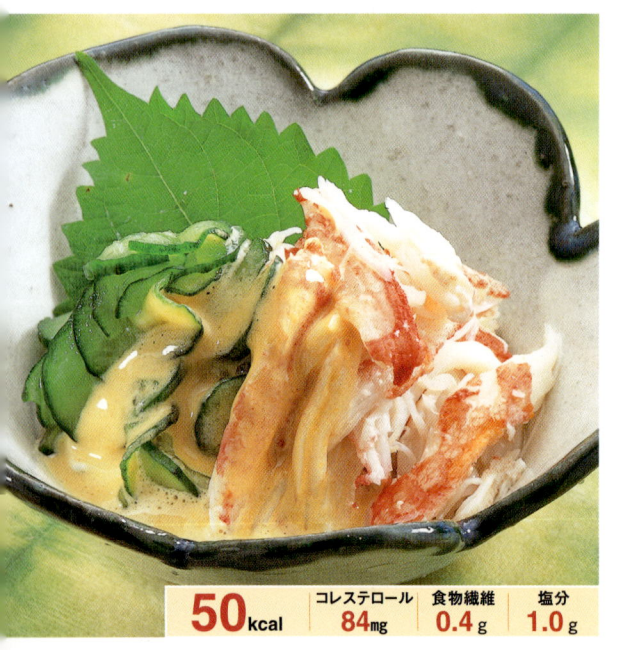

■材料（1人分）

きゅうり		40g
ずわいがに（缶詰め）		20g
卵黄		$\frac{1}{4}$個分（5g）
塩		少々
A	酢	小さじ1
	砂糖	小さじ$\frac{2}{3}$
	しょうゆ	小さじ$\frac{1}{3}$
	塩	少々
青じそ		1枚

〈作り方〉
1. きゅうりは薄い輪切りにしてボウルに入れ、塩を振って5分ほどおき、水けをしぼる。
2. ずわいがには軟骨をとり除き、身をあらくほぐす。
3. 小鍋にAを入れて一煮立ちさせ、火を止めて冷ましておく。
4. 卵黄を耐熱性のボウルに入れてとき、湯せん（鍋に沸かした熱湯にボウルごと浮かせ、弱火にかけた状態）にかけて、③を少量ずつ加えてまぜ、とろりとしてきたら鍋からはずし、冷ましておく。
5. 器に青じそを敷き、きゅうりとかにを盛って④をかける。または、きゅうりとかにを④であえて器に盛る。

50kcal　コレステロール 84mg　食物繊維 0.4g　塩分 1.0g

132

副菜 / あえ物

脂肪が少なく低エネルギーなささ身を使った
きゅうりと鶏肉のごま酢あえ

〈作り方〉
① きゅうりは薄い小口切りにしてボウルに入れ、塩少々（分量外）を振ってしばらくおく。しんなりしたら水洗いして、軽く水けをしぼる。
② 鶏ささ身は、切り目を入れて白い筋を包丁でとり除く。これを鍋に沸かした熱湯で色が白く変わるまでゆで、冷めたら手で細く縦に裂く。
③ ボウルにAを入れてまぜ、あえ衣を作る。
④ ③に①と②を入れてあえ、器に盛る。

■材料（1人分）

きゅうり		40g
鶏ささ身		30g
A	すりごま（白）	小さじ1/2
	酢	小さじ2
	だし汁	大さじ1
	砂糖	小さじ2/3
	塩	少々

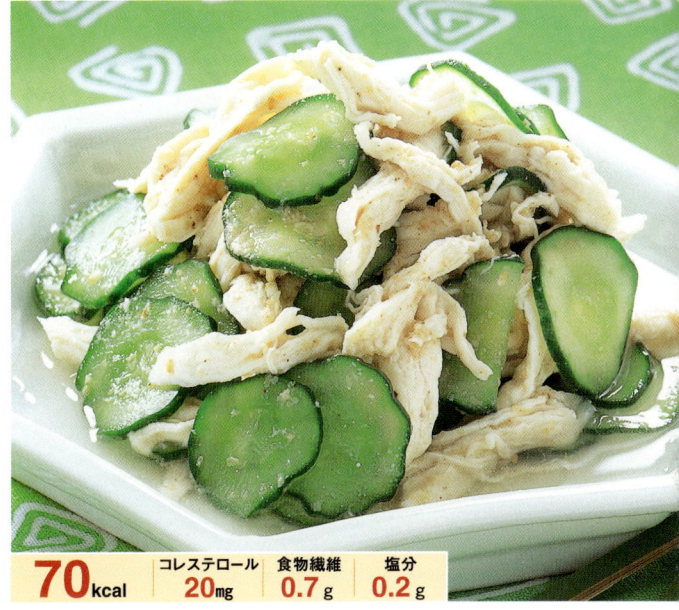

70kcal | コレステロール 20mg | 食物繊維 0.7g | 塩分 0.2g

食物繊維がたくさんとれる
春菊としめじのくるみあえ

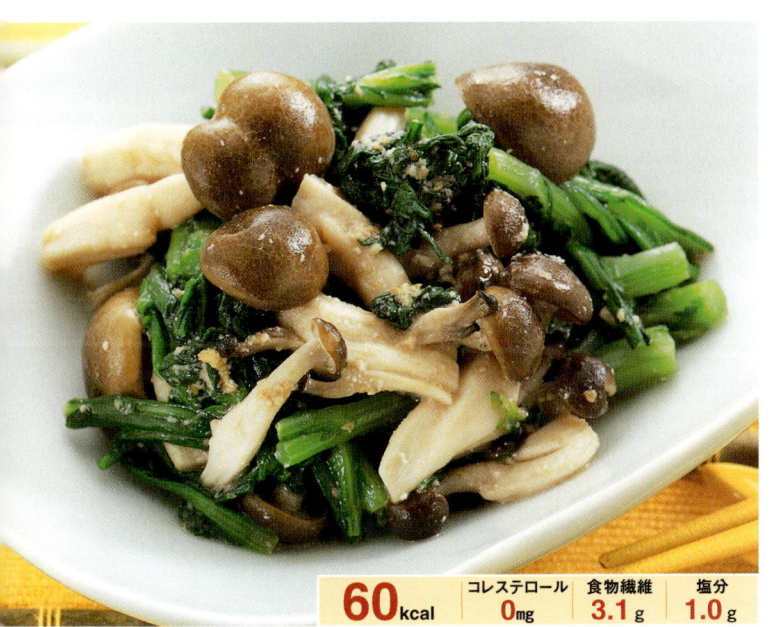

■材料（1人分）

春菊		2本(50g)
しめじ		30g
くるみ		5g
A	だし汁	小さじ2
	しょうゆ	小さじ1
	砂糖	小さじ2/3弱

〈作り方〉
① 春菊は根元を切り落とし、茎のほうから鍋に沸かした熱湯に入れ、さっと軽くゆでて冷水にとり、水けをしぼってざく切りにする。
② しめじは石づきを切り落として小分けにし、鍋に沸かした熱湯でしんなりするまでゆでる。
③ くるみは包丁であらく刻み、すり鉢に入れてよくすり、Aを加えてよくすりまぜる。
④ ③に①と②を入れてまぜ、全体によくあえる。

60kcal | コレステロール 0mg | 食物繊維 3.1g | 塩分 1.0g

ビタミンEが多いごまのあえ衣で野菜をあえる

春菊のごまあえ

〈作り方〉

❶春菊は根元を切り落とし、塩少々(分量外)を加えた沸騰湯でしんなりするまでゆで、水にとって冷ます。水けをよくしぼり、3〜4cm長さに切る。
❷ボウルにAを入れてよくまぜ、あえ衣を作る。
❸②に①を入れてあえ、器に盛る。

■材料(1人分)

春菊		60g
A	すりごま(白)	大さじ1弱
	しょうゆ	小さじ1強
	砂糖	小さじ1

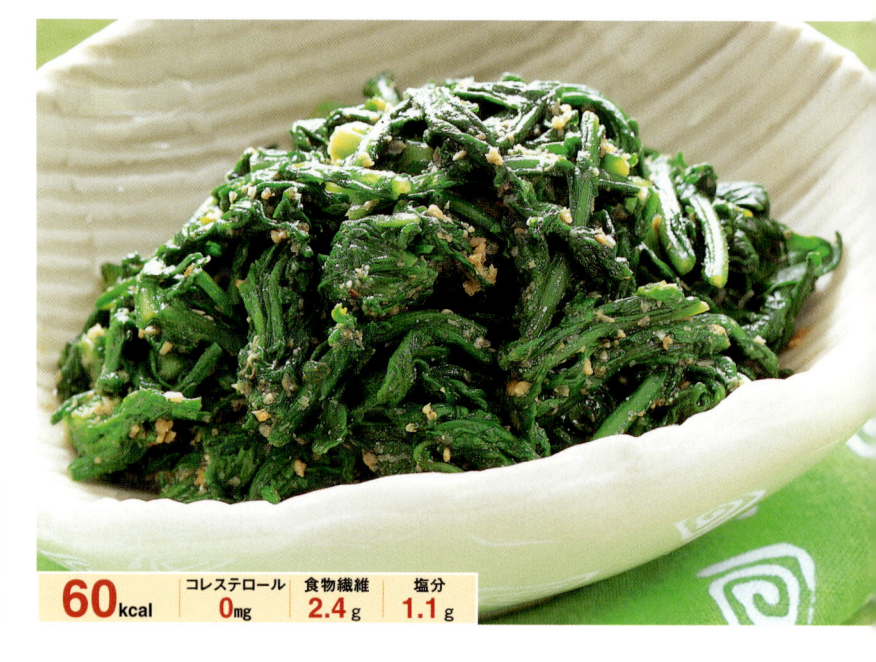

60kcal　コレステロール 0mg　食物繊維 2.4g　塩分 1.1g

なめらかな豆腐の衣で野菜をあえた

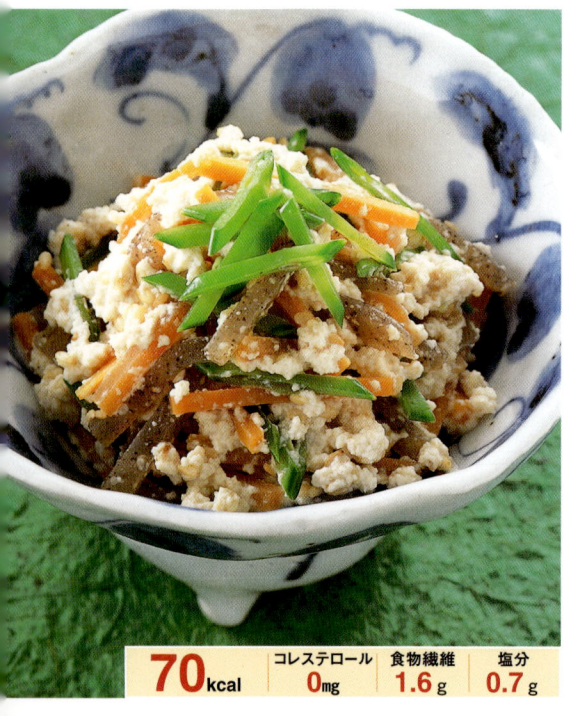

白あえ

〈作り方〉

❶にんじんは細切りにする。
❷絹さやは筋をとり、鍋に沸かした熱湯でしんなりするまでゆでる。水にとって冷まし、水けをきって細切りにする。
❸板こんにゃくは細切りにし、鍋に沸かした熱湯で1〜2分ゆで、ざるに上げて水けをきっておく。
❹小鍋にBを入れて火にかけ、煮立ったら①と③を入れて、汁がなくなるまで煮る。
❺木綿豆腐は耐熱皿に入れ、ラップをかけて電子レンジで2分加熱し、水分を抜く。
❻すり鉢に⑤とAを入れ、よくすりまぜてあえ衣を作る。
❼⑥に、④と②(飾り用に少し残しておく)を入れてあえる。
❽⑦を器に盛り、残しておいた絹さやをのせる。

■材料(1人分)

木綿豆腐		40g
にんじん		15g
絹さや		2枚
板こんにゃく		20g
A	いりごま(白)	小さじ1$\frac{1}{2}$
	砂糖	小さじ$\frac{2}{3}$
	塩	少々
	だし汁	小さじ1
B	だし汁	大さじ2
	しょうゆ	少々
	みりん	小さじ$\frac{1}{3}$
	塩	少々

70kcal　コレステロール 0mg　食物繊維 1.6g　塩分 0.7g

副菜 / あえ物

二色のおろしでさっぱりとあえた
焼きかますのおろしあえ

〈作り方〉
① かますの開き干しは熱した焼き網にのせて両面をこんがりと焼き、骨と皮をとって、身をこまかくほぐす。
② 大根ときゅうりはそれぞれすりおろし、目のこまかいざるに入れて、自然に水けをきっておく。
③ みょうがはせん切りにして水に放し、シャキッとさせて水けをきる。
④ 小さなボウルにAを入れ、よくまぜ合わせる。
⑤ ボウルに①、②、③を入れてあえ、④を加えてまぜる。
⑥ ⑤を器に盛り、包丁でこまかくたたいたなめたけをのせる。

■材料（1人分）

かますの開き干し		30g
大根		30g
きゅうり		30g
みょうが		1個
A	薄口しょうゆ	小さじ1
	ゆずのしぼり汁	小さじ1
なめたけ（びん詰めの市販品）		少々

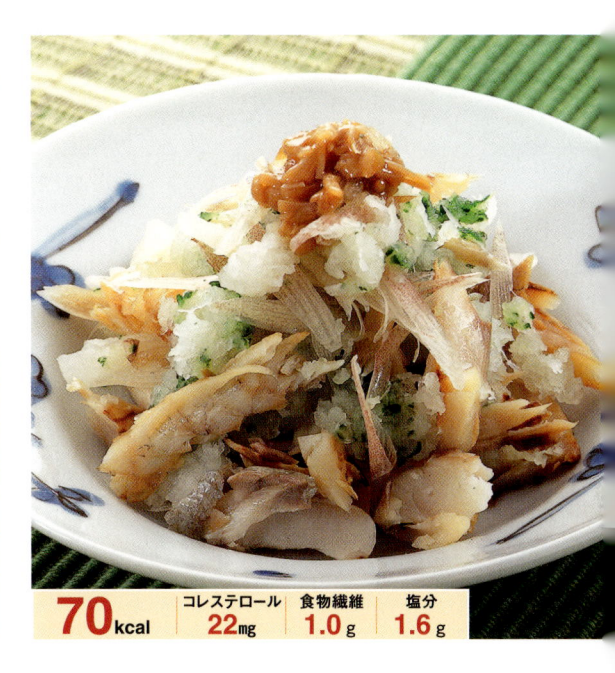

70kcal コレステロール 22mg 食物繊維 1.0g 塩分 1.6g

酢みそあえの定番
わけぎのぬた

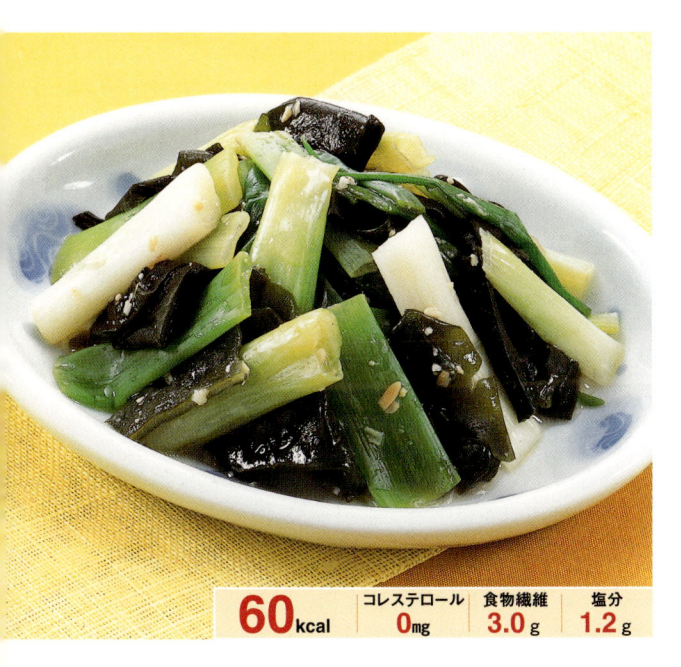

■材料（1人分）

わけぎ		70g
カットわかめ（乾燥）		2g
A	みそ	小さじ1
	砂糖	小さじ2弱
	酢	小さじ1
	日本酒	小さじ$\frac{1}{2}$強
	だし汁	小さじ1

〈作り方〉
① わかめは水につけてもどし、水けをしぼる。
② わけぎは白根と緑色の葉先とに切り分け、鍋に沸かした熱湯に白根を先に入れてゆで、ややしんなりしたら葉先も加えて2分ほどゆでる。これをざるに上げ、広げて冷ます。
③ ②が冷めたら、まな板に葉先をそろえてのせ、包丁の背で切り口のほうへ軽くこそぎ、葉の内側のぬめりをとって、3cm長さに切る。白根も同様にする。
④ ボウルにAを入れてまぜ、①と③をあえる。

60kcal コレステロール 0mg 食物繊維 3.0g 塩分 1.2g

EPAが意外に多く含まれるいかを使って
野菜といかのしょうゆあえ

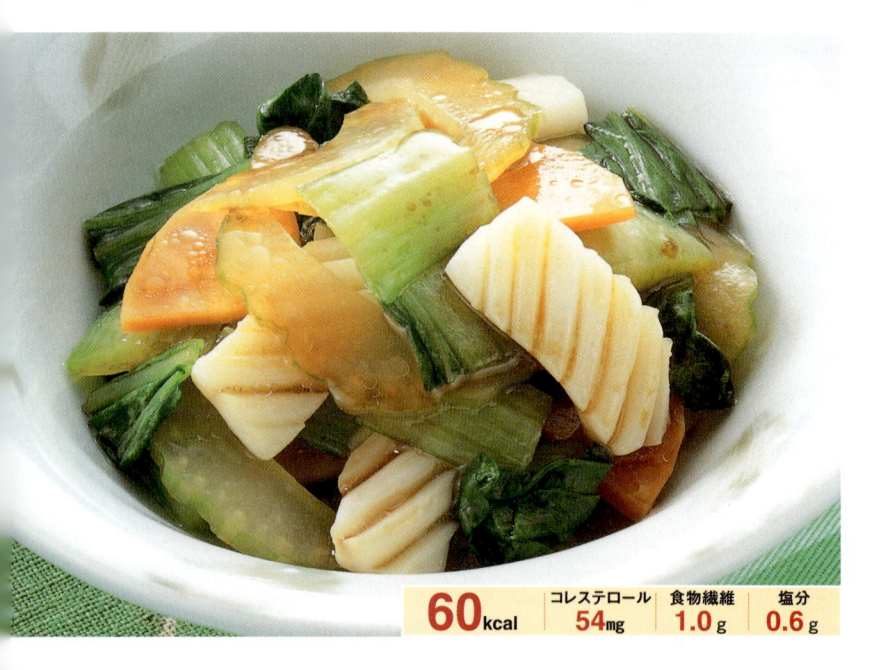

■材料（1人分）

	青梗菜	30g
	セロリ	20g
	にんじん	10g
	するめいか（胴）	20g
A	しょうゆ	小さじ$\frac{1}{2}$
A	サラダ油	小さじ1弱

〈作り方〉

❶青梗菜は1枚ずつ葉をはがし、2cm幅くらいに切る。セロリは切り口から薄切りにする。にんじんは2〜3mm厚さのいちょう切りにする。
❷いかは皮をむき、片面に包丁で斜めに切り目を入れ、幅1cm、長さ3cm程度の短冊切りにする。
❸青梗菜とにんじん、いかはそれぞれ別に、鍋に沸かした熱湯でゆで、ざるに上げて水けをきっておく。
❹ボウルにAを入れてまぜ、ここに③とセロリを入れてあえる。

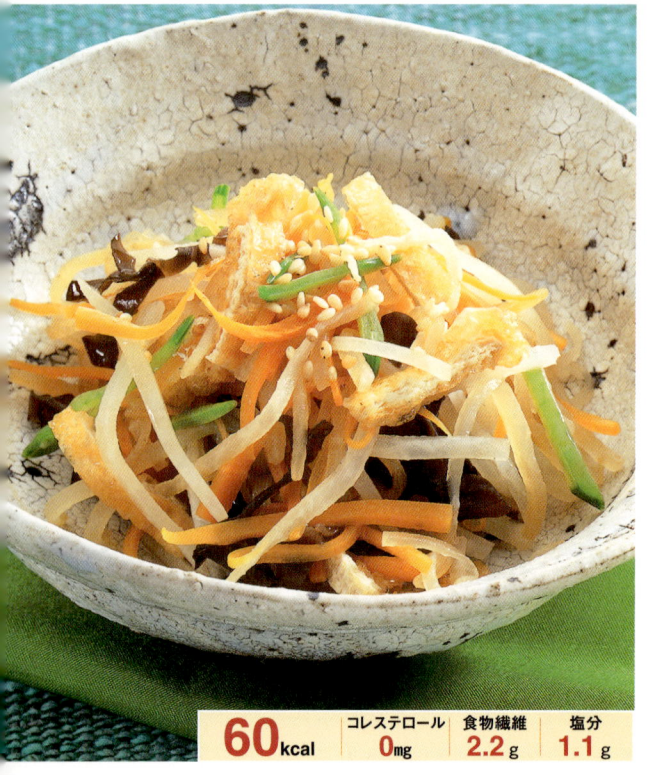

60kcal コレステロール **54mg** 食物繊維 **1.0g** 塩分 **0.6g**

酢が苦手な人にもおすすめ
炒めなます

■材料（1人分）

	大根	60g
	にんじん	20g
	絹さや	5枚（10g）
	きくらげ（乾燥）	2枚
	油揚げ	3g
A	酢	大さじ1
A	砂糖	小さじ$\frac{2}{3}$
A	しょうゆ	小さじ1
A	塩	少々
	ごま油	小さじ$\frac{1}{4}$
	いりごま（白）	少々

〈作り方〉

❶大根とにんじん、筋をとった絹さやは、せん切りにする。
❷きくらげは水につけてもどし、石づきをとってせん切りにする。
❸油揚げは細切りにする。
❹フライパンにごま油を入れて熱し、大根、にんじん、きくらげ、絹さや、油揚げの順に入れてよく炒め合わせる。
❺野菜に火が通ったら、まぜ合わせたAを加え、弱火で汁けがなくなるまでいりつける。
❻⑤を器に盛り、いりごまを振りかける。

60kcal コレステロール **0mg** 食物繊維 **2.2g** 塩分 **1.1g**

副菜 あえ物／炒め物

コンビーフのうまみを生かした
キャベツとコンビーフのソテー

■材料（1人分）

キャベツ	70 g
コンビーフ（缶詰め）	10 g
塩、こしょう	各少々
サラダ油	小さじ1/2

〈作り方〉
❶ キャベツは3cm角に切る。
❷ フライパンにサラダ油を入れて熱し、①を強火で炒める。
❸ キャベツがしんなりしてきたらコンビーフを加えてほぐすように手早く炒め合わせ、塩とこしょうで味つけする。

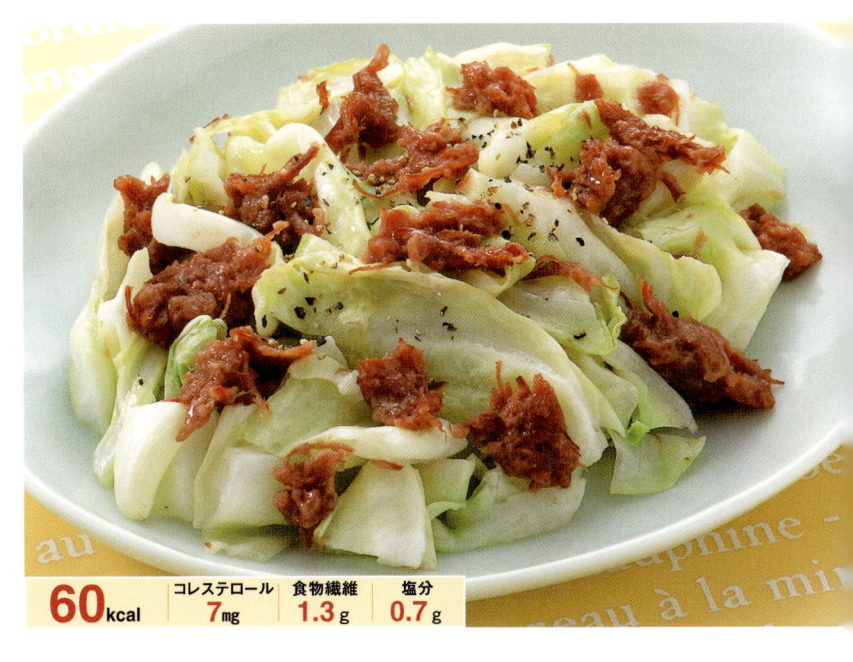

60kcal　コレステロール 7mg　食物繊維 1.3g　塩分 0.7g

カレー粉の風味で薄味でもおいしい
キャベツのカレー風味

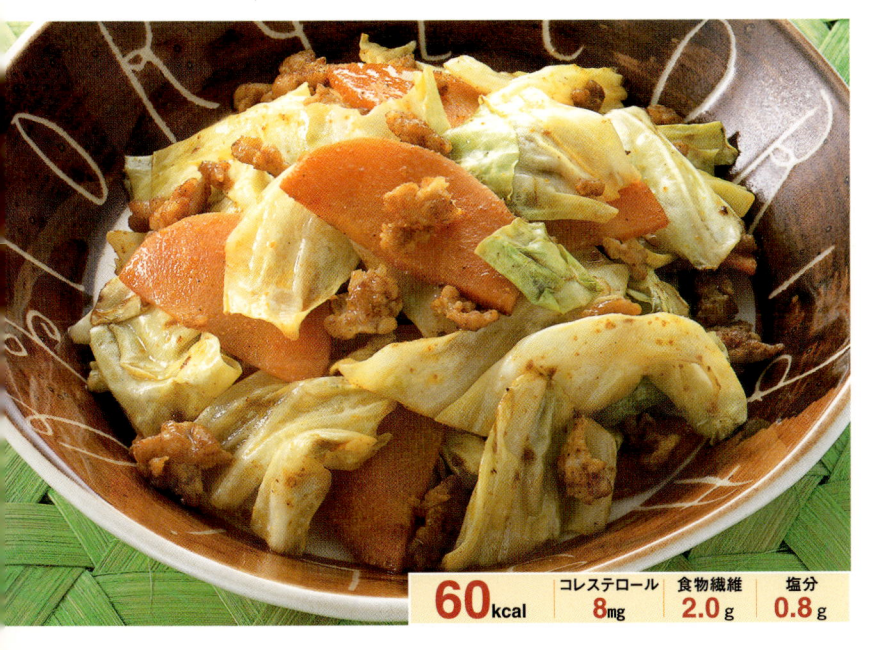

■材料（1人分）

キャベツ	60 g
にんじん	10 g
鶏ひき肉	10 g
カレー粉	小さじ1/2
塩	少々
しょうゆ	小さじ1/3
サラダ油	小さじ1/2

〈作り方〉
❶ キャベツはざく切りにし、にんじんは薄い半月切りにする。
❷ フライパンにサラダ油を熱し、鶏ひき肉を入れてほぐしながら強火で炒める。ひき肉の色が変わってポロポロしてきたら、①を加えて手早く炒め合わせる。
❸ ②にカレー粉と塩を振り入れてフライパンを揺すりながら全体になじませ、最後にしょうゆを回し入れて火を止める。

60kcal　コレステロール 8mg　食物繊維 2.0g　塩分 0.8g

バターとウインナの塩分だけで薄味に仕上げた
グリーンアスパラのバター炒め

■材料（1人分）

グリーンアスパラガス	60 g
ウインナソーセージ	10 g
バター	小さじ$\frac{1}{2}$強

〈作り方〉

❶グリーンアスパラガスは、根元のかたい部分は切り落とすか皮を薄くそぐようにむき、鍋に沸かした熱湯でかためにゆで、水にとって冷ます。水けをきり、斜め切りにする。
❷ウインナソーセージは2〜3mm厚さの輪切りにする。
❸フライパンにバターを入れて弱火にかけ、バターがとけたら①と②を入れて中火で軽く炒め合わせる。

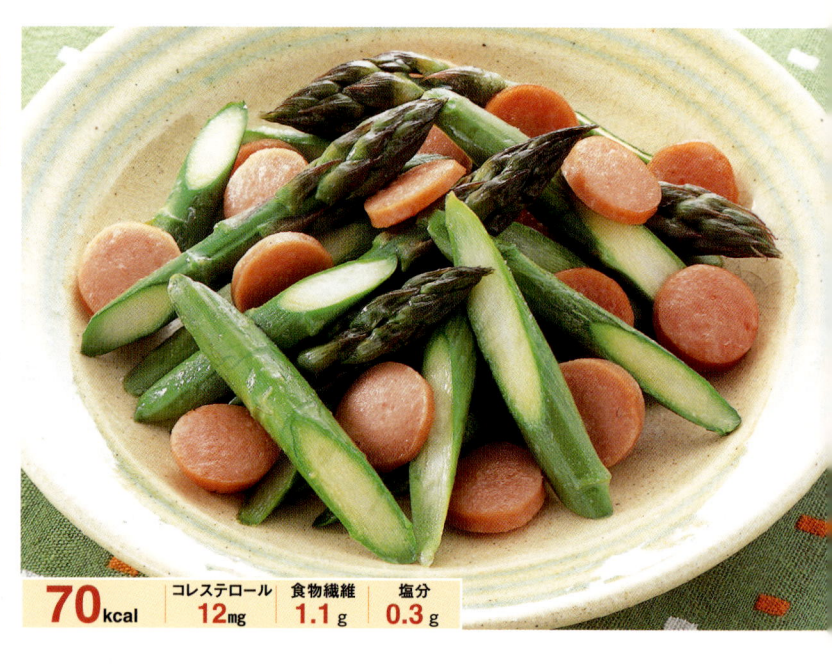

70kcal　コレステロール **12**mg　食物繊維 **1.1**g　塩分 **0.3**g

コーンの持つ自然の甘みを味わう
スイートコーンのバターソテー

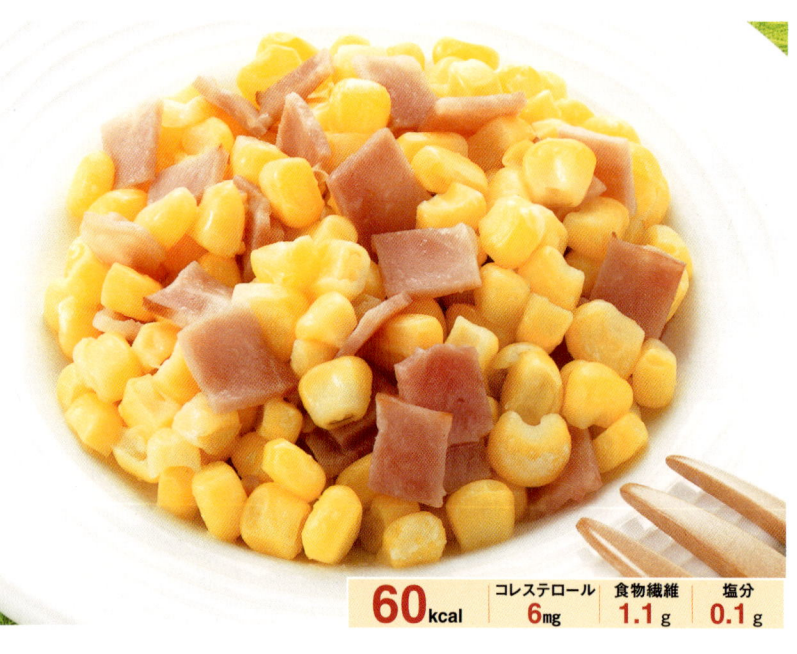

■材料（1人分）

スイートコーン（冷凍品）	40 g
ショルダーベーコン	5 g
バター	小さじ$\frac{1}{3}$弱

〈作り方〉

❶スイートコーンはざるに入れ、熱湯をかけて解凍し、水けをきっておく。
❷ショルダーベーコンは小角切りにする。
❸フライパンにバターを入れて弱火にかけ、バターがとけたら①と②を入れて中火で炒め合わせ、ベーコンに火が通ったら器に盛る。

60kcal　コレステロール **6**mg　食物繊維 **1.1**g　塩分 **0.1**g

副菜 / 炒め物

なすにしみ込んだ甘辛味がご飯に合う
なすとピーマンのみそ炒め風

■材料（1人分）

なす		60g
ピーマン		15g
豚ひき肉		10g
A	みそ	小さじ1
	しょうゆ	小さじ$\frac{1}{3}$
	砂糖	小さじ1
	日本酒	小さじ1
	だし汁	小さじ1

〈作り方〉
① なすとピーマンは一口大の乱切りにする。なすは水につけてアク抜きし、ざるに上げて水けをきる。
② 小さなボウルにAを入れ、よくまぜ合わせておく。
③ フライパンを熱し、豚ひき肉を入れて油を使わずにほぐしながら強火で炒める。ひき肉の色が変わってきたら、水けをふいた①を加えて手早く炒め合わせる。ここに水大さじ1を加えてふたをし、蒸し焼き風にする。
④ ③のなすがしんなりしたら②を加え、全体にからめる。

70kcal　コレステロール 8mg　食物繊維 1.9g　塩分 1.0g

手早く炒め合わせて作る
レタスとかにの炒め物

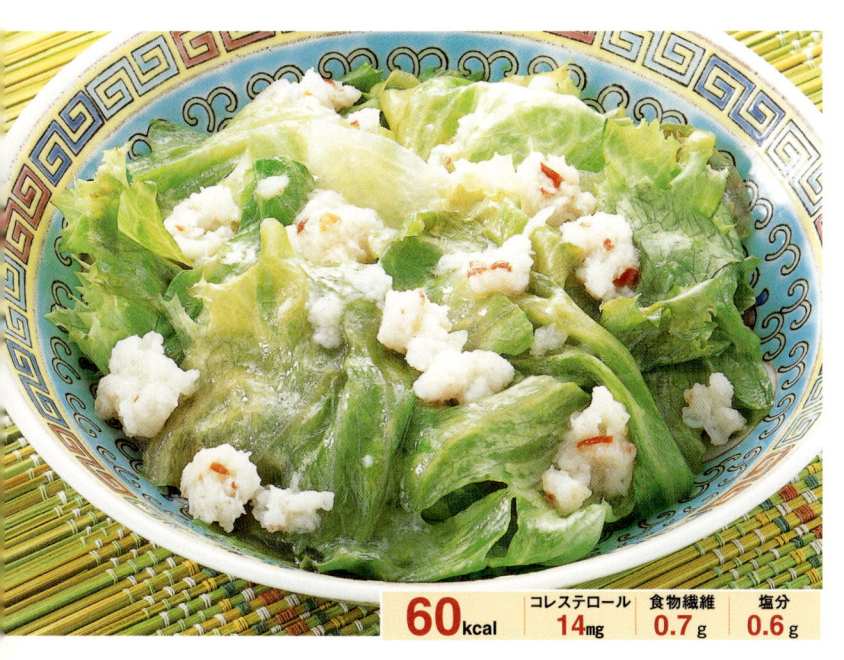

■材料（1人分）

レタス		60g
かに（缶詰め）		20g
A	塩	少々
	砂糖	小さじ$\frac{2}{3}$
	日本酒	小さじ1
サラダ油		小さじ$\frac{1}{2}$
水どきかたくり粉		小さじ2

〈作り方〉
① レタスは手で一口大にちぎる。
② 小さなボウルにAを入れ、よくまぜ合わせておく。
③ フライパンにサラダ油を入れて熱し、缶汁をきったかにを入れて強火でさっと炒め、①を加えて手早く炒め合わせる。
④ レタスがややしんなりしたら②を加えて味つけし、水どきかたくり粉を回し入れてとろみをつける。

60kcal　コレステロール 14mg　食物繊維 0.7g　塩分 0.6g

練りがらしを加えたドレッシングで味わう
いんげんとにんじんの和風サラダ

〈作り方〉
① さやいんげんは筋をとって斜め薄切りにし、にんじんは短冊切りにする。
② りんごは皮つきのままちょう切りにし、塩水（分量外）にさらして水けをきっておく。
③ 鍋に沸かした熱湯で①を1～2分ゆで、ざるに上げて冷ます。
④ Aを小さなボウルに入れてよくまぜ合わせ、ドレッシングを作る。
⑤ ②と③を合わせて器に盛り、④のドレッシングを回しかけて、パセリのみじん切りを振りかける。

■材料（1人分）

さやいんげん		30 g
にんじん		30 g
りんご		20 g
A	酢	小さじ2
	砂糖	小さじ$\frac{2}{3}$
	塩、こしょう	各少々
	練りがらし	少々
	サラダ油	小さじ$\frac{1}{2}$
パセリ（みじん切り）		少々

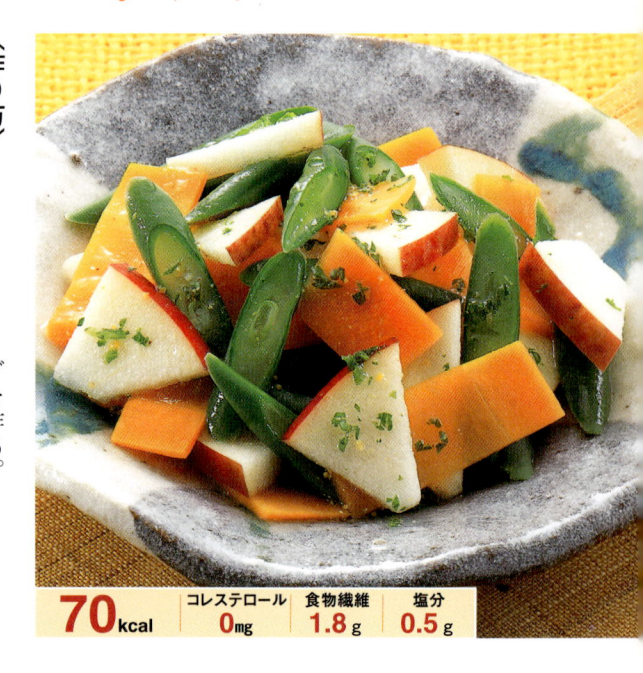

70 kcal コレステロール 0 mg 食物繊維 1.8 g 塩分 0.5 g

アスパラに多いビタミンEやカロテンが血液をサラサラに
グリーンアスパラサラダ

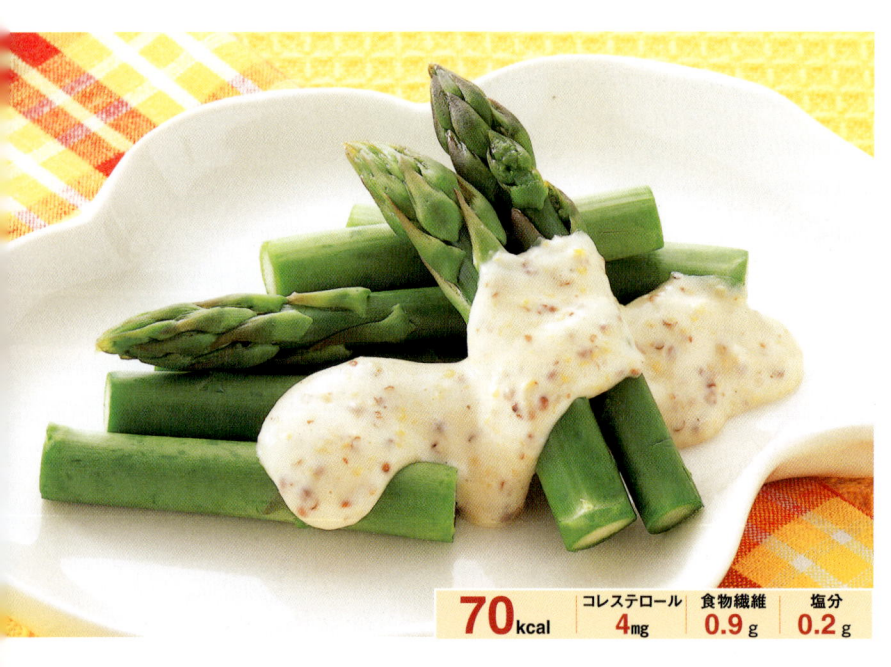

■材料（1人分）

グリーンアスパラガス	50 g
マヨネーズ	小さじ1$\frac{1}{2}$
粒入りマスタード	小さじ$\frac{1}{2}$

〈作り方〉
① アスパラガスは、根元のかたい部分は切り落とすか薄くそぐように皮をむき、長さを3等分に切る。
② 鍋に沸かした熱湯で①をやわらかくゆで、水にとって冷まし、水けをきる。
③ 容器にマヨネーズを入れ、粒入りマスタードを加えてまぜる。
④ ②を器に盛り、③をかける。

70 kcal コレステロール 4 mg 食物繊維 0.9 g 塩分 0.2 g

副菜 サラダ

キャベツがたっぷり食べられる
コールスローサラダ

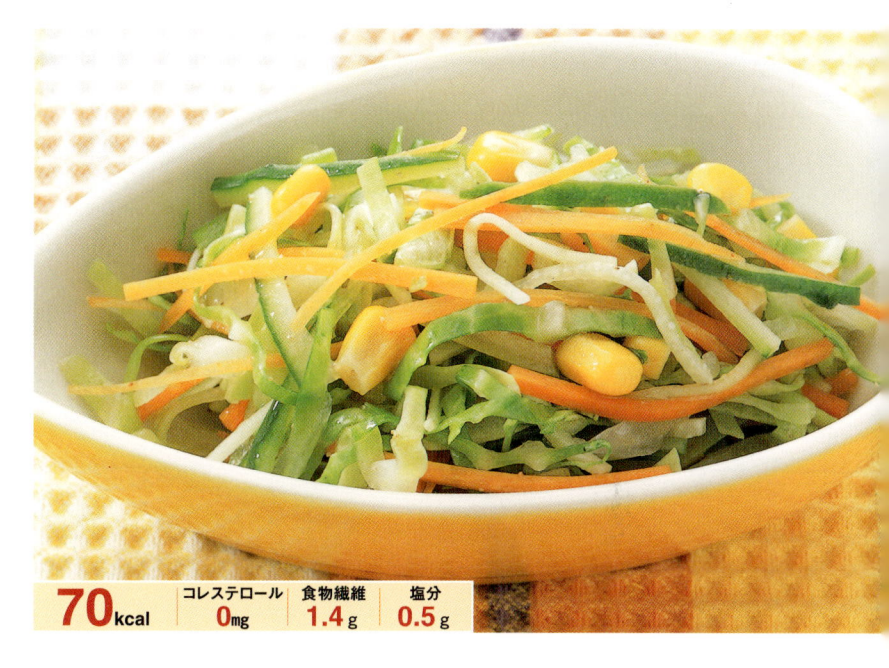

■材料（1人分）

キャベツ		30g
にんじん		20g
きゅうり		20g
スイートコーン（ホール缶詰め）		5g
A	酢	小さじ1/2強
	塩、こしょう	各少々
	サラダ油	小さじ1強

〈作り方〉
❶キャベツとにんじん、きゅうりはせん切りにする。
❷コーンはざるに入れ、熱湯を回しかけて、水けをきっておく。
❸ボウルにAを入れてよくまぜ合わせ、フレンチドレッシングを作る。ここに①と②を入れて全体にあえ、器に盛る。

70kcal　コレステロール **0**mg　食物繊維 **1.4**g　塩分 **0.5**g

おいしさアップのマヨネーズ味
ごぼうとささ身のサラダ

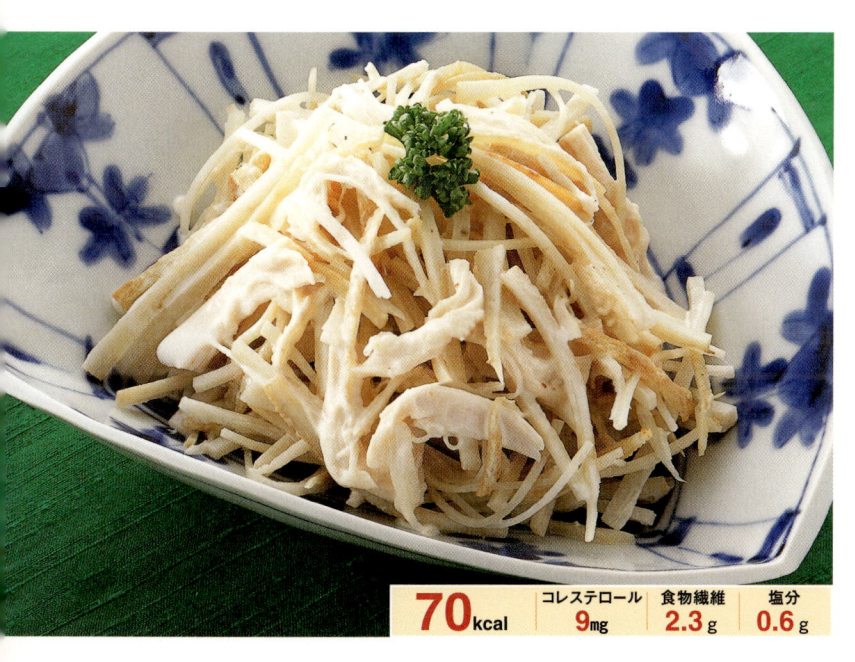

■材料（1人分）

ごぼう		40g
鶏ささ身		10g
A	マヨネーズ	小さじ1弱
	酢	小さじ1/2
	塩、こしょう	各少々
パセリ		少々

〈作り方〉
❶ごぼうはせん切りにし、切った端から水にさらす。これを鍋に沸かした熱湯でやわらかくゆで、ざるに上げて水けをきる。
❷鶏ささ身は耐熱皿に入れてラップをかけ、電子レンジで2～3分加熱する。鶏肉が冷めたら、手で縦に細く裂く。
❸ボウルにAを入れてよくまぜ合わせ、①と②をあえる。
❹③を器に盛り、パセリを飾る。

70kcal　コレステロール **9**mg　食物繊維 **2.3**g　塩分 **0.6**g

貝柱のうまみがきいた
せん切り大根とほたて貝柱のサラダ

〈作り方〉
① 大根は4cm長さくらいのせん切りにする。
② ほたて貝柱は身をほぐしておく。
③ ボウルにAを入れてよくまぜ合わせ、①と②をあえる。
④ ③を器に盛り、根元を切り落として1cm長さに切った貝割れ菜を散らす。

■材料（1人分）

大根		60g
ほたて貝柱（缶詰め）		20g
A	ほたて貝柱の缶汁	大さじ1
	マヨネーズ	小さじ1
	塩、こしょう	各少々
貝割れ菜		少々

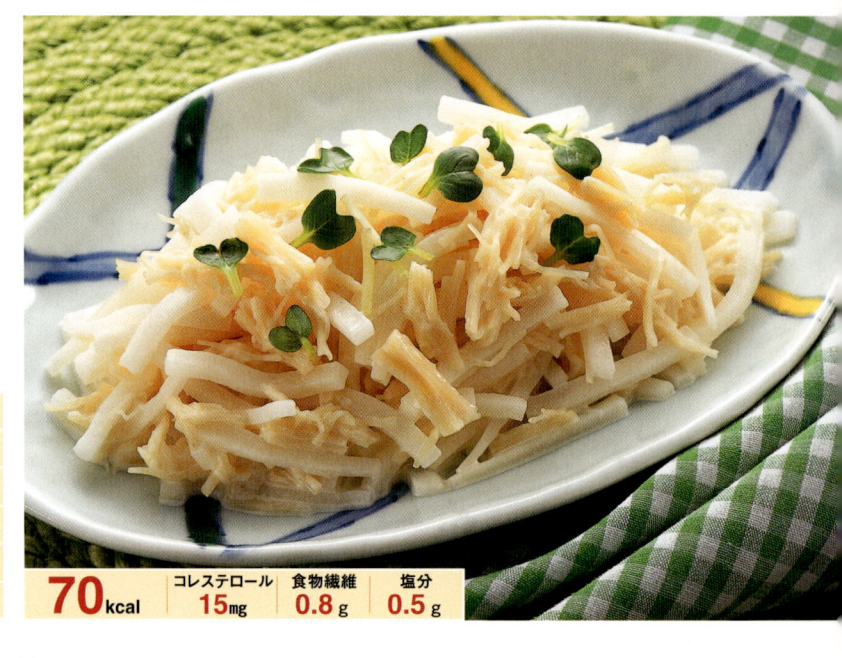

70kcal　コレステロール 15mg　食物繊維 0.8g　塩分 0.5g

ドレッシングにオリーブ油を使った
ツナサラダ

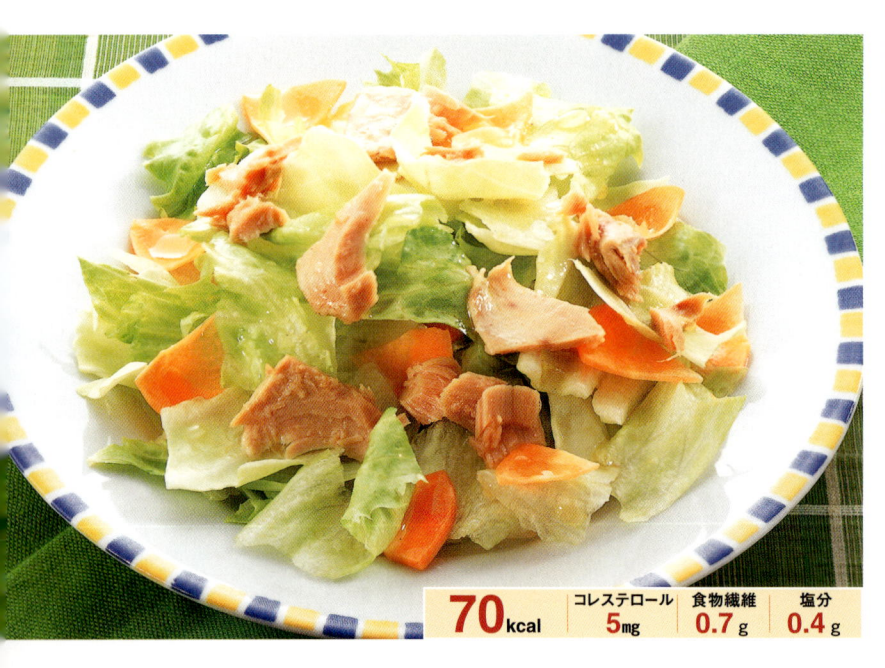

■材料（1人分）

ツナ（油漬け缶詰め）		15g
キャベツ		20g
レタス		20g
にんじん		5g
A	酢	小さじ1
	塩、こしょう	各少々
	オリーブ油	小さじ$\frac{1}{2}$

〈作り方〉
① キャベツとレタスは手で食べやすい大きさにちぎり、水にさらしてシャキッとさせ、ざるに上げて水けをよくきる。
② にんじんは薄いいちょう切りにする。
③ ボウルにAを入れてよくまぜ合わせ、ドレッシングを作る。
④ ①と②、身をほぐしたツナを③であえ、器に盛る。

70kcal　コレステロール 5mg　食物繊維 0.7g　塩分 0.4g

副菜 サラダ

低エネルギーで淡泊なカテージチーズをプラス

ピーマンとカテージチーズのサラダ

〈作り方〉
① ピーマンは食べやすい大きさに乱切りし、鍋に沸かした熱湯で軽くゆで、ざるに上げて水けをきっておく。
② ボウルにAを入れてよくまぜ合わせ、ドレッシングを作る。
③ ②に、①とカテージチーズを入れてあえ、器に盛ってレモンを飾る。

■材料（1人分）

ピーマン		70g
カテージチーズ		25g
A	レモン汁	小さじ1
	塩、こしょう	各少々
	オリーブ油	小さじ$\frac{1}{2}$強
レモン（いちょう切り）		1枚

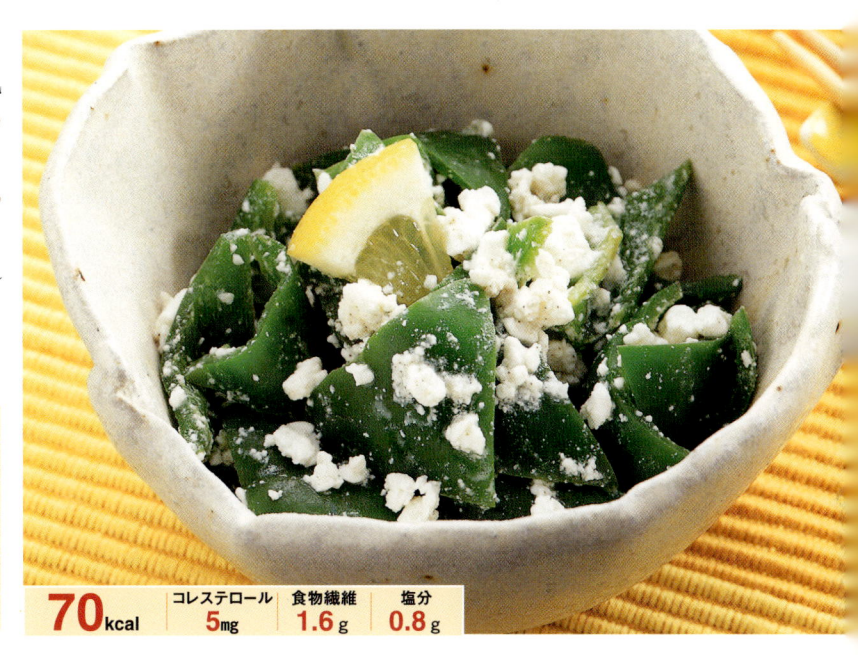

70kcal　コレステロール 5mg　食物繊維 1.6g　塩分 0.8g

鶏ささ身をプラスした

マカロニサラダ

〈作り方〉
① 玉ねぎは薄切りにし、水に10分ほどさらして辛みを抜き、ざるに上げて水けをよくきる。にんじんときゅうりは薄い半月切りにする。
② 鍋にたっぷりの湯を沸かし、沸騰したらマカロニを入れて袋の表示時間どおりにゆで、ざるに上げる。
③ 鶏ささ身は耐熱皿に入れて、ラップをかけて電子レンジで2分ほど加熱する。これをとり出して冷まし、手で細く裂く。
④ ボウルにAを入れてよくまぜ、①と②、③をあえて器に盛る。

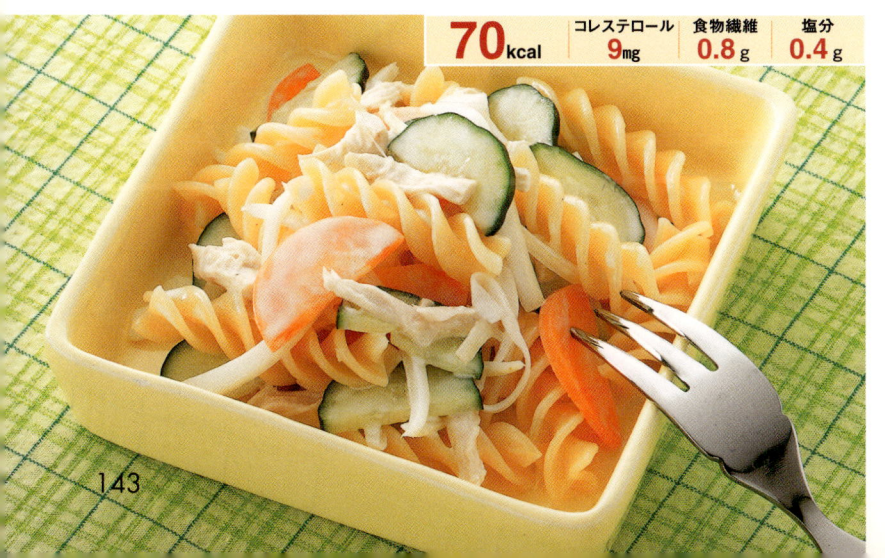

70kcal　コレステロール 9mg　食物繊維 0.8g　塩分 0.4g

■材料（1人分）

マカロニ（乾燥）		5g
鶏ささ身		10g
玉ねぎ		20g
にんじん		10g
きゅうり		10g
A	マヨネーズ	小さじ1弱
	酢	小さじ1
	塩	少々

低エネルギーがうれしい
ミニトマトの二色サラダ

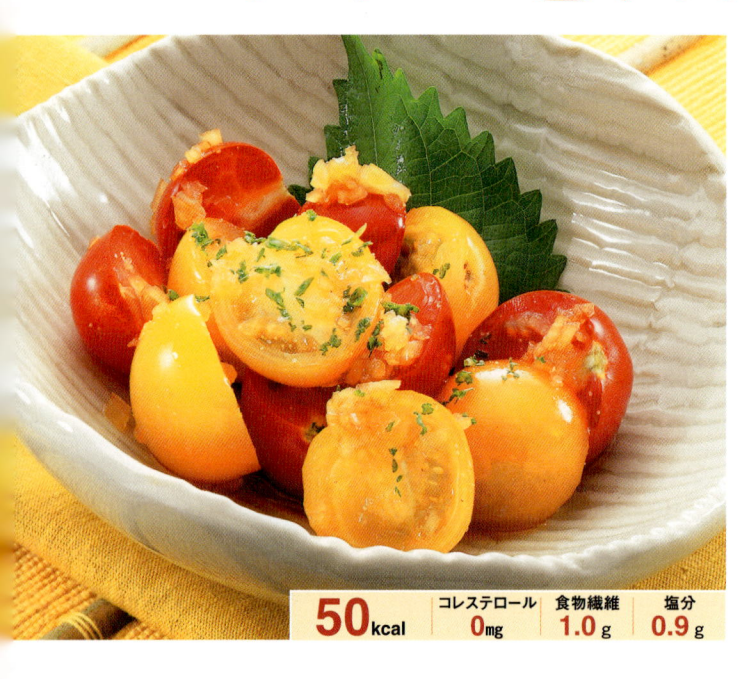

■材料（1人分）

ミニトマト（赤）		30 g
ミニトマト（黄）		30 g
玉ねぎ		10 g
A	酢	小さじ1
	しょうゆ	小さじ$\frac{1}{2}$
	砂糖	小さじ$\frac{2}{3}$
	塩、こしょう	各少々
	オリーブ油	小さじ$\frac{1}{2}$
青じそ		1枚
パセリ（みじん切り）		少々

〈作り方〉
❶ ミニトマトはいずれもへたをとり、半分に切る。
❷ 玉ねぎはみじん切りにして水にさらし、よく水けをしぼっておく。
❸ Aを小さなボウルに入れてよくまぜ合わせ、②も加えてドレッシングを作る。
❹ 器に青じそを敷いて①のミニトマトを盛り、③を回しかけて、パセリのみじん切りを散らす。

50 kcal ／ コレステロール 0 mg ／ 食物繊維 1.0 g ／ 塩分 0.9 g

殻つきあさりでボリューム感を出した
クラムチャウダー

〈作り方〉
❶ あさりは砂を吐かせ、殻をこすり合わせるようにして洗う。
❷ 玉ねぎとにんじんは、小さなさいの目に切る。
❸ グリンピースは、鍋に沸かした熱湯でさっとゆで、水にとって冷まし、ざるに上げる。
❹ 鍋にサラダ油を入れて熱し、②を中火で炒める。野菜がしんなりしたらAを加え、煮立ったら①を入れる。
❺ あさりの口が開いたら、牛乳と③を加えて一煮立ちさせ、塩とこしょうで調味する。

■材料（1人分）

あさり（殻つき）		70 g
玉ねぎ		30 g
にんじん		10 g
グリンピース		5 g
A	水	1カップ
	コンソメスープの素（固形）	$\frac{1}{4}$個
牛乳		大さじ$1\frac{1}{3}$
塩、こしょう		各少々
サラダ油		小さじ$\frac{1}{2}$

70 kcal ／ コレステロール 30 mg ／ 食物繊維 1.2 g ／ 塩分 2.2 g

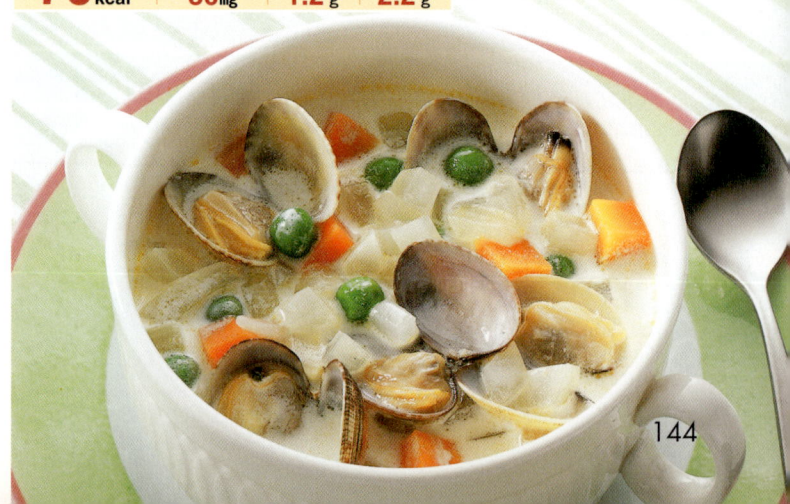

副菜 サラダ／汁物／酢の物

野菜がたっぷりとれる
具だくさんのみそ汁風

■材料（1人分）

大根	30 g
にんじん	15 g
里いも	20 g
長ねぎ	10 g
油揚げ	5 g
だし汁	$\frac{2}{5}$カップ
みそ	小さじ1
七味とうがらし	少々

〈作り方〉

❶大根は3～4mm厚さのいちょう切り、にんじんは同じ厚さの半月切りにする。
❷里いもは2～3mm厚さの輪切りにし、鍋に沸かした熱湯で1～2分ゆで、水にとってぬめりを洗い流し、ざるに上げる。
❸長ねぎは小口切りにする。
❹油揚げは熱湯をかけて油抜きし、短冊切りにする。
❺鍋にだし汁を入れて煮立て、①と②を入れて野菜がやわらかくなるまで中火で煮、④を加える。
❻⑤にみそをとき入れ、③を加えて一煮し、火を止める。
❼⑥を椀に盛り、七味とうがらしを振る。

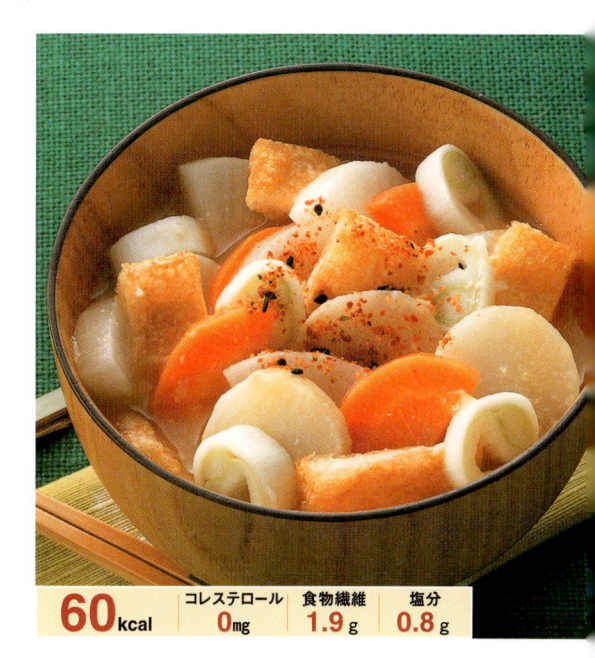

60 kcal ／ コレステロール 0 mg ／ 食物繊維 1.9 g ／ 塩分 0.8 g

彩りもきれいな
カリフラワーのマリネ

60 kcal ／ コレステロール 4 mg ／ 食物繊維 1.9 g ／ 塩分 0.6 g

■材料（1人分）

カリフラワー		50 g
にんじん		10 g
赤ピーマン		5 g
ロースハム		10 g
A	酢	大さじ$\frac{1}{2}$
	塩、黒こしょう	各少々
	オリーブ油	小さじ$\frac{1}{2}$

〈作り方〉

❶カリフラワーは小房に分け、鍋に沸かした熱湯で好みのかたさにゆで、ざるに上げて水けをきっておく。
❷にんじんは薄い半月切り、赤ピーマンはあらいみじん切りにする。
❸ロースハムは小さめの三角に切る。
❹ボウルにAを入れてよくまぜ合わせ、フレンチドレッシングを作る。ここに①と②、③を入れて全体にあえ、しばらくおいて味をなじませる。

ごま油入りの合わせ酢であえた
きゅうりとたこの中華風酢の物

■材料（1人分）

きゅうり		40g
ゆでだこ		15g
A	酢	小さじ2
	砂糖	小さじ2/3
	しょうゆ	小さじ1
	ごま油	小さじ1/2

〈作り方〉
❶きゅうりは切り落とさないように端からこまかく切り目を入れていき、そのあと4～5切れ分ずつ切り離す。
❷ゆでだこは薄切りにする。
❸ボウルにAを入れてよくまぜ合わせ、合わせ酢を作る。ここに①と②を入れてあえ、少しおいて味をなじませる。

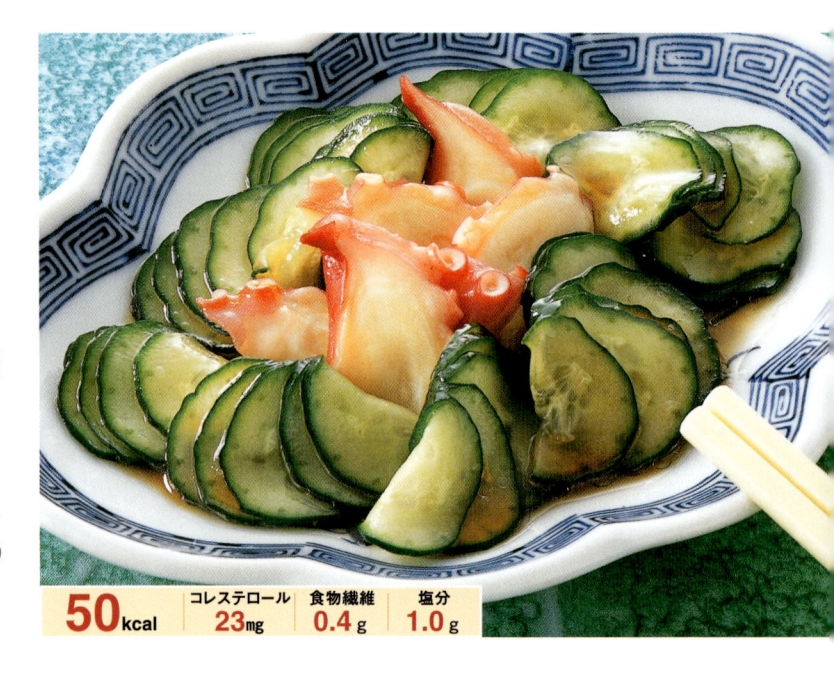

50 kcal コレステロール 23mg 食物繊維 0.4g 塩分 1.0g

食物繊維が思いのほかとれる
切り干し大根の三杯酢

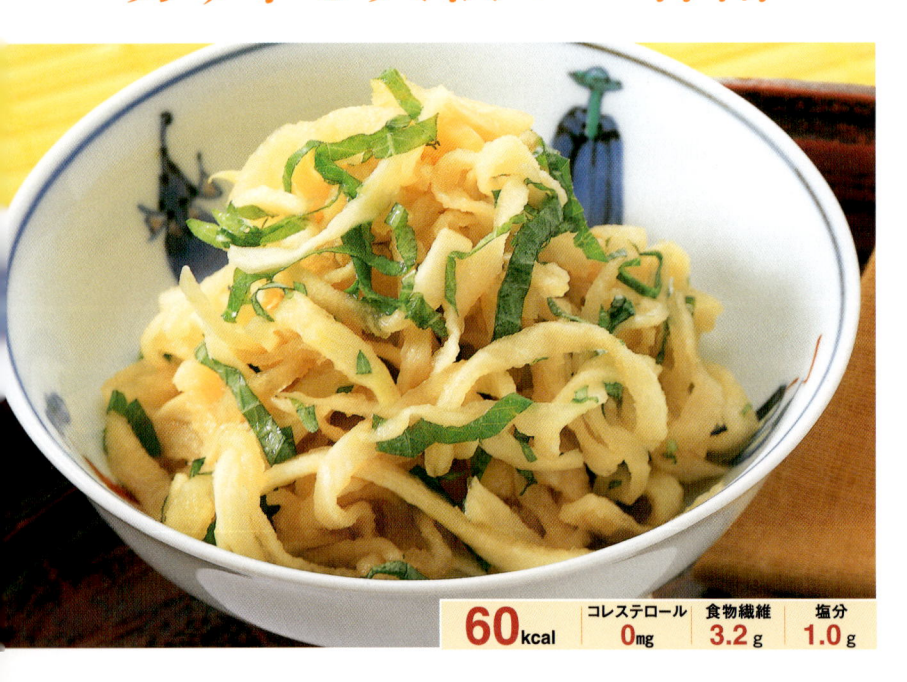

■材料（1人分）

切り干し大根（乾燥）		15g
青じそ		3枚
A	酢	大さじ1
	だし汁	大さじ1
	砂糖	小さじ2/3
	しょうゆ	小さじ1

〈作り方〉
❶切り干し大根は洗って水かぬるま湯に10～15分つけ、ふっくらとやわらかくもどす。
❷ボウルにAを入れてよくまぜ、水けをしぼった①を加えてまぜ、15～20分ほどおく。
❸②にせん切りにした青じそを加え、器に盛る。

60 kcal コレステロール 0mg 食物繊維 3.2g 塩分 1.0g

副菜 酢の物

練りわさびで味に変化をつけた
青梗菜（チンゲンサイ）とはるさめのわさび酢

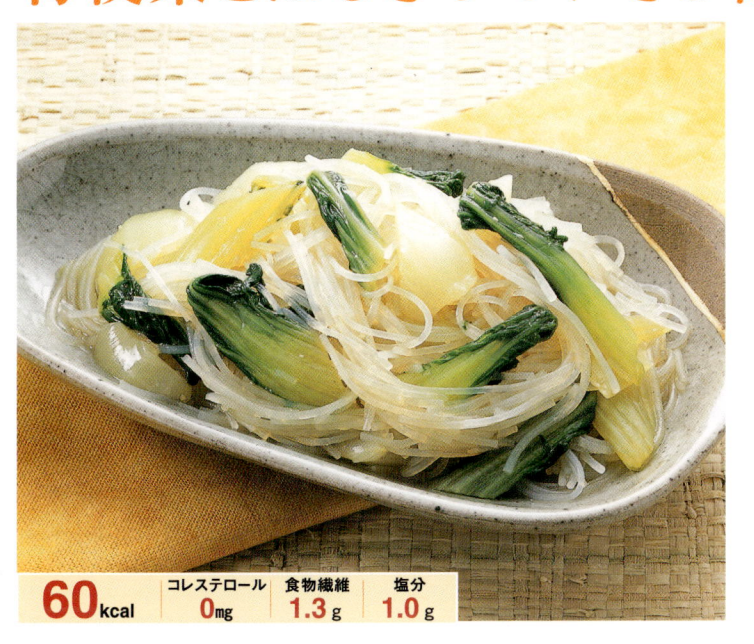

■材料（1人分）

青梗菜		60g
はるさめ（乾燥）		15g
A	しょうゆ	小さじ1弱
	酢	小さじ2強
	練りわさび	少々

〈作り方〉

❶はるさめは熱湯につけてもどし、ざるにあけて水につけ、水けをきって食べやすい長さに切る。
❷青梗菜は1枚ずつ葉をはがし、鍋に沸かした熱湯に軸のほうから入れてしんなりするまでゆで、水にとって冷ます。水けをしぼり、食べやすい大きさの斜め切りにする。
❸ボウルにAを入れてよくまぜ、ここに①と②を入れてあえる。

60kcal　コレステロール 0mg　食物繊維 1.3g　塩分 1.0g

おなじみの中華酢の物
はるさめとハムの酢の物

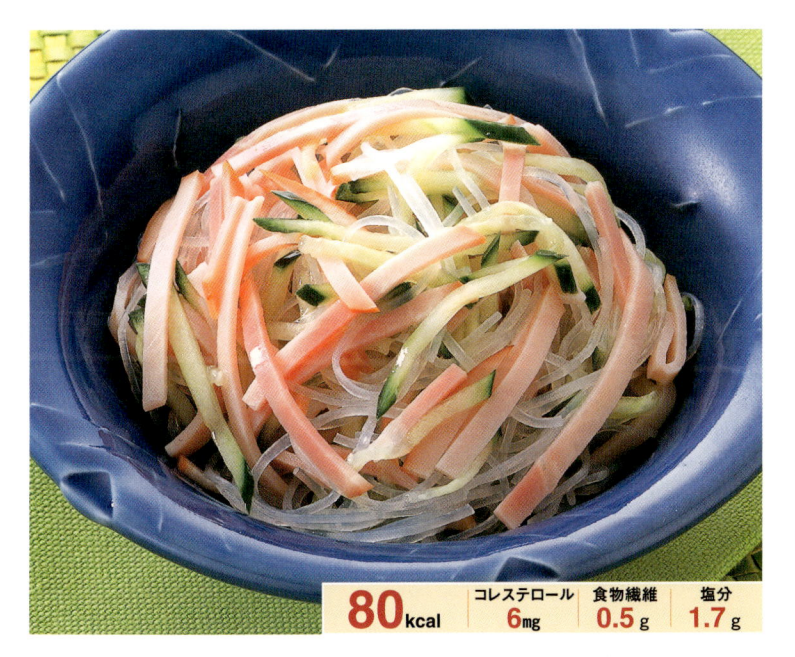

■材料（1人分）

はるさめ（乾燥）		8g
ロースハム		15g
きゅうり		20g
A	酢	小さじ2
	砂糖	小さじ$\frac{2}{3}$
	塩	少々
	だし汁	小さじ1

〈作り方〉

❶はるさめは熱湯につけてもどし、ざるにあけて水につけ、水けをきって食べやすい長さに切る。
❷ロースハムときゅうりは、それぞれせん切りにする。
❸ボウルにAを入れてよくまぜ合わせ、合わせ酢を作る。ここに①と②を入れてあえ、器に盛る。

80kcal　コレステロール 6mg　食物繊維 0.5g　塩分 1.7g

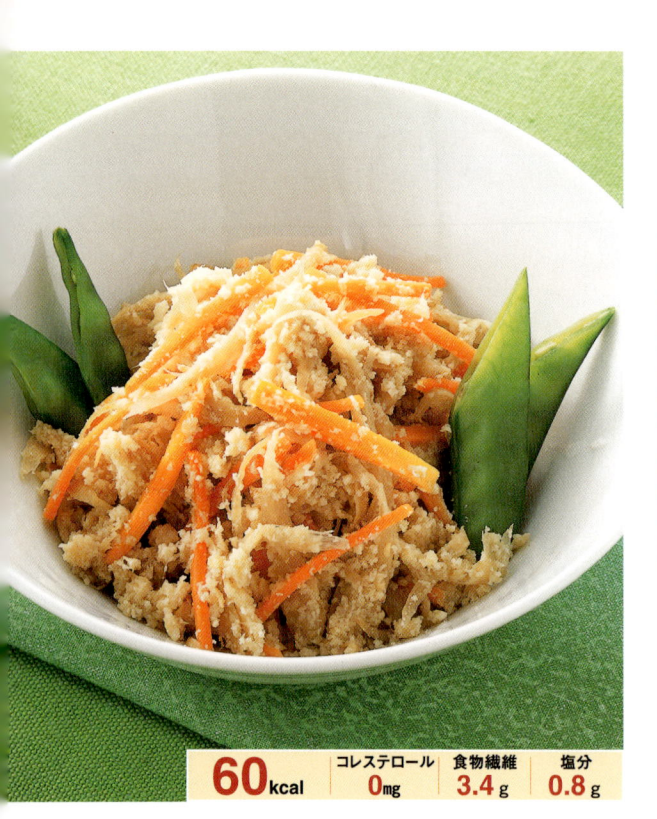

おなかの掃除に効果てきめん
いりおから

■材料（1人分）

おから		25 g
ごぼう		10 g
にんじん		10 g
絹さや		2枚
だし汁		$\frac{2}{5}$ カップ
A	砂糖	小さじ $\frac{2}{3}$
	塩	少々
	しょうゆ	小さじ $\frac{1}{2}$
サラダ油		小さじ $\frac{1}{2}$

〈作り方〉

❶ ごぼうはささがきにし、水にさらしてアクを抜き、水けをきる。にんじんはせん切りにする。

❷ 絹さやは筋をとり、鍋に沸かした熱湯でしんなりするまでゆで、水にとって冷ます。水けをきって、斜め半分に切る。

❸ 鍋にサラダ油を入れて熱し、①を中火で炒める。野菜がしんなりしたらおからを加えて炒め合わせる。全体に油がなじんだら、だし汁とAを加え、汁けがなくなるまでいりつける。

❹ ③を器に盛り、②を添える。

60 kcal ／ コレステロール 0 mg ／ 食物繊維 3.4 g ／ 塩分 0.8 g

栄養成分の多い葉ごと使った
かぶと厚揚げの煮物

■材料（1人分）

かぶ（葉つき）		1個（50 g）
厚揚げ		30 g
A	だし汁	$\frac{1}{2}$ カップ
	しょうゆ	小さじ1強
	日本酒	小さじ1
	みりん	小さじ $\frac{1}{3}$
	塩	少々

〈作り方〉

❶ かぶは茎を2cmほど残して、四つ割りにする。葉は3cm長さに切り、塩少々（分量外）を加えた熱湯でさっとゆで、水にとって冷まし、水けをしぼっておく。

❷ 厚揚げは2cm厚さの角切りにし、鍋に沸かした熱湯にさっと通して油抜きする。

❸ 鍋にAを入れて煮立て、かぶと厚揚げを入れて落としぶたをし、中火で煮汁が少し残る程度まで煮含める。最後に①のかぶの葉を加えて一煮する。

70 kcal ／ コレステロール 0 mg ／ 食物繊維 1.0 g ／ 塩分 1.3 g

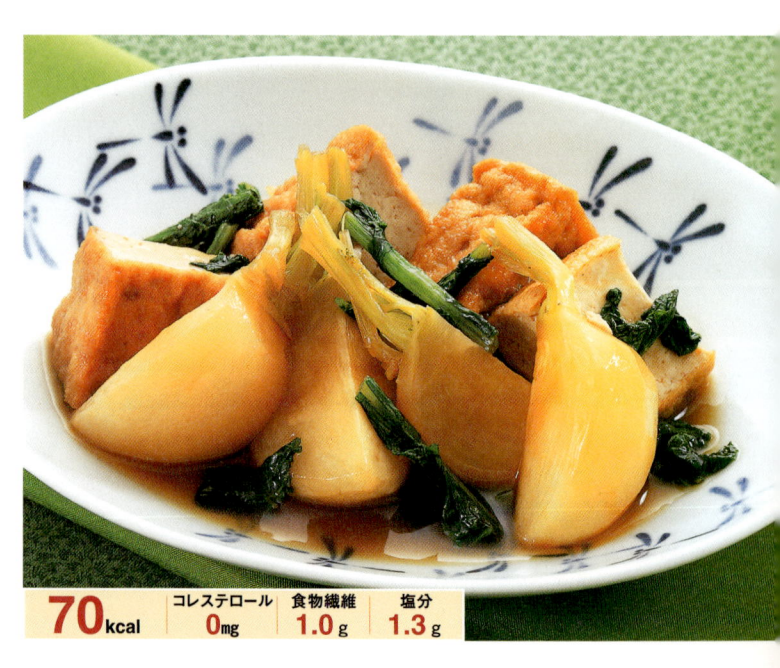

副菜 煮物

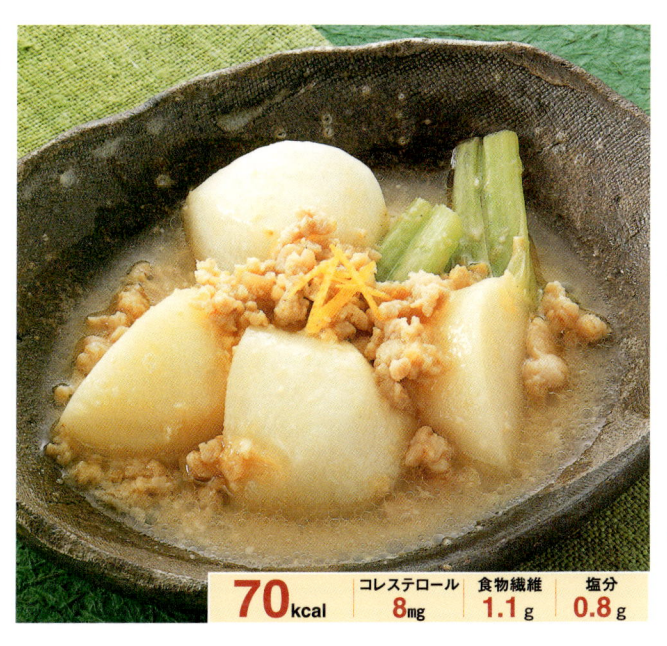

鶏ひき肉でコクをつけた
かぶのみそぼろかけ

■材料(1人分)

かぶ		大1個(60g)
鶏ひき肉		10g
だし汁		$\frac{1}{2}$カップ
A	だし汁	大さじ1
	みそ	小さじ1
	砂糖	小さじ1
	日本酒	小さじ$\frac{1}{2}$弱
サラダ油		小さじ$\frac{1}{2}$
ゆずの皮		少々

〈作り方〉

❶かぶは茎を2cmほど残して葉を切り落とし(葉はほかの料理に利用)、四つ割りにする。

❷鍋にだし汁と①を入れて中火にかけ、かぶがやわらかくなるまで煮る。

❸別の鍋にサラダ油を入れて熱し、鶏ひき肉を強火で炒める。ひき肉の色が変わってポロポロになってきたら火を弱め、Aを加える。箸でまぜながら火を通し、汁けがなくなったら火を止める。

❹②をだし汁ごと器に盛って、③のみそぼろをかけ、せん切りにしたゆずの皮を天盛りにする。

70kcal コレステロール 8mg 食物繊維 1.1g 塩分 0.8g

カロテンがたっぷりとれる
かぼちゃの含め煮

〈作り方〉

❶かぼちゃは種を除いて一口大に切り、面取り(切り口の角を細くむきとる)をする。

❷鍋にAを入れて煮立て、①を皮を下にして重ならないように並べ入れる。落としぶたをし、かぼちゃが踊らない程度の火かげんにして、竹串がすっと通るようになるまで15〜20分煮る。

■材料(1人分)

かぼちゃ		60g
A	だし汁	$\frac{1}{2}$カップ
	しょうゆ	小さじ1
	砂糖	小さじ$\frac{2}{3}$
	みりん	小さじ$\frac{1}{3}$

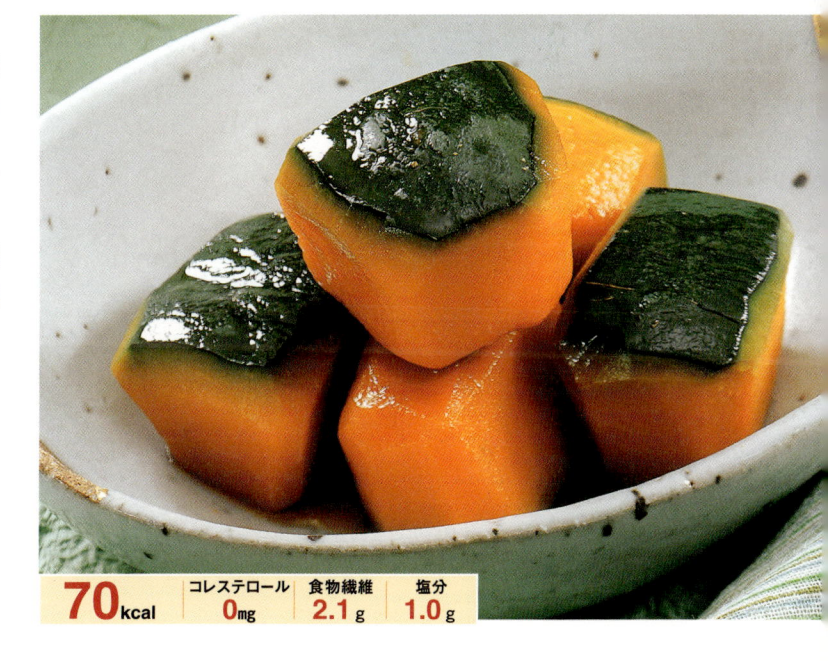

70kcal コレステロール 0mg 食物繊維 2.1g 塩分 1.0g

油でさっと炒めてから煮る
キャベツのいり煮

■材料（1人分）

材料		分量
キャベツ		60g
油揚げ		5g
絹さや		2枚
A	だし汁	1/3カップ
	しょうゆ	小さじ1
	日本酒	小さじ1
	砂糖	小さじ2/3
	塩	少々
サラダ油		小さじ1/2

〈作り方〉
❶ キャベツはざく切りにする。
❷ 油揚げは熱湯を回しかけて油抜きし、1cm幅に切る。
❸ 絹さやは筋をとり、塩少々（分量外）を加えた熱湯でさっとゆで、水けをきってせん切りにする。
❹ 鍋にサラダ油を入れて熱し、①と②を炒める。キャベツがしんなりしてきたらAを加え、中火で2〜3分煮る。
❺ ④を器に盛り、③を散らす。

70kcal　コレステロール **0mg**　食物繊維 **1.3g**　塩分 **1.2g**

さっと短時間でできる京都の代表的なおばんざい
京菜と油揚げの煮びたし

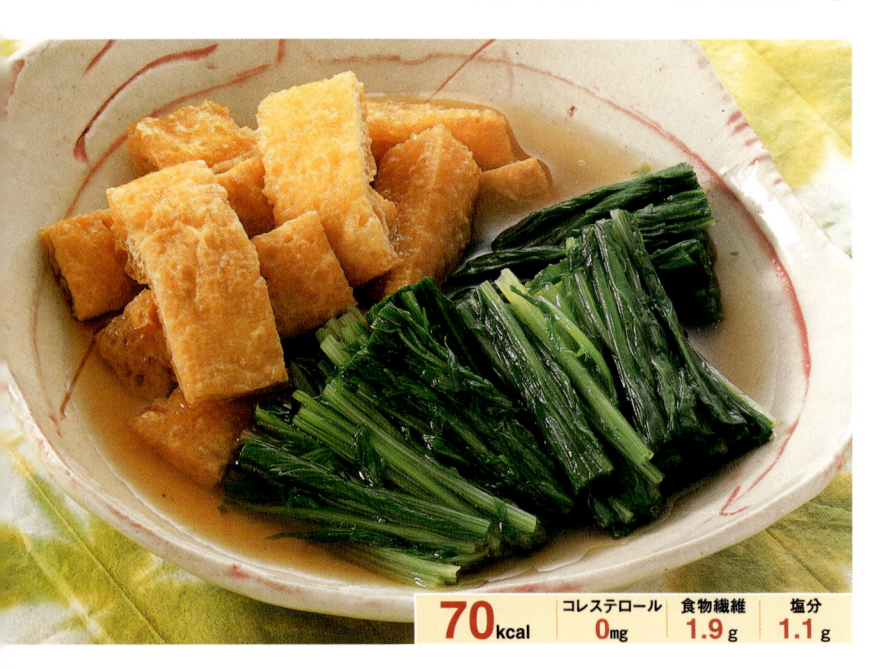

〈作り方〉
❶ 京菜は3cm長さに切る。
❷ 油揚げは熱湯を回しかけて油抜きし、1cm幅の短冊切りにする。
❸ 鍋にだし汁を入れて中火にかけ、煮立ったら①と②を加えてさっと煮る。Aを加えて弱火で煮、味を含ませる。

■材料（1人分）

材料		分量
京菜		60g
油揚げ		10g
だし汁		1/4カップ
A	しょうゆ	小さじ1弱
	砂糖	小さじ1
	塩	少々

70kcal　コレステロール **0mg**　食物繊維 **1.9g**　塩分 **1.1g**

副菜 / 煮物

薄味にしっとりと煮た
切り干し大根と油揚げの煮物

■材料（1人分）

切り干し大根（乾燥）		10g
油揚げ		5g
にんじん		20g
生しいたけ		1個
A	だし汁	1/2カップ
	砂糖	小さじ2/3
	しょうゆ	小さじ1強
万能ねぎ（小口切り）		少々

〈作り方〉

❶切り干し大根はかぶるくらいの水かぬるま湯につけて、10〜15分かけてふっくらとやわらかくもどす。

❷油揚げは熱湯を回しかけて油抜きし、細切りにする。

❸にんじんは短冊切りにし、生しいたけは石づきを切り落として薄切りにする。

❹鍋にAを入れて煮立て、①と②、③を入れてときどきまぜながら10分くらい煮、器に盛って、万能ねぎの小口切りを散らす。

70kcal ／ コレステロール 0mg ／ 食物繊維 3.1g ／ 塩分 1.2g

オイスターソースの味つけで中華風にアレンジ
切り干し大根の中華煮

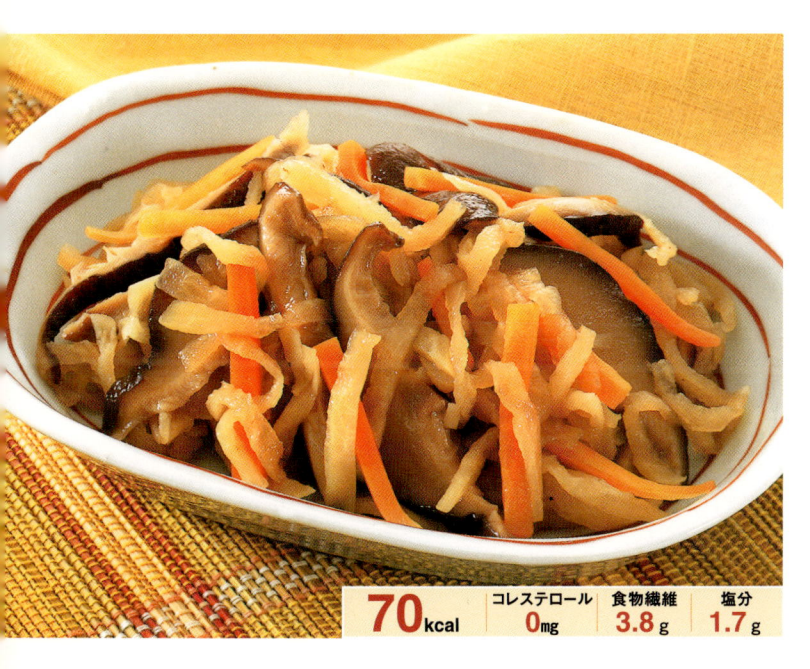

■材料（1人分）

切り干し大根（乾燥）		15g
にんじん		10g
干ししいたけ		1個
A	水	1/2カップ
	鶏ガラスープの素	小さじ1/2
	オイスターソース	小さじ1
	しょうゆ	小さじ1
	砂糖	小さじ2/3
	日本酒	小さじ1

〈作り方〉

❶切り干し大根は水かぬるま湯に10〜15分つけてふっくらともどす。

❷干ししいたけは水でもどして石づきを切り落とし、薄切りにする。にんじんはせん切りにする。

❸鍋にAを入れて煮立て、水けをしぼった①と②を入れて、ときどきまぜながら弱火で10〜15分煮る。

70kcal ／ コレステロール 0mg ／ 食物繊維 3.8g ／ 塩分 1.7g

梅のさわやかな風味が楽しめる

ごぼうとカリフラワーの梅風味

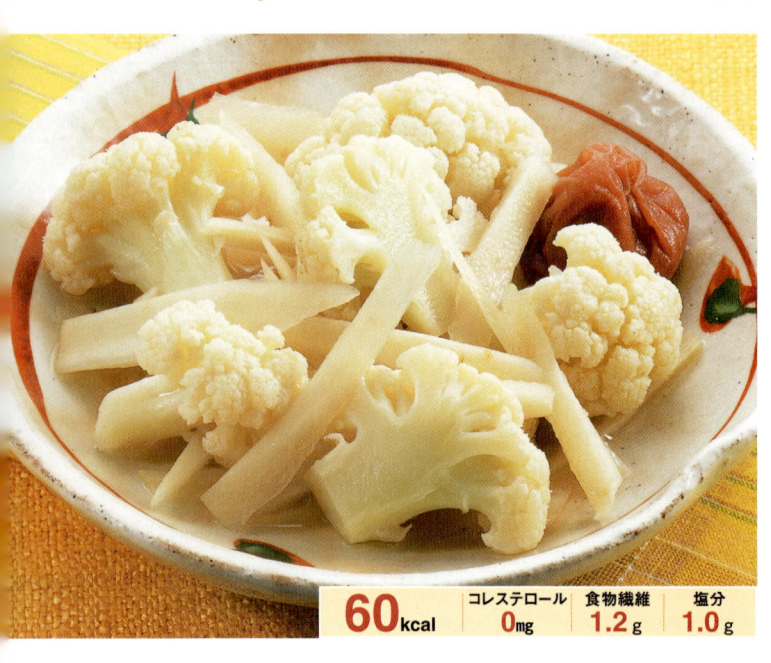

■材料（1人分）

ごぼう		25g
カリフラワー		50g
A	だし汁	$\frac{1}{3}$カップ
	梅干し	$\frac{1}{2}$個
	薄口しょうゆ	小さじ$\frac{1}{3}$
	日本酒	小さじ2
	砂糖	小さじ1

《作り方》

❶ ごぼうは皮をこそげて大きめのささがきにし、すぐ水に放してアクを抜き、ざるに上げる。

❷ カリフラワーは小房に分け、水に10分ほどつける。

❸ 鍋に湯を沸かして酢少々（分量外）を加え、①と②を入れてさっとゆで、ざるに上げる。

❹ 鍋にAと③を入れて火にかけ、落としぶたをして煮汁が少し残る程度まで弱火で煮含める。

60kcal　コレステロール 0mg　食物繊維 1.2g　塩分 1.0g

食物繊維補給メニュー

根菜の田舎煮

■材料（1人分）

里いも		20g
れんこん		15g
ごぼう		30g
にんじん		20g
生しいたけ		1個
絹さや		2枚
板こんにゃく		30g
だし汁		120mℓ
A	日本酒	小さじ$\frac{1}{2}$弱
	しょうゆ	小さじ1強
	砂糖	小さじ$\frac{2}{3}$
	塩	少々

《作り方》

❶ 生しいたけは石づきを切り落として半分に切る。板こんにゃくは鍋に沸かした熱湯で1分ほどゆで、手で一口大にちぎる。

❷ 里いもは半分に切り、れんこんは5mm厚さの半月切りに、ごぼうは皮をこそげて四つ割りにし、れんこんとごぼうは水にさらす。里いも、ごぼう、にんじんはかために下ゆでしておく。

❸ 鍋にだし汁と①と②を入れて中火で10分煮る。Aを加えて煮汁がなくなるまで煮る。

❹ ③を器に盛り、筋をとってゆでた絹さやを斜め半分に切って散らす。

70kcal　コレステロール 0mg　食物繊維 4.2g　塩分 1.3g

副菜 煮物

こんにゃくも動脈硬化予防になる心強い食品
こんにゃくのおかか煮

〈作り方〉
❶ 板こんにゃくは5mm厚さくらいに切り、中央部に切り込みを入れて、その中に片端を通してひねり、手綱(たづな)こんにゃくにする。これを鍋に沸かした熱湯で1～2分ゆで、ざるに上げて水けをきる。
❷ 鍋にAを入れて煮立て、①を入れて、ときどき箸でまぜながら汁けがなくなるまで中火で煮る。

■材料(1人分)

板こんにゃく		100g
A	水	$\frac{1}{2}$カップ
	しょうゆ	小さじ2
	みりん	小さじ2
	削りがつお	3g

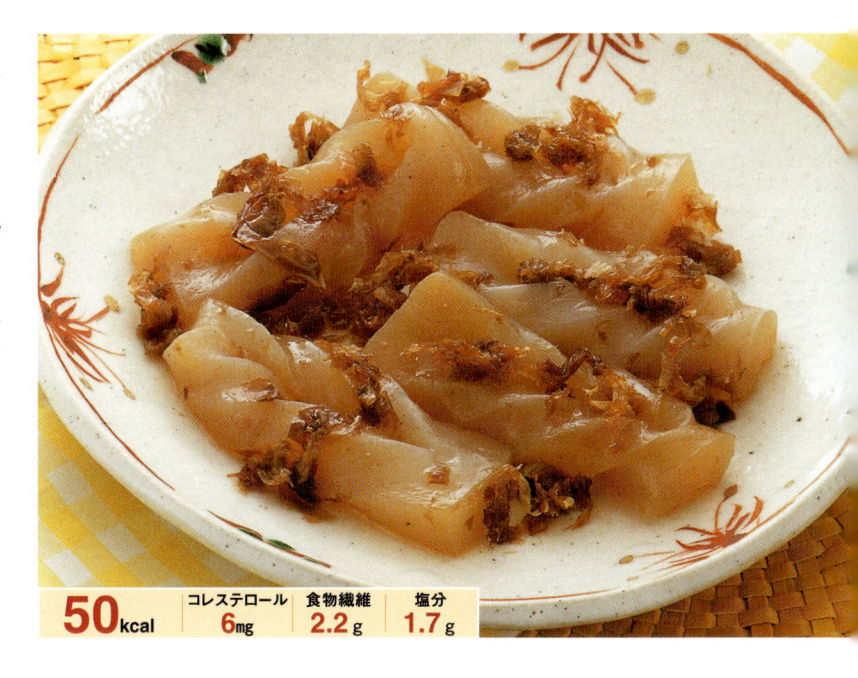

50kcal　コレステロール 6mg　食物繊維 2.2g　塩分 1.7g

牛乳が効率よくとれる
セロリとベーコンのミルク煮

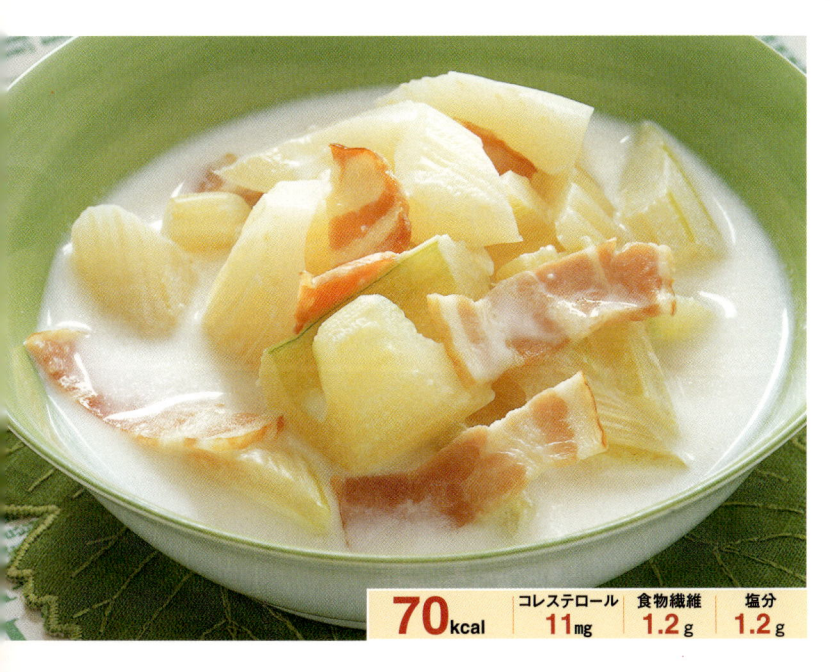

■材料(1人分)

セロリ		80g
ベーコン		10g
A	水	$\frac{1}{2}$カップ
	コンソメスープの素(固形)	$\frac{1}{2}$個弱
牛乳		$\frac{1}{4}$カップ
塩、こしょう		各少々

〈作り方〉
❶ セロリは筋をむきとって乱切りにする。
❷ ベーコンは1.5cm幅くらいに切る。
❸ 鍋にAを入れて煮立て、①と②を加えて中火で煮る。セロリにほぼ火が通ったら牛乳を加えて一煮し、塩とこしょうで味つけする。

70kcal　コレステロール 11mg　食物繊維 1.2g　塩分 1.2g

鉄分を多く含むあさりを使って
大根とあさりの煮物

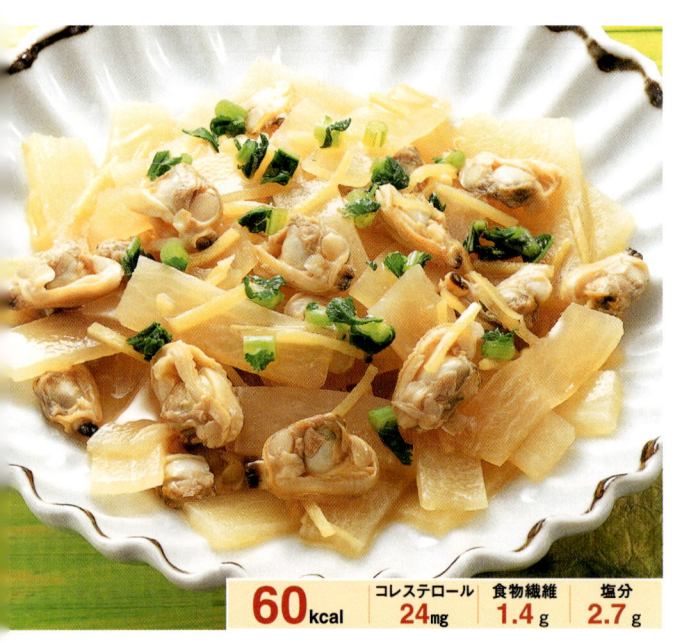

■材料（1人分）

大根		80 g
大根の葉		5 g
しょうが（せん切り）		5 g
あさり（むき身）		60 g
A	だし汁	$\frac{1}{4}$ カップ
	しょうゆ	小さじ1$\frac{1}{2}$
	日本酒	小さじ1
	みりん	小さじ1

〈作り方〉

❶ 大根は3cm長さの短冊状に切る。
❷ 大根の葉は鍋に沸かした熱湯でしんなりするまでゆでて小口切りにする。
❸ あさりはざるに入れて塩水（分量外）で洗い、水けをきっておく。
❹ 鍋にAを入れて煮立て、しょうがのせん切りと③を入れて煮る。あさりに火が通ったら火を止め、あさりをとり出す。
❺ ④の鍋に大根を入れ、大根がかぶるくらいの水を足して、アクをとりながら5〜6分煮る。
❻ ⑤にあさりを戻し入れ、軽く火を通して器に盛り、最後に②を散らす。

60 kcal ／ コレステロール **24 mg** ／ 食物繊維 **1.4 g** ／ 塩分 **2.7 g**

血液をサラサラにする優秀なコンビ
大豆とひじきの煮物

■材料（1人分）

大豆（水煮缶詰め）		30 g
ひじき（乾燥）		5 g
A	だし汁	$\frac{1}{2}$ カップ
	しょうゆ	小さじ1
	日本酒	小さじ1
	みりん	小さじ$\frac{1}{3}$
	砂糖	小さじ$\frac{2}{3}$

〈作り方〉

❶ ひじきは洗ってかぶるくらいの水にひたし、20分ほどおいてもどす。水けをきり、食べやすい長さに切る。
❷ 鍋にひじきと大豆の水煮を入れ、Aも加えて火にかけ、ときどきかきまぜながら、煮汁がほとんどなくなるまで弱めの中火で煮る。

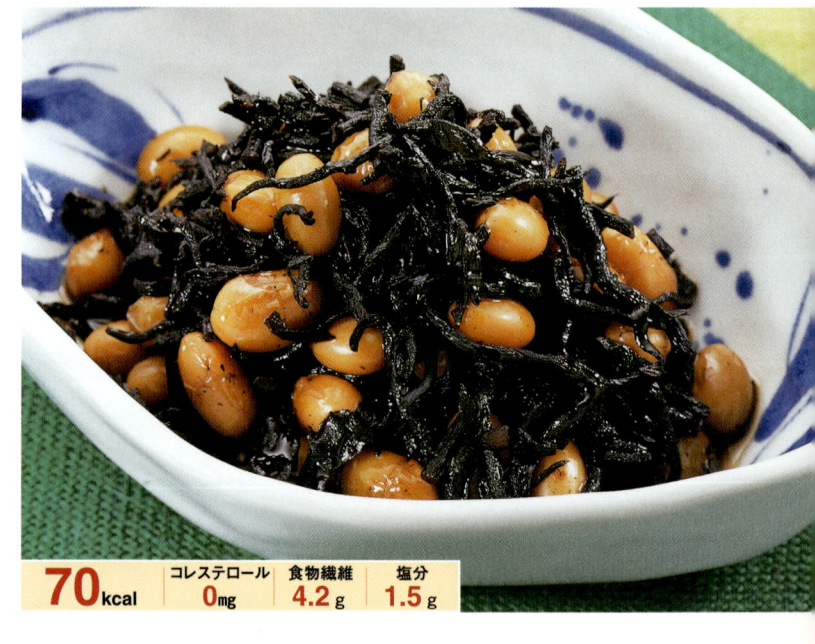

70 kcal ／ コレステロール **0 mg** ／ 食物繊維 **4.2 g** ／ 塩分 **1.5 g**

副菜 煮物

EPAやDHAが豊富なうなぎを使って
青梗菜とうなぎの煮びたし

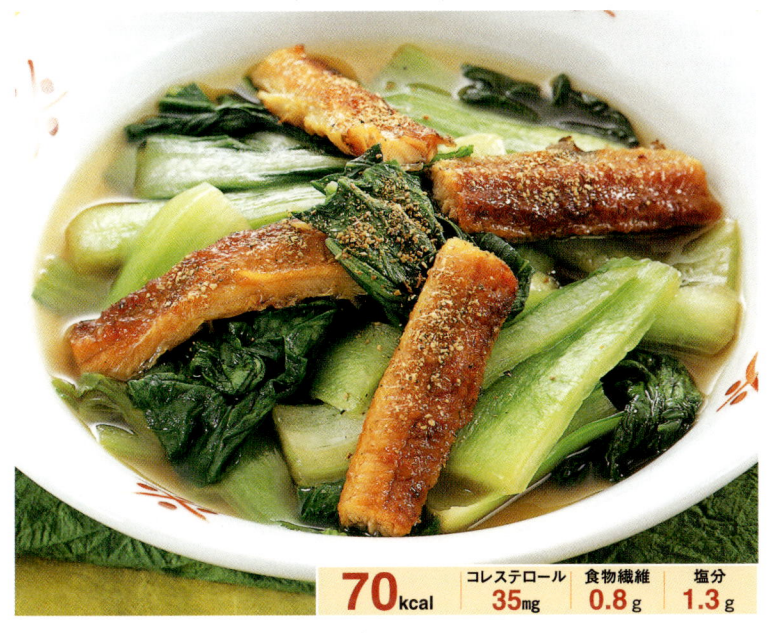

■材料（1人分）

青梗菜		70g
うなぎのかば焼き（市販品）		15g
A	だし汁	$\frac{1}{4}$カップ
	しょうゆ	小さじ1
	日本酒	小さじ1
	砂糖	小さじ$\frac{2}{3}$
粉ざんしょう		少々

〈作り方〉
❶ 青梗菜は根元を切り落とし、4〜5cm長さに切る。
❷ うなぎのかば焼きは2cm幅、5〜6cm長さの短冊状に切る。
❸ 鍋にAを入れて煮立て、①の茎を入れて1〜2分煮る。葉も加え、しんなりしたら②を加えてさっと煮る。
❹ ③を煮汁ごと器に盛り、粉ざんしょうを振る。

70kcal | コレステロール 35mg | 食物繊維 0.8g | 塩分 1.3g

牛乳でクリーミーに仕上げた
青梗菜のクリーム煮

〈作り方〉
❶ 青梗菜は1枚ずつ葉をはがし、大きい場合は長さを半分に切る。
❷ ロースハムはいちょう切りにする。
❸ 鍋にサラダ油を入れて熱し、①と②を強火で炒め、全体に油が回ったらAを加えて一煮する。
❹ ③に牛乳を加え、塩で味をととのえる。
❺ 小さな容器に④のスープを少しとり出してかたくり粉をとき、④に加えてとろみをつけ、火を止める。

■材料（1人分）

青梗菜		70g
ロースハム		10g
A	水	$\frac{1}{4}$カップ
	コンソメスープの素（固形）	$\frac{1}{4}$個
牛乳		大さじ2
塩		小さじ$\frac{1}{5}$
かたくり粉		小さじ$\frac{1}{3}$
サラダ油		小さじ$\frac{1}{2}$

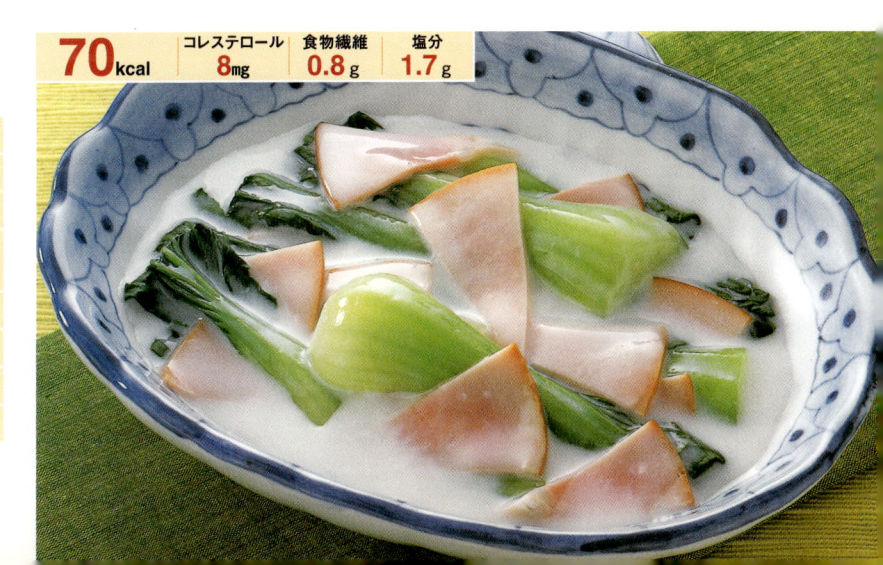

70kcal | コレステロール 8mg | 食物繊維 0.8g | 塩分 1.7g

たっぷりとりたい中国の緑黄色野菜
青梗菜（チンゲンサイ）の中華煮

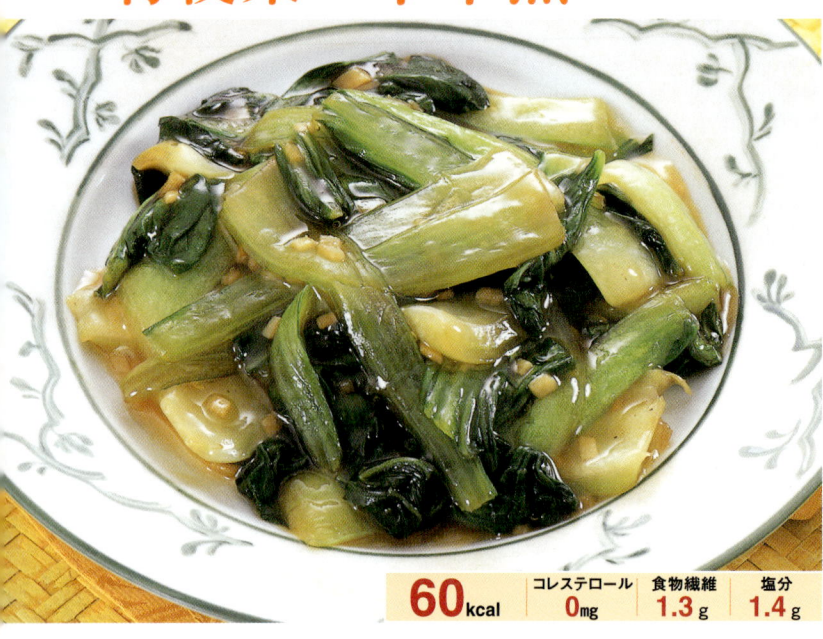

■材料（1人分）

青梗菜		100g
しょうが（みじん切り）		小さじ1/2
A	だし汁	1/4カップ
	しょうゆ	小さじ1 1/3
	日本酒	小さじ1/2
	みりん	小さじ1/2
ごま油		小さじ1/2強
水どきかたくり粉		大さじ1

〈作り方〉

❶青梗菜は1枚ずつはがし、葉はざく切りに、茎は縦に2等分にする。
❷鍋にAを入れて煮立て、①としょうがのみじん切りを入れて中火でさっと煮る。
❸②の青梗菜がしんなりしたらごま油を入れて風味をつけ、水どきかたくり粉を回し入れて煮汁にとろみをつける。

60kcal コレステロール 0mg 食物繊維 1.3g 塩分 1.4g

洋風の主菜のつけ合わせにもおすすめ
にんじんのグラッセ

■材料（1人分）

にんじん		50g
A	水	1/4カップ
	砂糖	小さじ1
	マーガリン（ソフトタイプ）	小さじ1

〈作り方〉

❶にんじんは7〜8mm厚さの輪切りにする。
❷鍋にAを入れて強火にかけ、マーガリンと砂糖がとけたら①を入れ、弱火でコトコト煮る。汁けがほぼなくなり、にんじんがやわらかくつやよく煮えたら火を止める。

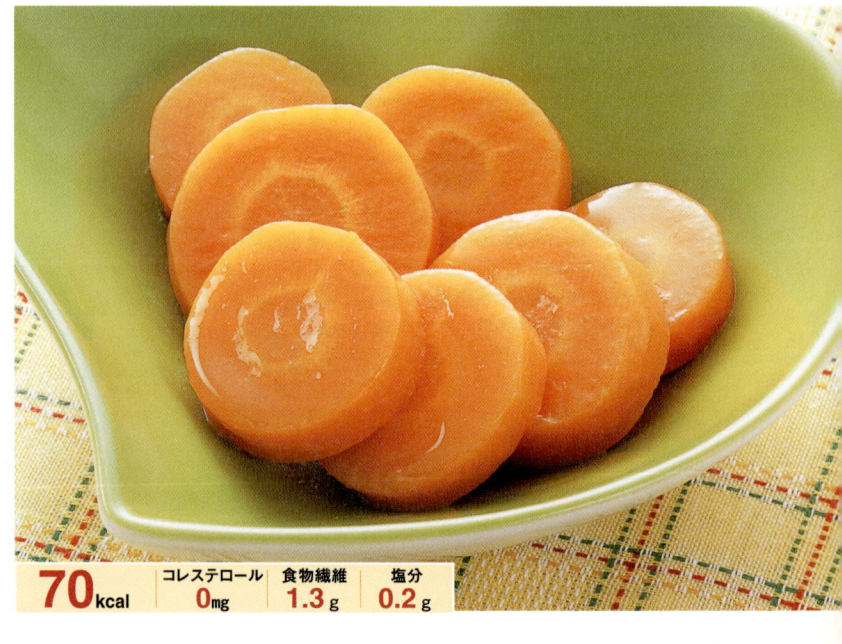

70kcal コレステロール 0mg 食物繊維 1.3g 塩分 0.2g

副菜 煮物

鮭の水煮缶詰めを使った
白菜と鮭缶の煮びたし

〈作り方〉
① 白菜は2cm幅くらいのざく切りにする。
② しょうがはせん切りにする。
③ 鍋にAを入れて煮立て、①の茎の部分と②を入れて一煮立ちさせ、身をあらくほぐした鮭の水煮と白菜の葉を入れて白菜の葉がしんなりするまで煮る。

■材料（1人分）

白菜		80g
しょうが（薄切り）		3枚
鮭（水煮缶詰め）		25g
A	だし汁	1/2カップ
	しょうゆ	大さじ2/3
	みりん	小さじ1/3

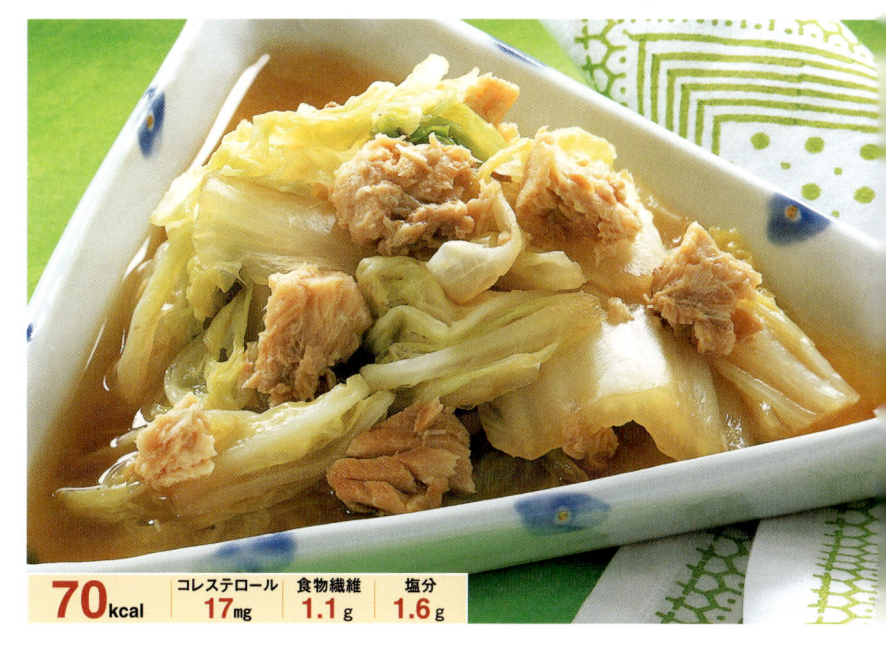

70kcal　コレステロール 17mg　食物繊維 1.1g　塩分 1.6g

タンパク質やカルシウムが補給できる
白菜の干しえびあんかけ

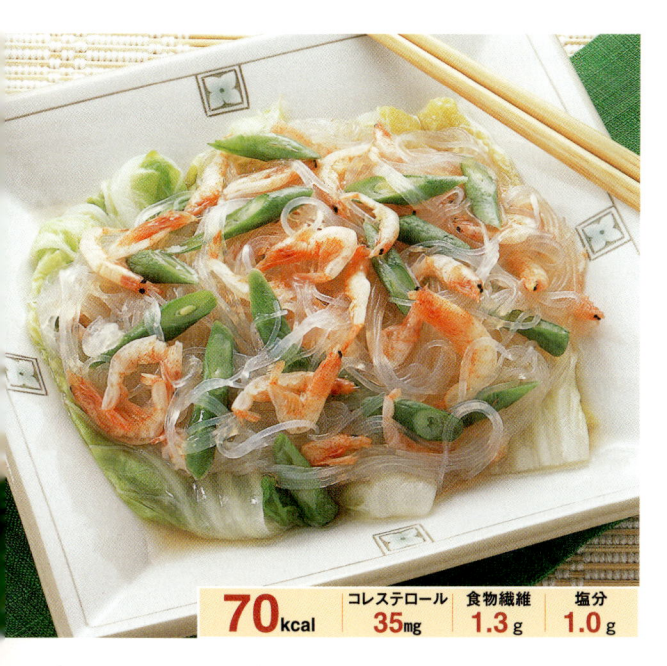

■材料（1人分）

白菜		60g
さやいんげん		10g
はるさめ（乾燥）		8g
干し桜えび		軽く大さじ2
だし汁		1/2カップ
A	しょうゆ	小さじ1/2
	砂糖	小さじ2/3
	塩	少々
水どきかたくり粉		小さじ2

〈作り方〉
① はるさめは熱湯につけてもどし、水によくさらして水けをきり、食べやすい長さに切る。
② さやいんげんは筋をとり、鍋に沸かした熱湯でややしんなりするまでゆで、水にとって冷まし、小さく斜め切りにする。
③ 白菜は2～3cm幅のざく切りにし、鍋に沸かした熱湯で1～2分ゆで、ざるに上げて水けをきっておく。
④ 鍋にだし汁とAを入れて強火にかけ、煮立ったら①と干し桜えびを入れて一煮する。②も加えて一煮立ちさせ、水どきかたくり粉を回し入れてとろみをつける。
⑤ ③の水けをよくしぼって器に盛り、④をかける。

70kcal　コレステロール 35mg　食物繊維 1.3g　塩分 1.0g

ビタミンCやカロテンが豊富なブロッコリーを賢く利用
ブロッコリーのかにあんかけ

■材料（1人分）

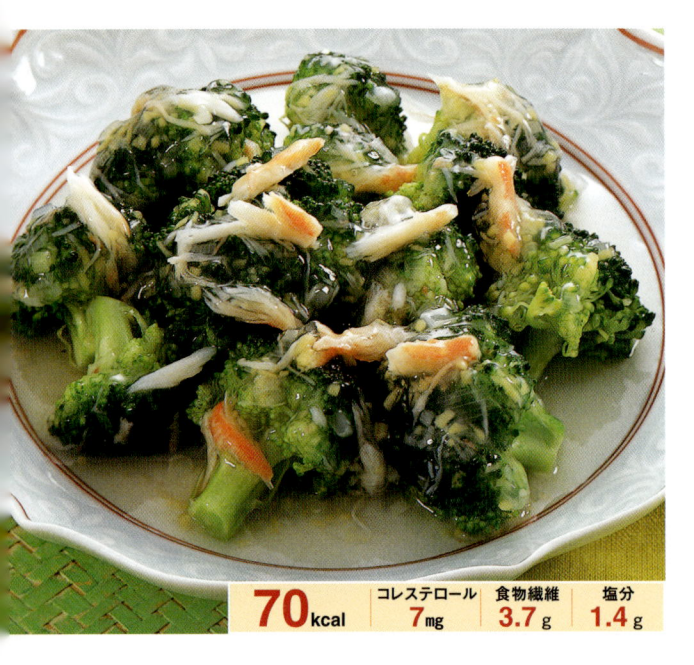

ブロッコリー		80g
かに（缶詰め）		10g
長ねぎ（みじん切り）		小さじ1
しょうが（みじん切り）		小さじ$\frac{1}{2}$
A	スープ	$\frac{1}{2}$カップ
	日本酒	小さじ1
	塩	少々
	ごま油	小さじ$\frac{1}{2}$
水どきかたくり粉		少々

※スープは、鶏ガラスープの素少々を湯$\frac{1}{2}$カップにといたもの

〈作り方〉
❶ブロッコリーは小房に分け、鍋に沸かした熱湯で2〜3分、緑色が鮮やかになるまでゆで、ざるに上げて冷ましておく。
❷かには軟骨をとり除いて、身をほぐす。
❸鍋にA、長ねぎとしょうがを入れて一煮立ちさせ、①を加えて温まったら器に盛る（煮汁は鍋に残しておく）。
❹③の煮汁に②を入れ、水どきかたくり粉を回し入れてとろみをつけ、かにあんを作る。
❺③のブロッコリーに熱々の④をかける。

70kcal コレステロール 7mg 食物繊維 3.7g 塩分 1.4g

弱火でじっくりと芯まで味をしみ込ませた
ふろふき大根

■材料（1人分）

大根		60g
昆布		3g
A	だし汁	小さじ2
	みそ	大さじ$\frac{1}{2}$弱
	砂糖	小さじ1
	みりん	小さじ1弱
ゆずの皮		少々

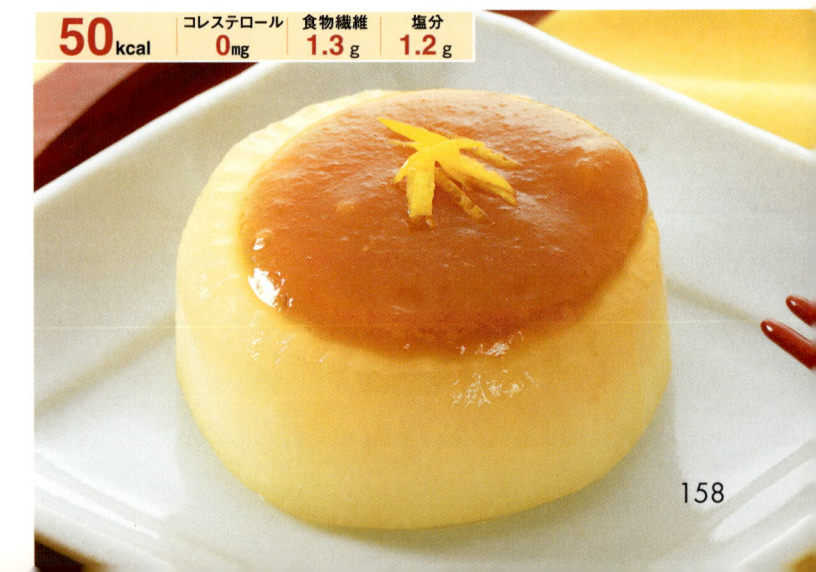

〈作り方〉
❶大根は皮をむいて面取り（切り口の角を細くむきとる）をする。
❷①の片面に、厚みの半分まで十文字に切り込みを入れておく（隠し包丁といい、火の通りをよくし、味のしみ込みもよくする）。
❸鍋に昆布と②を入れてかぶるくらいの水を注ぎ、強火にかける。煮立ったら弱火にし、大根に竹串がすっと通るようになるまで煮る。
❹大根を煮ている間にAで練りみそを作る。鍋にAを入れてよくまぜ、なめらかにしてから弱火にかける。木べらで絶えずまぜながら、つやが出てくるまでねる。
❺やわらかく煮えた③を器に盛って④をかけ、せん切りにしたゆずの皮をのせる。

50kcal コレステロール 0mg 食物繊維 1.3g 塩分 1.2g

副菜 煮物

おいしい煮汁をたっぷり含ませた
焼き麩の卵とじ

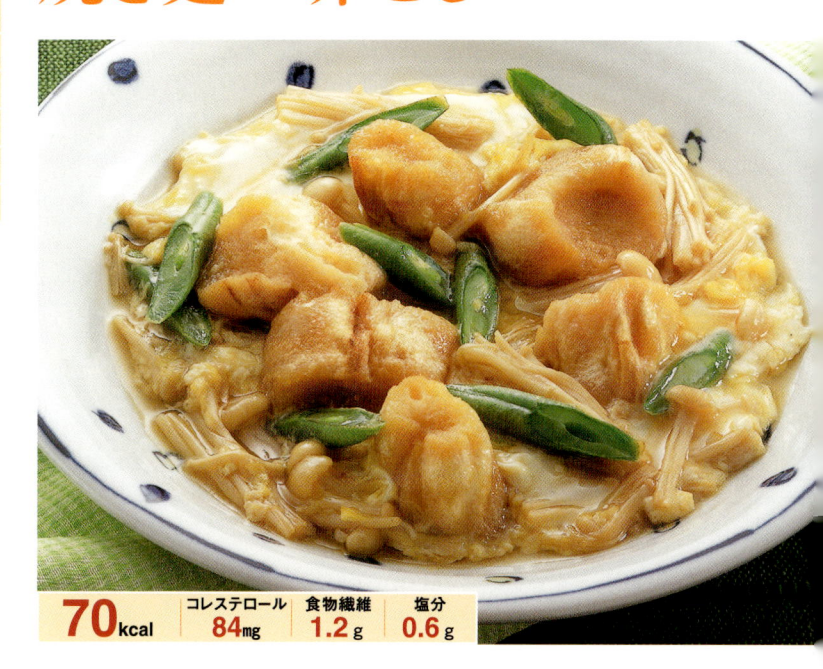

■材料（1人分）

焼き麩（乾燥）		5g
えのきだけ		20g
さやいんげん		10g
とき卵		大さじ2
A	だし汁	$\frac{1}{3}$カップ
	しょうゆ	小さじ$\frac{1}{2}$
	日本酒	小さじ$\frac{1}{2}$
	みりん	小さじ$\frac{1}{3}$

〈作り方〉

❶えのきだけは根元を切り落とし、長さを半分に切る。
❷さやいんげんは筋をとって鍋に沸かした熱湯でさっとゆでてざるに上げ、斜め切りにする。
❸鍋にAを入れて火にかけ、一煮立ちしたら焼き麩と①を入れて一煮する。
❹焼き麩が煮汁を吸ったところでとき卵を回し入れて火を止め、②を散らしてふたをし、1〜2分蒸らし煮にする。

70kcal コレステロール **84mg** 食物繊維 **1.2g** 塩分 **0.6g**

いりつけるだけの簡単おかず
れんこんのきんぴら

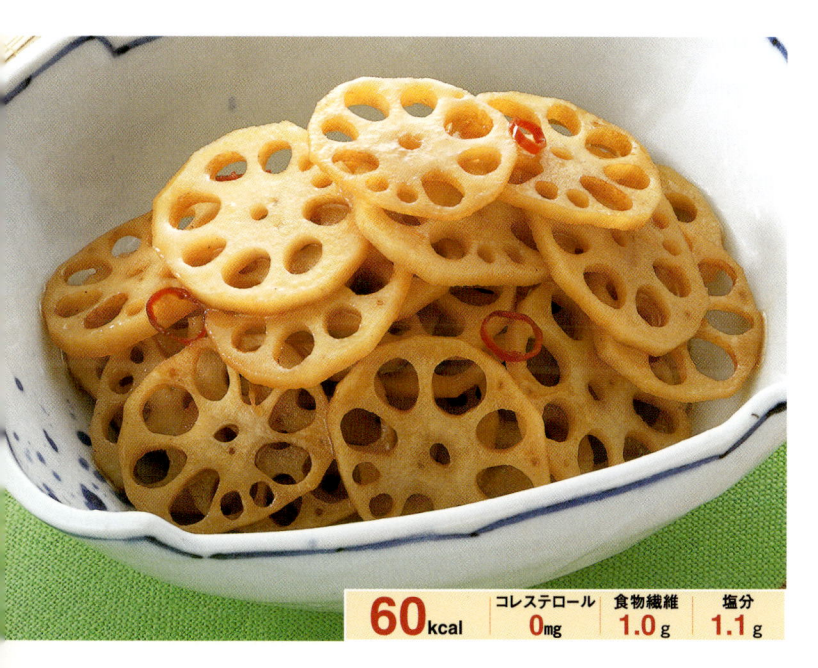

■材料（1人分）

れんこん		50g
赤とうがらし（小口切り）		少々
A	だし汁	小さじ1
	しょうゆ	小さじ1強
	砂糖	小さじ$\frac{2}{3}$
サラダ油		小さじ$\frac{1}{2}$

〈作り方〉

❶れんこんは薄い輪切りにし、水に20分ほどさらしてアクを抜き、ペーパータオルで水けをふく。
❷鍋にサラダ油を入れて熱し、①と赤とうがらしの小口切りを強火で炒め、全体に油が回ったらAを加え、中火で煮汁がなくなるまでいりつけながら煮る。

60kcal コレステロール **0mg** 食物繊維 **1.0g** 塩分 **1.1g**

辛みをきかせたみそを塗って焼く
いんげんの南蛮焼き

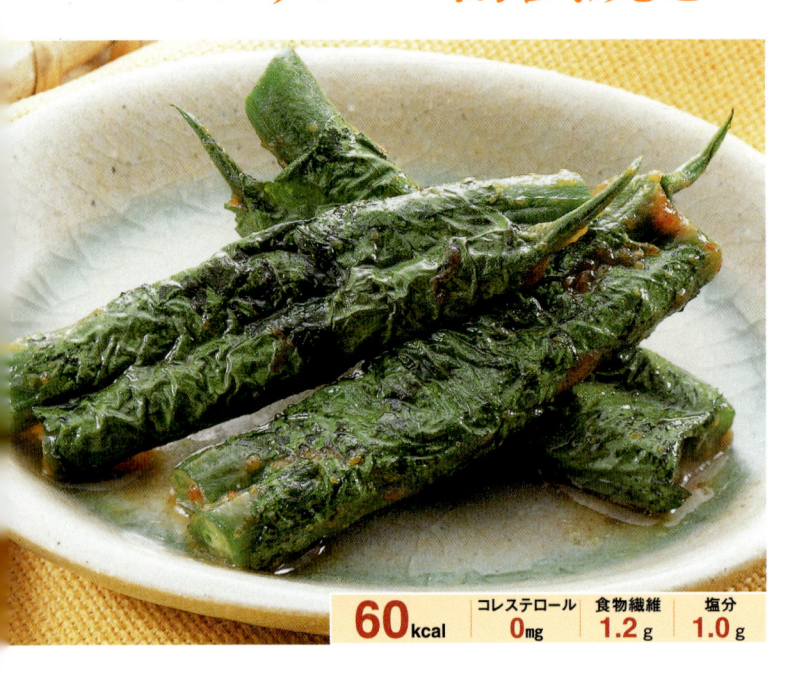

■材料（1人分）

さやいんげん		3本
青じそ		3枚
A	みそ	大さじ1/2弱
	砂糖	小さじ2/3
	七味とうがらし	少々
ごま油		小さじ1/2強

〈作り方〉
❶さやいんげんは筋をとって鍋に沸かした熱湯でかためにゆで、ざるに上げて冷まし、長さを半分に切る。
❷Aを小さなボウルに入れてよくまぜ合わせる。
❸青じそ3枚の裏面に、②を等分に塗る。その上に、青じそ1枚につき①のさやいんげんを2切れずつのせて巻く。
❹フライパンにごま油を入れて熱し、③を巻き終わりを下にして入れ、箸で返しながら全体に火を通す。

60kcal　コレステロール 0mg　食物繊維 1.2g　塩分 1.0g

手作りの簡単ホワイトソースで作る
カリフラワーとブロッコリーのミニグラタン

70kcal　コレステロール 7mg　食物繊維 2.4g　塩分 0.5g

■材料（1人分）

カリフラワー		40g
ブロッコリー		15g
にんじん		15g
バター		小さじ1/3弱
小麦粉		小さじ1
A	牛乳	35ml
	水	25ml
塩、こしょう		各少々

〈作り方〉
❶カリフラワーとブロッコリーは小房に分け、にんじんは乱切りにして、それぞれ鍋に沸かした熱湯でややかためにゆで、ざるに上げて水けをきっておく。
❷フライパンにバターを入れて弱火にかけ、バターがとけたら小麦粉を振り入れて炒める。小麦粉がしっとりしたら、Aを加えてかたまりができないようにかきまぜてのばし、塩とこしょうを加える。
❸グラタン皿に①を入れて②をかけ、温めておいたオーブントースターで7〜8分、焼き色がつくまで焼く。

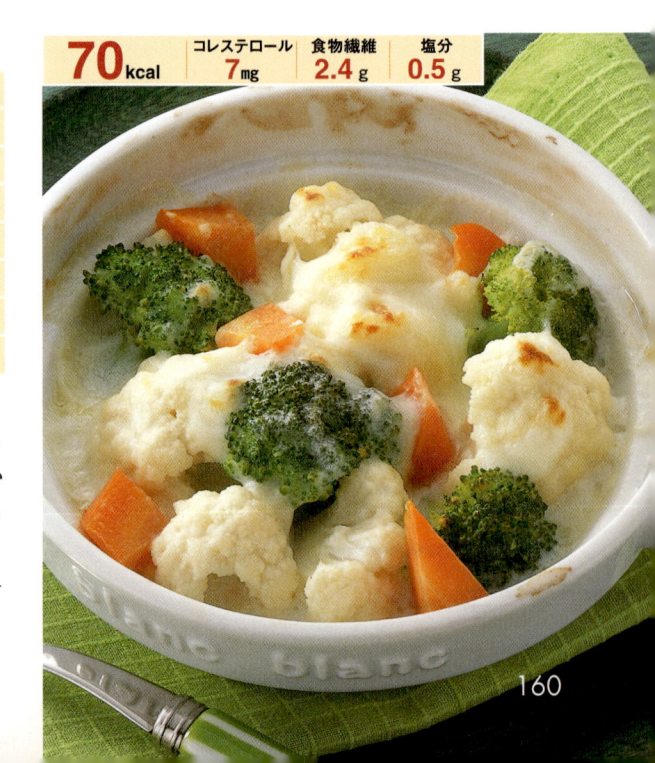

副菜 焼き物

ごま油の風味をほのかに添えた
ししとうの串焼き

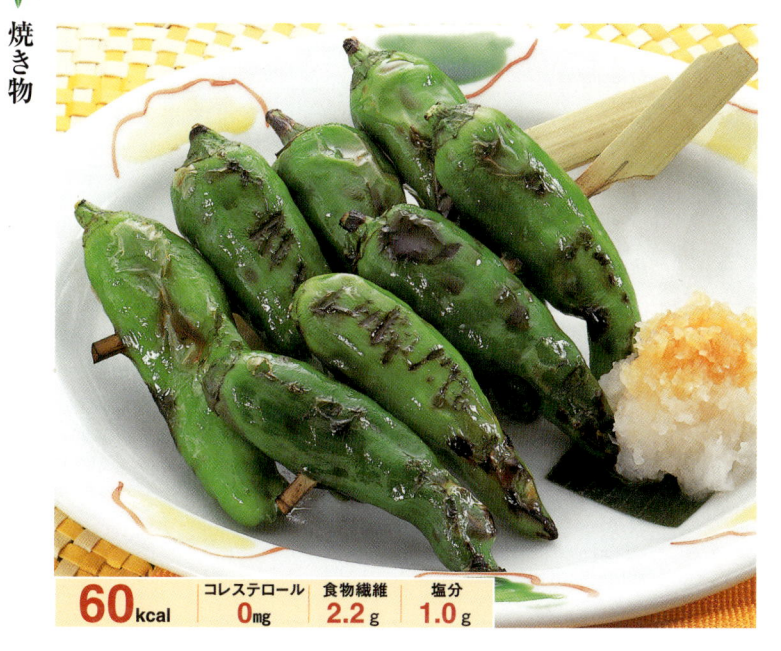

■材料（1人分）

ししとうがらし		8本（50g）
A	しょうゆ	小さじ1
	ごま油	小さじ1
大根おろし		大さじ1
しょうゆ		小さじ$\frac{1}{5}$

〈作り方〉

❶ししとうがらしは軸を切りそろえ、実の部分に、縦に1本の切り込みを入れる。これを4本ずつ串に刺す。

❷Aを容器に入れて、よくまぜ合わせる。

❸焼き網を火にかけてよく熱し、①をのせて弱火で焼く。ややしんなりしたら②のたれを3～4回ハケで塗りながら、両面に焼き色がつくまで焼く。

❹③を器に盛り、大根おろしを添えてしょうゆをたらす。

60kcal　コレステロール 0mg　食物繊維 2.2g　塩分 1.0g

ボリュームのわりに低エネルギーな
なすのチーズ焼き

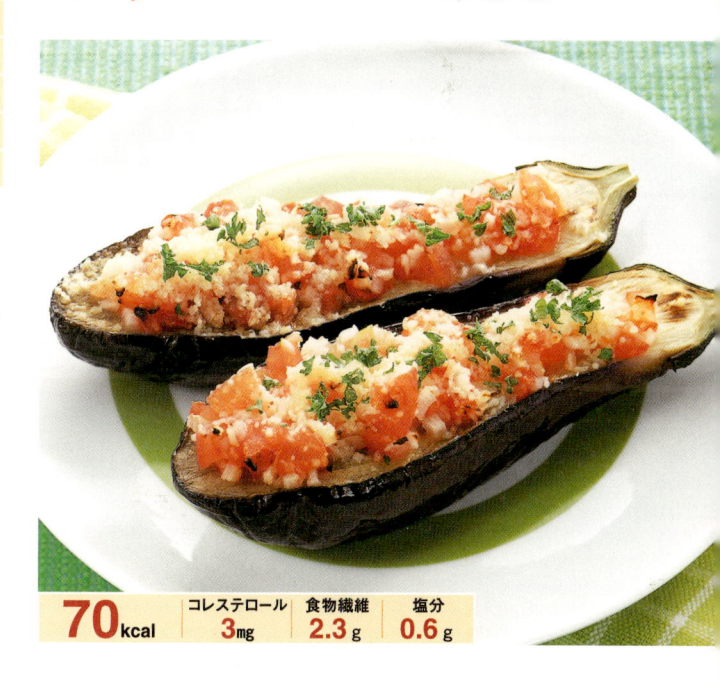

■材料（1人分）

なす	1個
トマト	60g
玉ねぎ	15g
粉チーズ	小さじ$\frac{2}{3}$
塩、こしょう	各少々
オリーブ油	小さじ1弱
パセリ（みじん切り）	少々

〈作り方〉

❶なすはガクを切り落として縦半分に切り、水に10分ほどつけてアクを抜く。水けをペーパータオルでふき、切り口に塩とこしょうを振る。

❷フライパンにオリーブ油を入れて熱し、①を両面とも軽く焼く。

❸トマトは皮と種を除き、あらいみじん切りにする。玉ねぎはみじん切りにして水にさらし、水けをしぼっておく。

❹耐熱皿に②を切り口を上にして並べ、まぜ合わせた③を等分にのせて粉チーズを振る。

❺④をオーブントースターで7～8分焼き、仕上げにパセリを散らす。

70kcal　コレステロール 3mg　食物繊維 2.3g　塩分 0.6g

ふわふわと口当たりよく仕上げた
にら玉フルフル

■材料（1人分）

にら		25g
卵		1/2個
A	しょうゆ	小さじ1/2
	砂糖	小さじ1/3
	塩、こしょう	各少々
長ねぎ		10g
サラダ油		小さじ1/2

〈作り方〉

❶にらは3cm長さに切る。
❷長ねぎは半量をみじん切りにし、残り半量は小口切りにする。
❸小さなボウルに卵を入れてときほぐし、Aを加えてまぜる。
❹フライパンにサラダ油を熱して長ねぎのみじん切りを弱火で炒め、香りが出たらにらを加えて強火で炒め合わせる。
❺にらがしんなりしたところで③を回し入れ、卵が半熟状になったら2～3回大きくかきまぜる。
❻⑤を器に盛り、小口切りにした長ねぎをのせる。

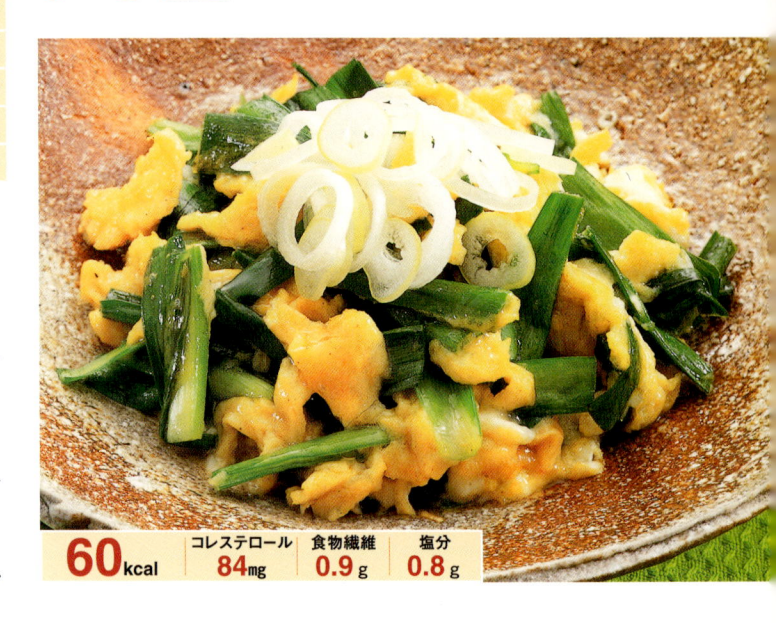

60kcal　コレステロール **84mg**　食物繊維 **0.9g**　塩分 **0.8g**

油を控えるお手本料理
野菜の五色焼き

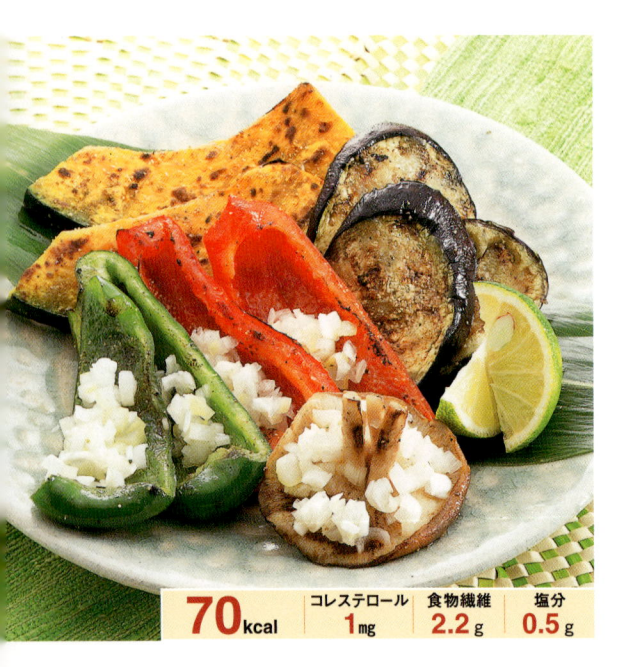

■材料（1人分）

ピーマン	10g
赤ピーマン	10g
生しいたけ	1個
なす	1/2個
かぼちゃ（厚さ2mmのくし形切り）	2枚（15g）
日本酒	小さじ1
塩、こしょう	各少々
長ねぎ（みじん切り）	大さじ1
サラダ油	小さじ1/2強
すだち	1/2個

〈作り方〉

❶ピーマンと赤ピーマンは縦半分に切る。生しいたけは石づきを切り落とし、軸に十文字の切り込みを入れる。なすは5～6mm厚さの輪切りにする。
❷手にサラダ油をつけ、すべての野菜に油をすり込む。
❸グリルパンまたはフライパンを熱し、ピーマン類と生しいたけを焼く。焼き色がついたら日本酒と塩、こしょうを振る。
❹かぼちゃとなすも両面を焼き、塩とこしょうを振る。
❺④と③を器に盛り合わせ、③の上に長ねぎのみじん切りをのせて、くし形切りにしたすだちを添える。

70kcal　コレステロール **1mg**　食物繊維 **2.2g**　塩分 **0.5g**

副菜　焼き物／その他

うまみを閉じ込めた
野菜のホイル焼き

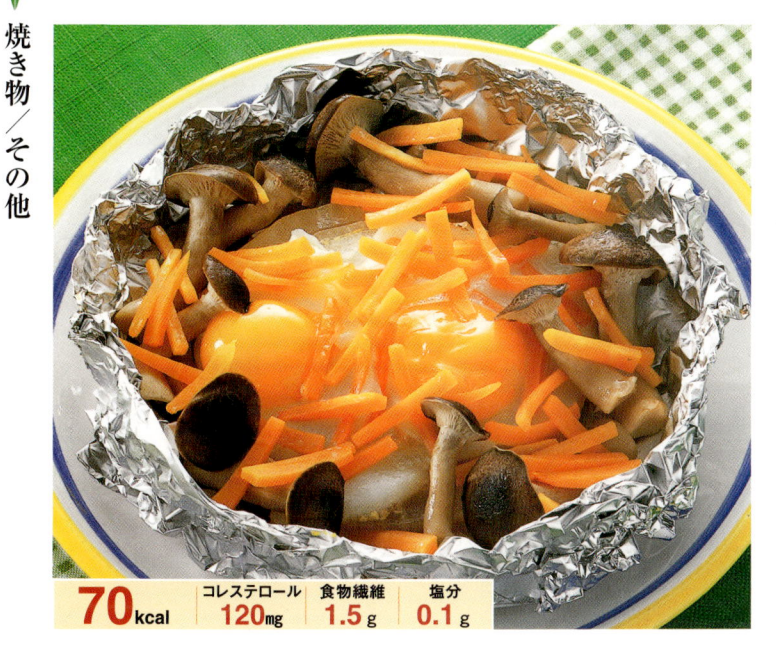

■材料（1人分）

玉ねぎ	30 g
にんじん	10 g
しめじ	20 g
うずら卵	2個
塩	少々
バター	小さじ$\frac{1}{5}$弱

〈作り方〉

❶ 玉ねぎは輪切りにし、にんじんはせん切りにする。しめじは石づきを切り落として小分けにする。

❷ アルミ箔を、材料を包める程度の大きさに切って広げ、中心部にバターを薄く塗る。ここに玉ねぎをのせ、うずらの卵を落とす。全体ににんじんを散らし、まわりにしめじをのせ、塩を振ってアルミ箔をきっちりと閉じる。

❸ ②を温めておいたオーブントースターに入れ、7～8分焼く。

70 kcal　コレステロール 120 mg　食物繊維 1.5 g　塩分 0.1 g

しょうゆはつけずに
そのまま食べる
板わさ

■材料（1人分）

板かまぼこ	55 g
わさび漬け（市販品）	5 g
練りうに（びん詰め）	5 g

〈作り方〉

❶ 板かまぼこは、板とかまぼこの間に包丁を差し込んで板をはずし、分量を4切れに切り、中央部に浅く切り込みを入れる。

❷ ①の2切れの切り目にはわさび漬けを、残り2切れの切り目には練りうにを、それぞれ等分にはさむ。

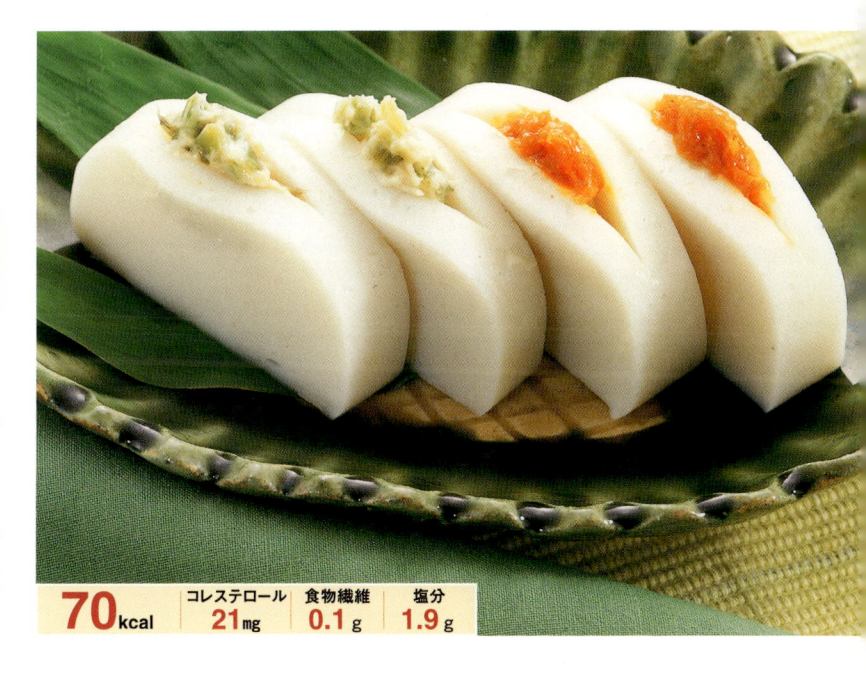

70 kcal　コレステロール 21 mg　食物繊維 0.1 g　塩分 1.9 g

和食の定番おかず
納豆

■材料（1人分）

納豆	30g
万能ねぎ（小口切り）	1本分
しょうゆ	小さじ1
練りがらし	少々

〈作り方〉
① 納豆は器に入れて箸でよくかきまぜ、じゅうぶんに糸を引いて白っぽくなってきたら、しょうゆを加えてまぜる。
② ①に万能ねぎも加えてまぜ、練りがらしを添える。

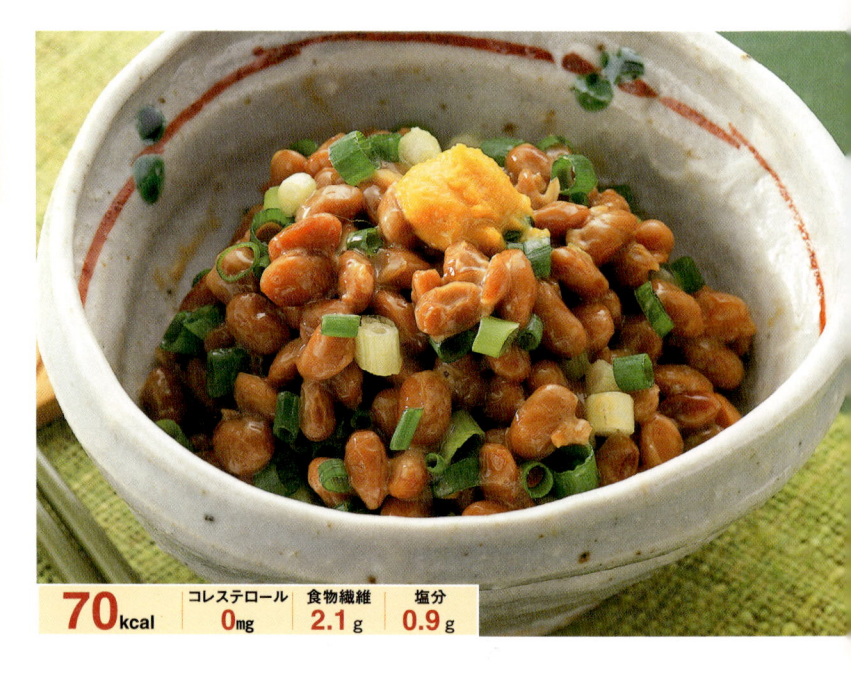

70kcal ／ コレステロール 0mg ／ 食物繊維 2.1g ／ 塩分 0.9g

食べる直前まで冷蔵庫で冷やして食卓へ
冷ややっこ

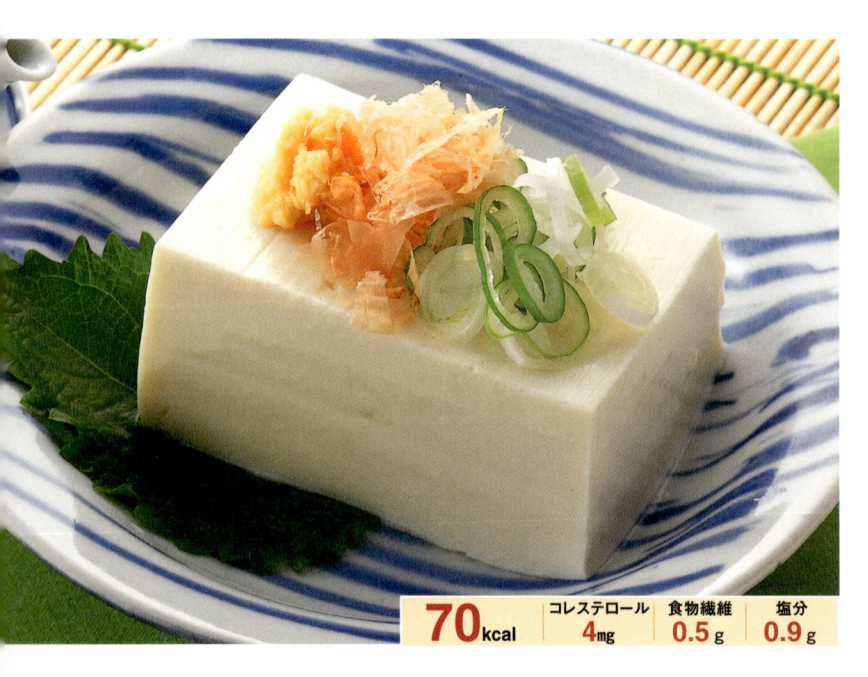

〈作り方〉
① 絹ごし豆腐は、ボウルに重ねたざるにのせて冷蔵庫に入れ、自然に水きりしながら冷やす。
② 器に青じそを敷いて①（好みで適当な大きさに切ってもよい）を盛り、おろししょうがと長ねぎ、削りがつおをのせ、分量のしょうゆをかけて食べる。

■材料（1人分）

絹ごし豆腐	$\frac{1}{3}$丁(100g)
おろししょうが	小さじ$\frac{1}{2}$
長ねぎ（小口切り）	大さじ1
青じそ	1枚
削りがつお	ひとつまみ
しょうゆ	小さじ1

70kcal ／ コレステロール 4mg ／ 食物繊維 0.5g ／ 塩分 0.9g

血管をしなやかにし、動脈硬化を防ぐメニュー集

主食と主菜がいっしょになった

一皿メニュー

ここで紹介した一皿メニューを食べる場合は、言うまでもなく「主食」と「主菜」は省きます。そしてさらに、エネルギーオーバーになるので「副菜」も省きます。おかずをつけたい場合は、「低エネルギーおかず」の中から**1品**を選んでください。なお、例外として、**料理名に★がついたメニューは、1800kcalを選択する場合のみ、さらに副菜🌸グループの中からおかずを1品つけることができます。**

● 料理ごとに表示してあるエネルギー量、塩分量などの栄養データはすべて1人分です。
● 材料の分量は1人分です。特に指定のないものは、原則として、使用量は正味量(野菜ならへたや皮などを除いた、純粋に食べられる量)で表示してあります。

▼1食分の献立のとり方　これは便利! 好きなおかずを選ぶだけ!

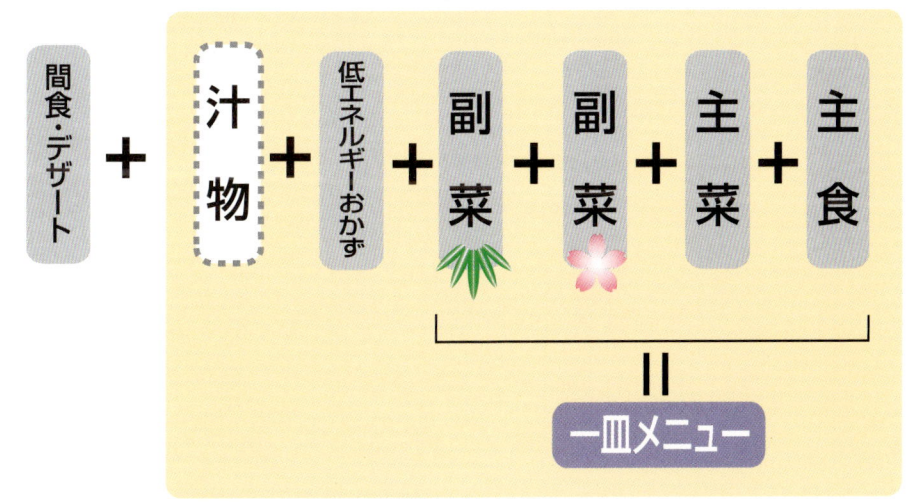

間食・デザート ＋ 汁物 ＋ 低エネルギーおかず ＋ 副菜🎋 ＋ 副菜🌸 ＋ 主菜 ＋ 主食

主菜 ＋ 主食 ＝ 一皿メニュー

この仕組みに従っておかずなどを選んでいくと、栄養バランスを考慮したエネルギー(カロリー)計算にもとづく、健康的な1日の献立が自動的に設計できます。

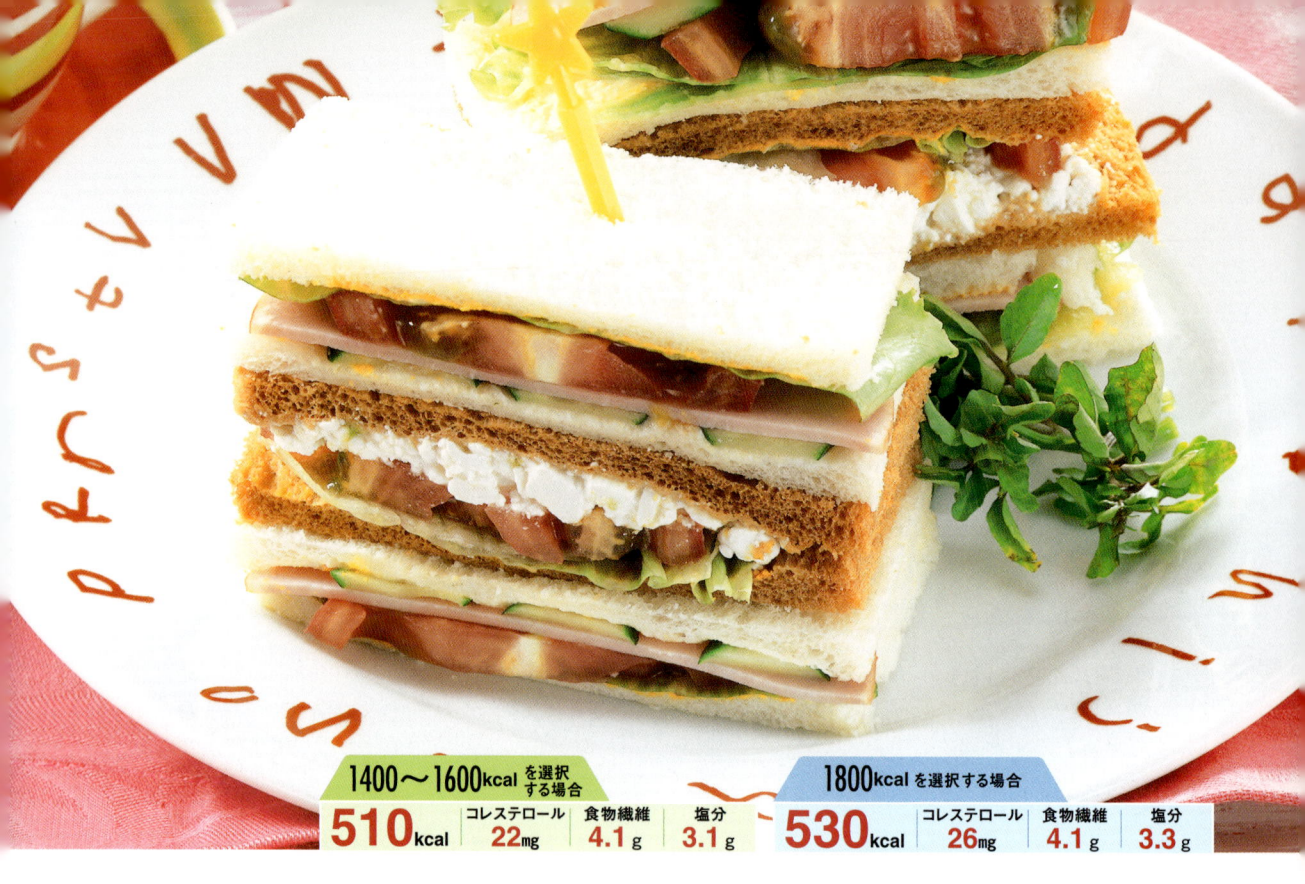

	1400〜1600kcalを選択する場合				1800kcalを選択する場合			
	510kcal	コレステロール 22mg	食物繊維 4.1g	塩分 3.1g	530kcal	コレステロール 26mg	食物繊維 4.1g	塩分 3.3g

カテージチーズを使ったヘルシーな
サンドイッチ★

■材料(1人分)

	1400〜1600kcal	1800kcal
サンドイッチ用食パン（白や黒をとりまぜて）	120g（20gのもの6枚）	120g（20gのもの6枚）
ロースハム	30g	40g
レタス	20g	20g
トマト	80g	80g
きゅうり	25g	25g
カテージチーズ	20g	20g
マヨネーズ	小さじ2	小さじ2
練りマスタード	小さじ2強	小さじ2強
クレソン	少々	少々

〈作り方〉

❶きゅうりとトマトは薄切りにする。レタスはパンの大きさに合わせて切る。いずれも水けをペーパータオルでよくふいておく。

❷パンの片面にマヨネーズと練りマスタードを薄く重ねて塗り、ロースハムときゅうり、レタス、カテージチーズ、トマトを好みに組み合わせてはさむ。

❸②を食べやすい大きさに切って皿に盛り、クレソンを添える。

★1800kcalを選ぶ場合は、低エネルギーおかず1品のほかに、❀グループの副菜を1品追加できます。

健康メモ
カテージチーズは熟成させていない軟質のチーズで、味にくせがありません。低脂肪で、エネルギーはプロセスチーズの$\frac{1}{3}$以下。積極的に利用したい食品のひとつです。

一皿メニュー

肉の香ばしさがきいた本格味
スパゲッティ・ミートソース

〈作り方〉
① 玉ねぎとにんじんはみじん切りにする。
② フライパンにサラダ油を入れて熱し、牛ひき肉を入れてほぐしながら強火で炒める。ひき肉の色が変わったら①を加えて炒め合わせ、野菜がしんなりしたところで小麦粉を振り入れてまぜる。
③ ②にAを加え、汁けが少なくなるまで中火で煮、塩とこしょうで調味する。
④ 深さのある鍋にたっぷりの湯を沸かし、沸騰したらスパゲッティを入れて好みのかたさにゆで、ざるに上げる。水けをきって、オリーブ油をからめる。
⑤ ④を器に盛って③をかけ、粉チーズを振ってパセリをのせる。

■材料（1人分）		1400～1600kcal	1800kcal
スパゲッティ（乾燥）		80 g	100 g
牛ひき肉		40 g	40 g
玉ねぎ		50 g	50 g
にんじん		15 g	15 g
小麦粉		小さじ1	小さじ1
A	水	$\frac{3}{4}$カップ	$\frac{3}{4}$カップ
	コンソメスープの素（固形）	$\frac{1}{2}$個弱	$\frac{1}{2}$個弱
	トマトピューレ	大さじ$1\frac{1}{2}$強	大さじ$1\frac{1}{2}$強
塩、こしょう		各少々	各少々
サラダ油		小さじ$\frac{1}{2}$	小さじ$\frac{1}{2}$
オリーブ油		小さじ$\frac{1}{2}$	小さじ$\frac{1}{2}$
粉チーズ		小さじ$\frac{1}{3}$	小さじ$\frac{1}{3}$
パセリ（みじん切り）		少々	少々

1400～1600kcal を選択する場合
510 kcal ／ コレステロール 29 mg ／ 食物繊維 4.0 g ／ 塩分 1.7 g

1800kcal を選択する場合
580 kcal ／ コレステロール 29 mg ／ 食物繊維 4.5 g ／ 塩分 1.7 g

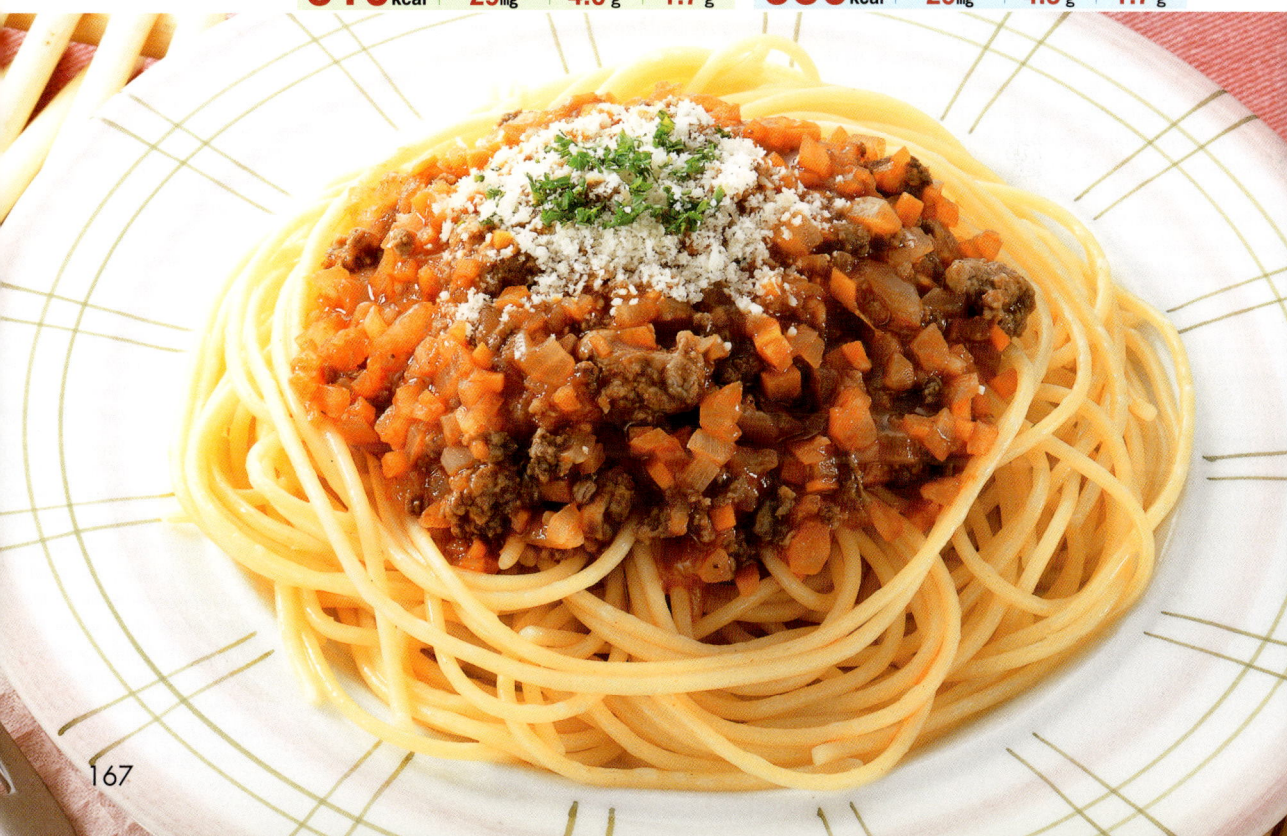

焼きそば

香ばしいソース味が食欲をそそる

■材料（1人分）

	1400〜1600kcal	1800kcal
中華めん（蒸しめん）	180 g	200 g
豚肩ロース肉（赤身）	35 g	50 g
キャベツ	40 g	40 g
玉ねぎ	30 g	30 g
にんじん	10 g	10 g
ウスターソース	小さじ2	小さじ2
塩、こしょう	各少々	各少々
サラダ油	小さじ1	小さじ1$\frac{1}{3}$

〈作り方〉

❶ キャベツは3cm角に切り、玉ねぎは薄切りに、にんじんは短冊切りにする。
❷ 豚肩ロース肉は一口大に切る。
❸ フライパンにサラダ油を入れて熱し、②を入れて強火で炒める。肉の色が変わったら①と中華めんを加えてめんをほぐしながらよく炒め合わせ、ウスターソースと塩、こしょうで味つけする。

1400〜1600kcalを選択する場合
500kcal　コレステロール 24mg　食物繊維 5.0g　塩分 2.3g

1800kcalを選択する場合
590kcal　コレステロール 34mg　食物繊維 5.4g　塩分 2.4g

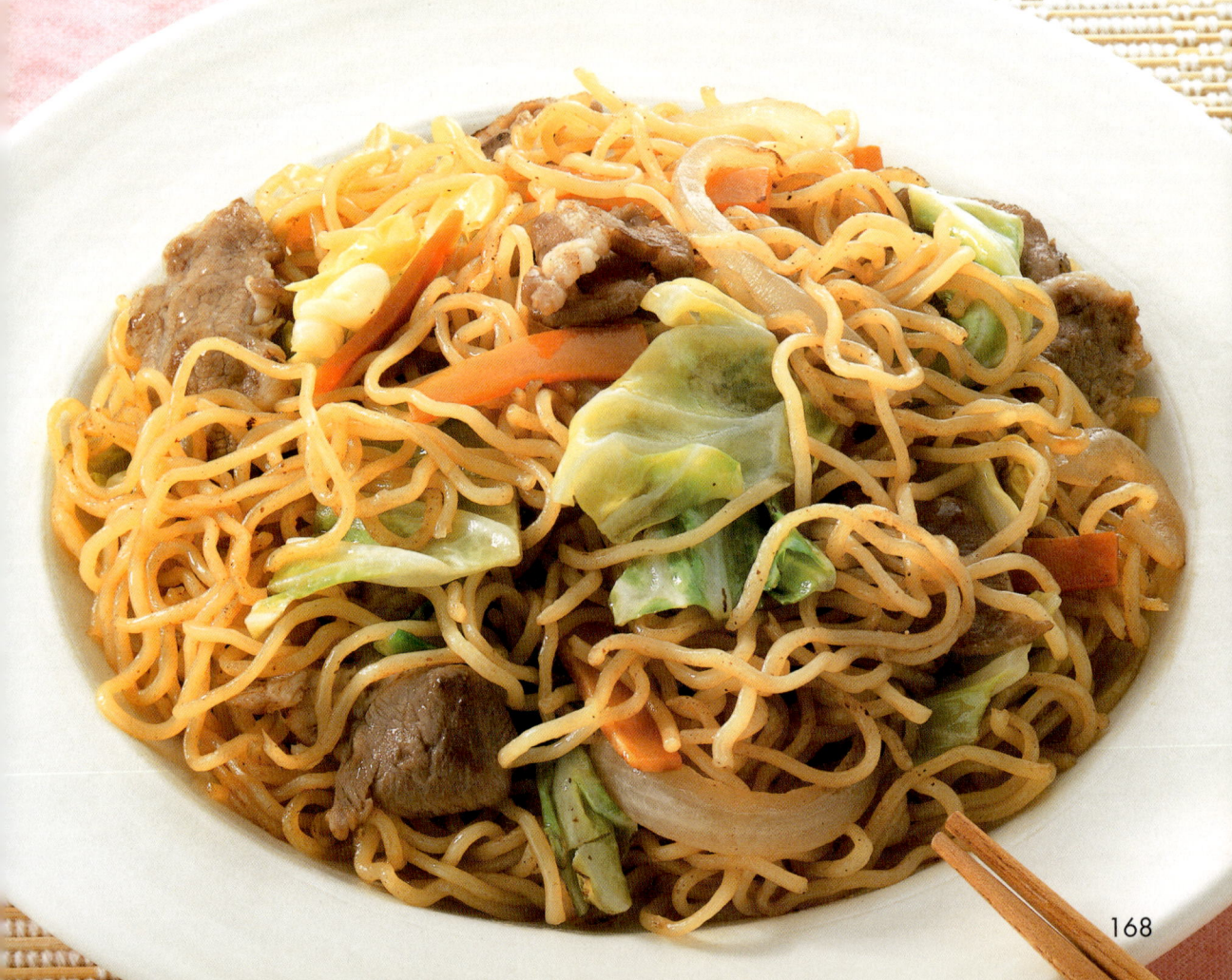

一皿メニューでも栄養のバランスは二重マル
冷やし中華

	1400〜1600kcalを選択する場合	1800kcalを選択する場合
kcal	510kcal	570kcal
コレステロール	91mg	100mg
食物繊維	3.6g	4.0g
塩分	3.6g	3.8g

■材料（1人分）

		1400〜1600kcal	1800kcal
中華めん（生）		120g	140g
鶏もも肉（皮なし）		30g	40g
とき卵		15g	15g
はるさめ（乾燥）		10g	10g
きゅうり		30g	30g
もやし		30g	30g
A	鶏のゆで汁	$\frac{1}{4}$カップ	$\frac{1}{4}$カップ
	しょうゆ	小さじ$2\frac{1}{2}$	小さじ$2\frac{1}{2}$
	酢	小さじ2強	小さじ2強
	砂糖	小さじ$\frac{2}{3}$	小さじ$\frac{2}{3}$
	ごま油	小さじ$\frac{1}{2}$強	小さじ$\frac{1}{2}$強
サラダ油		小さじ$\frac{1}{2}$	小さじ$\frac{1}{2}$
練りがらし		少々	少々

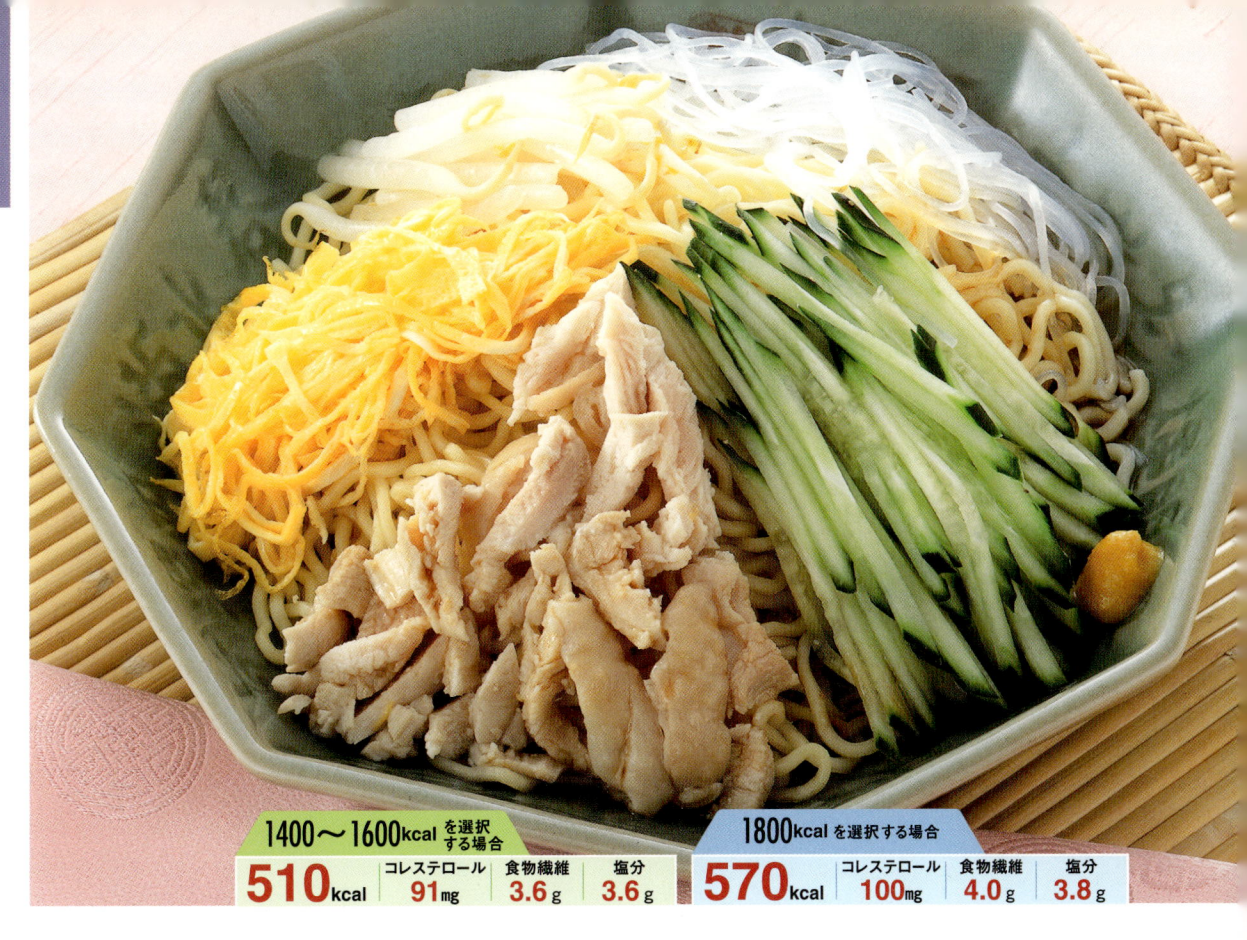

〈作り方〉

❶ はるさめは熱湯につけてもどし、水けをきって食べやすい長さに切る。

❷ フライパンにサラダ油を入れて熱し、とき卵を流し入れ、薄焼き卵を作って、せん切りにする。

❸ 鍋に1〜2カップの水を入れて火にかけ、煮立ったら鶏もも肉を入れて中火でゆでる。鶏肉に火が通ったらとり出し（ゆで汁$\frac{1}{4}$カップはAで使用）、冷まして、手で細く裂く。

❹ もやしはひげ根をつみとり、鍋に沸かした熱湯でしんなりするまでゆで、ざるに上げて水けをきる。きゅうりはせん切りにする。

❺ 小さなボウルにAを入れてまぜ合わせ、たれを作る。

❻ 鍋にたっぷりの湯を沸かし、沸騰したら中華めんを入れてゆで、水でよくもみ洗いして水けをきる。

❼ ⑥を器に盛って①と②、③、④をのせ、⑤をかけて、練りがらしを添える。

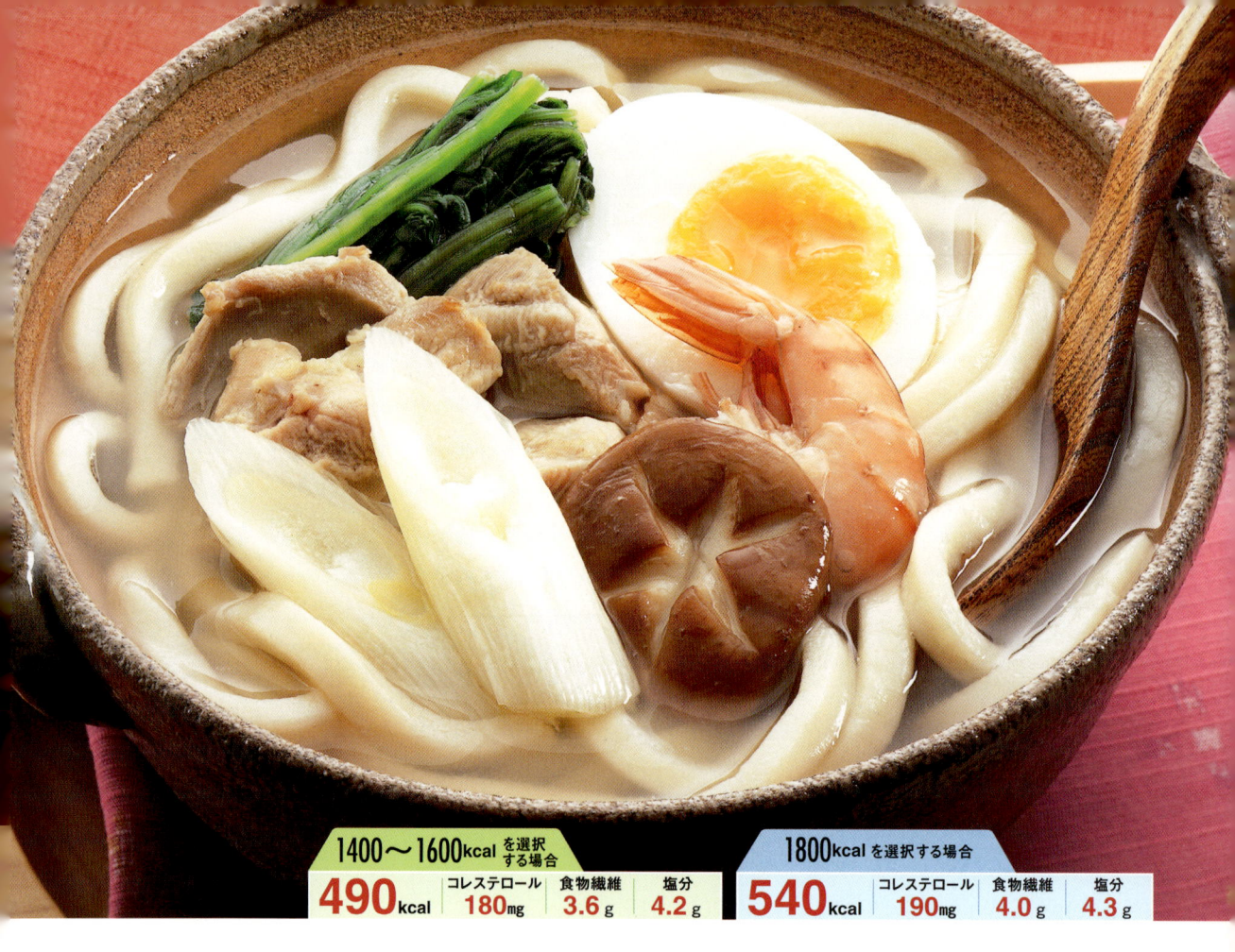

1400～1600kcalを選択する場合			
490kcal	コレステロール **180**mg	食物繊維 **3.6**g	塩分 **4.2**g

1800kcalを選択する場合			
540kcal	コレステロール **190**mg	食物繊維 **4.0**g	塩分 **4.3**g

熱々に煮込むほど寒い日のごちそうに

鍋焼きうどん★

■材料（1人分）

		1400～1600kcal	1800kcal
ゆでうどん		280 g	300 g
鶏もも肉（皮つき）		50 g	60 g
えび（無頭）		15 g	15 g
生しいたけ		1個	1個
ほうれんそう		20 g	30 g
長ねぎ		20 g	20 g
ゆで卵		1/2個	1/2個
A	だし汁	1 1/2 カップ	1 1/2 カップ
	しょうゆ	大さじ1	大さじ1
	日本酒	小さじ1	小さじ1
	砂糖	小さじ1	小さじ1
	塩	少々	少々

〈作り方〉

❶ 生しいたけは石づきを切り落とし、かさに浅く星形に3本の切り込みを入れる。

❷ ほうれんそうは鍋に沸かした熱湯でさっとゆで、水にとって水けをしぼり、3cm長さに切る。長ねぎは斜め切りにする。

❸ えびは背わたを除き、塩少々（分量外）を加えた熱湯で色が変わるまでゆで、尾の1節を残して殻をむく。

❹ 鶏もも肉は食べやすい大きさに切る。

❺ 土鍋にAを入れて強火にかけ、煮立ったら❹を加える。肉の色が変わったらうどんを加え、❶、❷、❸とゆで卵をのせ、ふたをして一煮立ちさせる。

★1800kcalを選ぶ場合は、低エネルギーおかず1品のほかに、グループの副菜を1品追加できます。

一皿メニュー

市販のかば焼きを使ってクイック調理
うな丼

〈作り方〉

❶ うなぎのかば焼きは串を抜いてオーブントースターに入れ、かば焼きのたれ小さじ1を2回くらいに分けてハケで塗りながら、2分加熱する。
❷ ししとうがらしは縦に1本切り込みを入れ、長ねぎは3cm長さに切る。
❸ ②をオーブントースターに入れ、かば焼きのたれ小さじ1を塗りながら、こんがりと焼く。
❹ どんぶりにご飯を盛って③をのせ、①ものせて粉ざんしょうを振り、木の芽をあしらう。

■材料（1人分）

	1400〜1600kcal	1800kcal
ご飯	180g	220g
うなぎのかば焼き（市販品）	60g	70g
うなぎのかば焼きのたれ（市販品に添付のもの）	小さじ2	小さじ2
ししとうがらし	2本	2本
長ねぎ	20g	20g
粉ざんしょう	少々	少々
木の芽	1枚	1枚

1400〜1600kcalを選択する場合
490kcal　コレステロール 138mg　食物繊維 1.3g　塩分 2.8g

1800kcalを選択する場合
580kcal　コレステロール 161mg　食物繊維 1.5g　塩分 2.9g

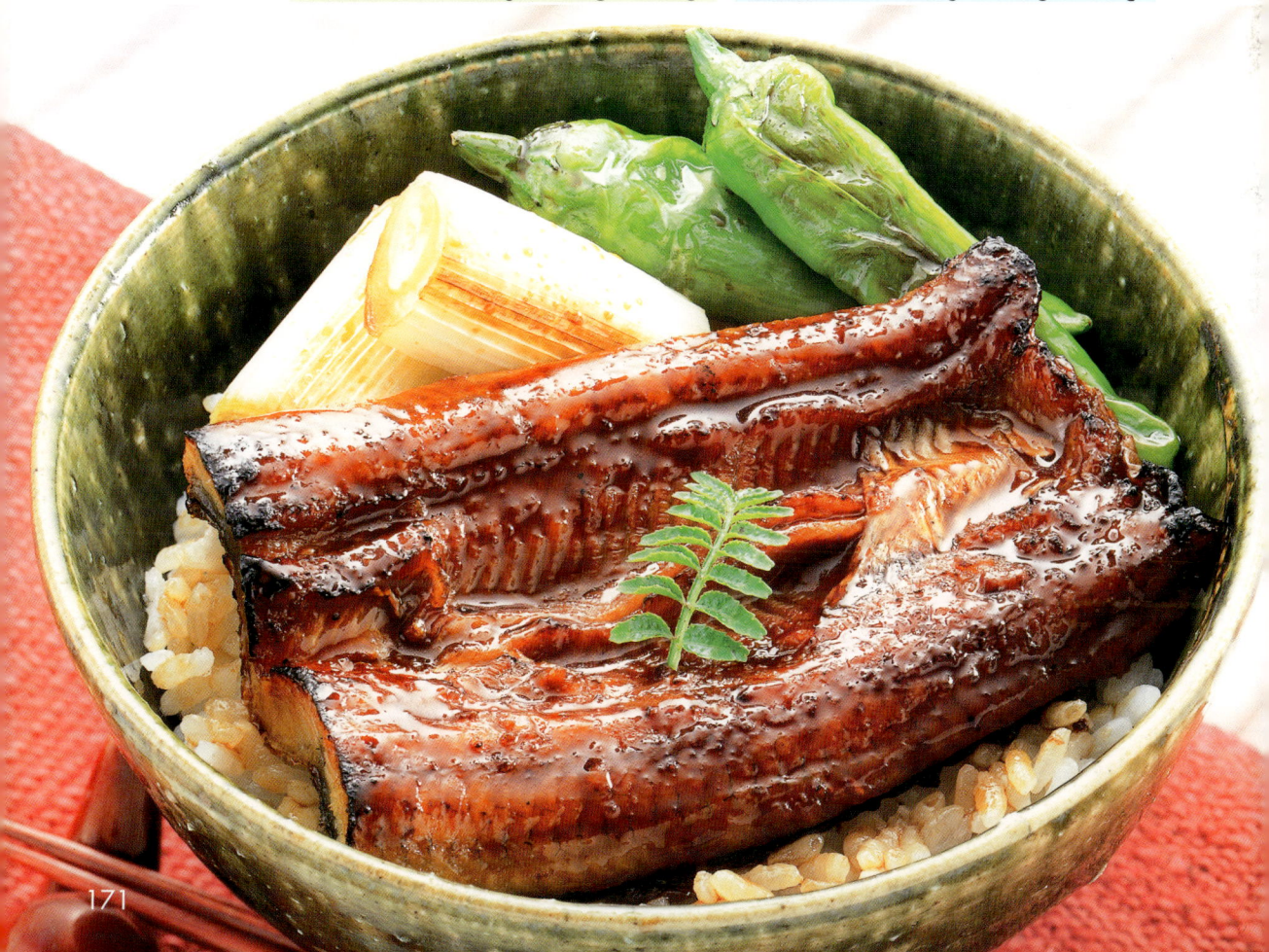

脂身のない牛肉で作れば安心して食べられる

牛丼

■材料（1人分）

		1400〜1600kcal	1800kcal
ご飯		200g	240g
牛肩肉（脂身なし）		70g	80g
玉ねぎ		40g	40g
しらたき		40g	40g
A	だし汁	1/2カップ	1/2カップ
	しょうゆ	小さじ2	小さじ2
	砂糖	大さじ1弱	大さじ1弱
しょうがの甘酢漬け（市販品）		5g	5g

〈作り方〉

① 牛肉は一口大に切る。
② 玉ねぎは薄切りにする。
③ しらたきは鍋に沸かした熱湯で1〜2分ゆで、ざるに上げて水けをきり、食べやすい長さに切る。
④ 鍋にAを入れて中火にかけ、①と②を入れて玉ねぎにがしみるまで煮る。最後に③を加えて煮、味を含ませる。
⑤ 丼にあたたかいご飯を盛って④をのせ、しょうがの甘酢漬けを添える。

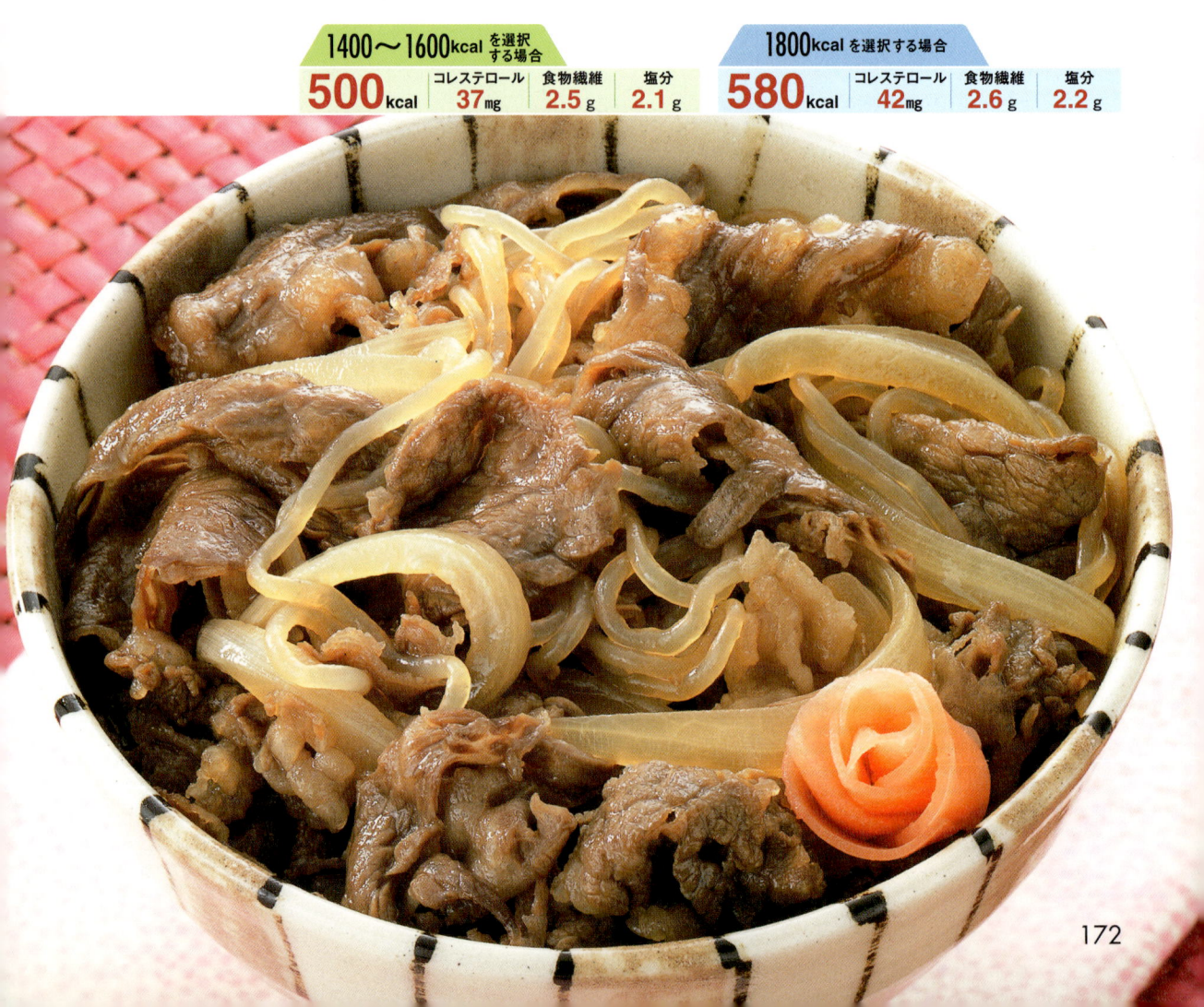

1400〜1600kcalを選択する場合
500kcal ｜ コレステロール **37**mg ｜ 食物繊維 **2.5**g ｜ 塩分 **2.1**g

1800kcalを選択する場合
580kcal ｜ コレステロール **42**mg ｜ 食物繊維 **2.6**g ｜ 塩分 **2.2**g

1皿メニュー

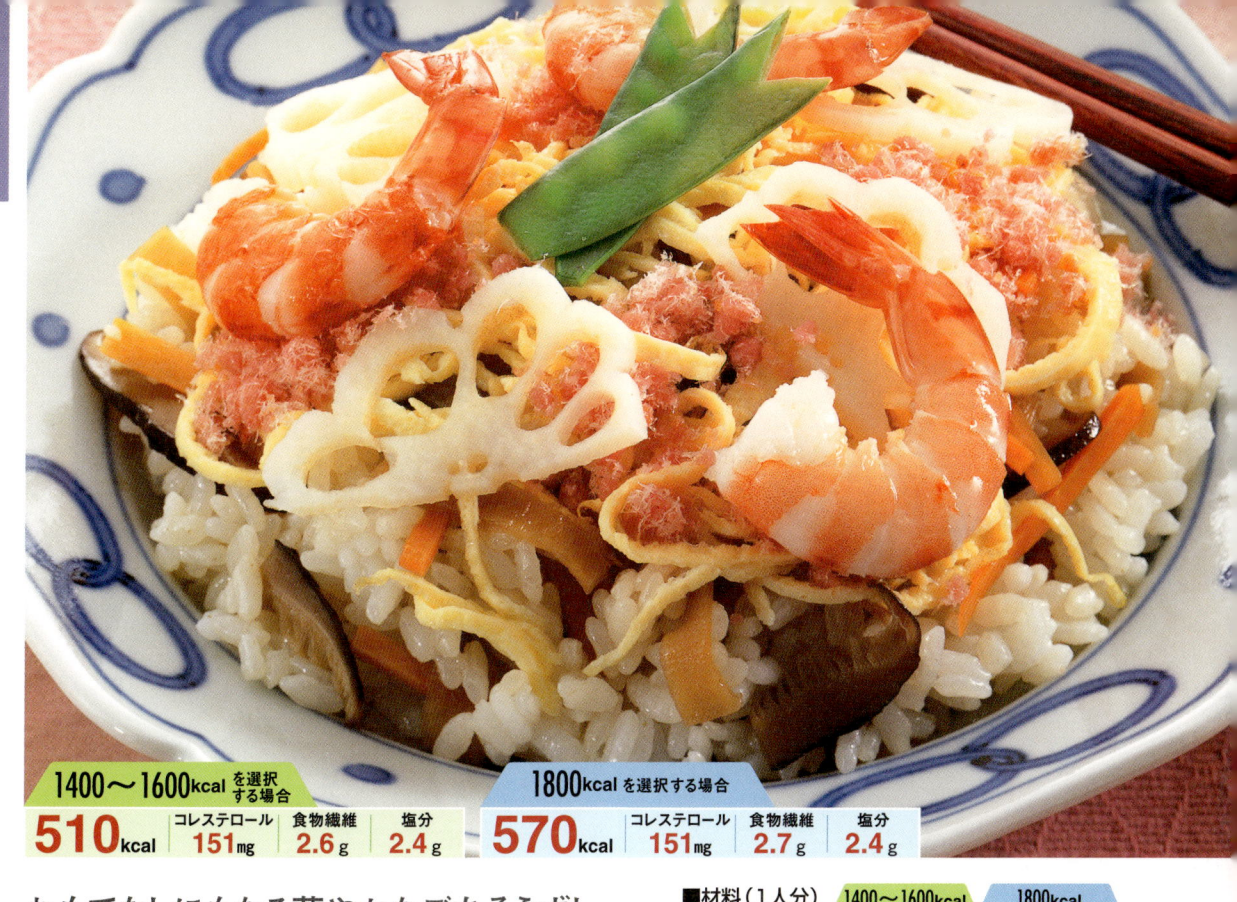

	1400〜1600kcalを選択する場合				1800kcalを選択する場合			
	510kcal	コレステロール **151**mg	食物繊維 **2.6**g	塩分 **2.4**g	**570**kcal	コレステロール **151**mg	食物繊維 **2.7**g	塩分 **2.4**g

おもてなしにもなる華やかなごちそうずし
五目ちらし

〈作り方〉

① れんこんは皮をむきながら花形に形づくり、薄切りにする。これを酢少々（分量外）を加えた熱湯で軽くゆで、Aに漬け込む。

② かんぴょうは洗って塩もみし、塩分を洗い流す。これを鍋に沸かした熱湯で透き通るまでゆで、1cm幅に切る。干ししいたけは水でもどし、にんじんとともにせん切りにする。

③ 鍋にBと②を入れ、弱火で煮汁がなくなるまで煮含める。

④ えびは背わたをとり、塩少々（分量外）を加えた熱湯で色が変わるまでゆで、尾の1節を残して殻をむく。

⑤ とき卵はボウルに入れて塩を加えてまぜ、薄くサラダ油を塗ったフライパンに流し入れ、薄焼き卵を作ってせん切りにする。絹さやは鍋に沸かした熱湯でさっとゆでておく。

⑥ あたたかいご飯に、よくまぜ合わせたCを回し入れ、切るようにまぜてすしめしを作り、③を加えてまぜる。

⑦ ⑥を器に盛り、桜でんぶと①、④、⑤を彩りよく盛りつける。

■材料（1人分）

		1400〜1600kcal	1800kcal
ご飯		200g	240g
えび（無頭）		40g	40g
れんこん		15g	15g
干ししいたけ		1個	1個
かんぴょう（乾燥）		2g	2g
にんじん		20g	20g
絹さや		2枚	2枚
桜でんぶ		小さじ1	小さじ1
A	酢	小さじ1	小さじ1
A	砂糖	小さじ$\frac{2}{3}$	小さじ$\frac{2}{3}$
A	塩	少々	少々
とき卵		大さじ2	大さじ2
塩		少々	少々
サラダ油		小さじ$\frac{1}{2}$	小さじ$\frac{1}{2}$
B	だし汁	$\frac{1}{3}$カップ	$\frac{1}{3}$カップ
B	しょうゆ	大さじ$\frac{1}{2}$弱	大さじ$\frac{1}{2}$弱
B	みりん	小さじ1	小さじ1
B	砂糖	小さじ$\frac{2}{3}$	小さじ$\frac{2}{3}$
C	酢	大さじ$\frac{1}{2}$	大さじ$\frac{1}{2}$
C	砂糖	小さじ$\frac{2}{3}$	小さじ$\frac{2}{3}$
C	塩	少々	少々

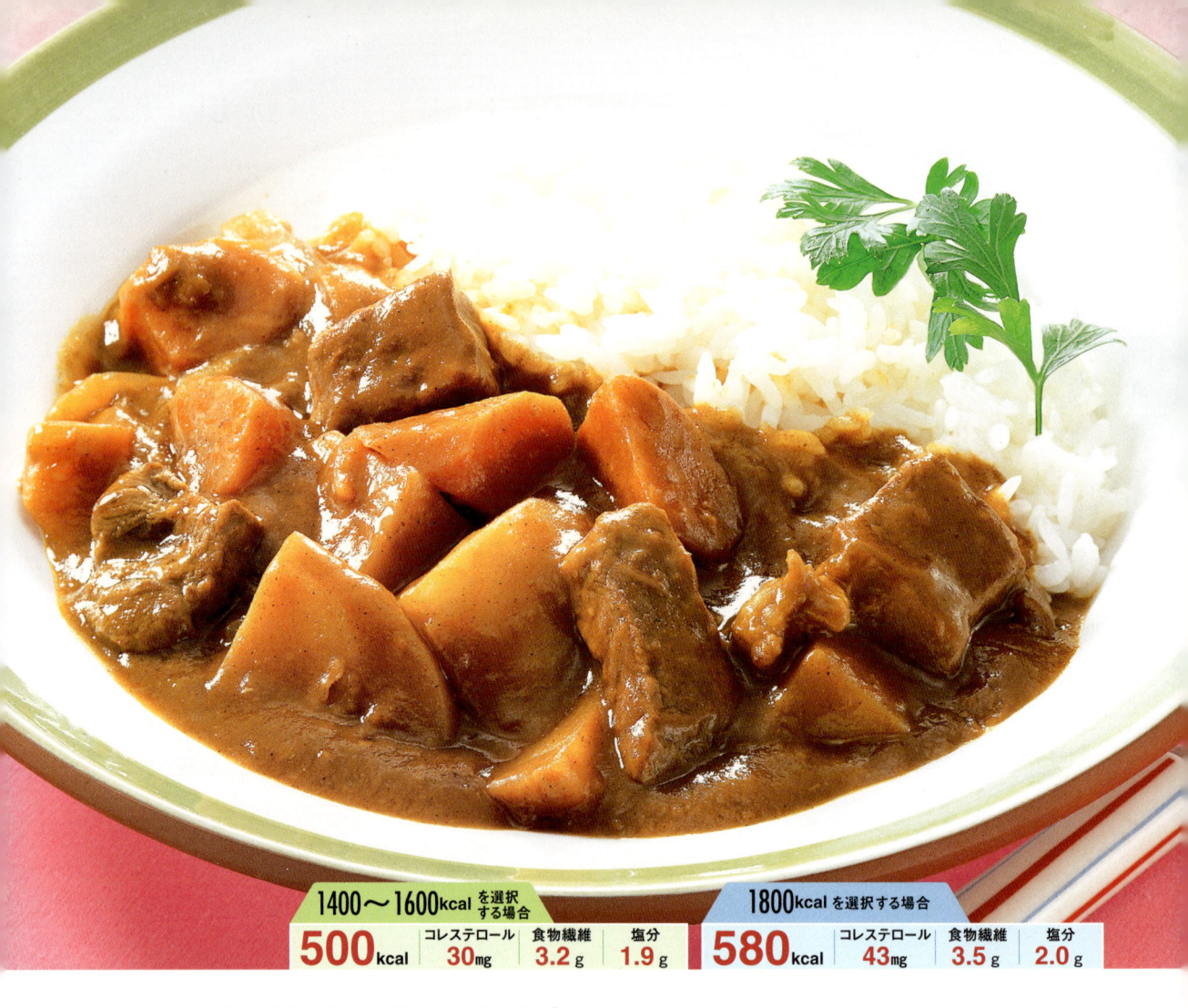

1400〜1600kcalを選択する場合				1800kcalを選択する場合			
500kcal	コレステロール 30mg	食物繊維 3.2g	塩分 1.9g	580kcal	コレステロール 43mg	食物繊維 3.5g	塩分 2.0g

カレールウの使用量を控えるのがポイント

カレーライス

〈作り方〉

① じゃがいもとにんじんは大きめの乱切り、玉ねぎはくし形切りにする。

② 牛もも肉は一口大に切る。

③ 鍋にサラダ油を熱して②を強火で炒め、肉の色が変わったら①を加えて炒め合わせる。全体に油が回ったところで水1〜1$\frac{1}{2}$カップを加えて、材料にほぼ火が通るまで中火で煮込む。いったん火を止めてカレールウを割り入れてとかし、カレー粉と塩も加えてまぜ、再び火にかけて弱火で少しとろみがつくまで煮込む。

④ ご飯を皿に盛って③をかけ、あればパセリやイタリアンパセリを添える。

■材料（1人分）

	1400〜1600kcal	1800kcal
ご飯	170g	200g
牛もも肉（赤身）	40g	60g
じゃがいも	40g	50g
にんじん	30g	30g
玉ねぎ	50g	50g
カレールウ（市販品）	15g	15g
カレー粉	少々	少々
塩	少々	少々
サラダ油	小さじ$\frac{1}{2}$	小さじ$\frac{1}{2}$

一皿メニュー

ご飯をパラリと仕上げるのがおいしさのコツ
五目チャーハン

■材料（1人分）

	1400〜1600kcal	1800kcal
ご飯	200g	240g
焼き豚	35g	35g
とき卵	大さじ2	大さじ2
玉ねぎ	20g	20g
にんじん	15g	15g
グリンピース	5g	5g
しょうゆ	小さじ1/2	小さじ1/2
塩	少々	少々
サラダ油	小さじ1強	小さじ1 2/3

〈作り方〉
❶ 焼き豚は小角切りにする。
❷ 玉ねぎとにんじんはあらいみじん切りにする。
❸ グリンピースは鍋に沸かした熱湯で1〜2分ゆで、ざるに上げて水けをきっておく。
❹ フライパンにサラダ油を入れて強火で熱し、とき卵を入れて箸で大きくまぜながらいり卵にする。ここに①と②を加えて強火で炒め合わせ、玉ねぎが透き通ってきたらご飯を加え、へらでほぐすように炒める。
❺ ご飯と具が全体にまざったら③を加えてまぜ、しょうゆと塩で味つけする。

1400〜1600kcalを選択する場合
490kcal | コレステロール 100mg | 食物繊維 1.7g | 塩分 2.0g

1800kcalを選択する場合
580kcal | コレステロール 100mg | 食物繊維 1.8g | 塩分 2.0g

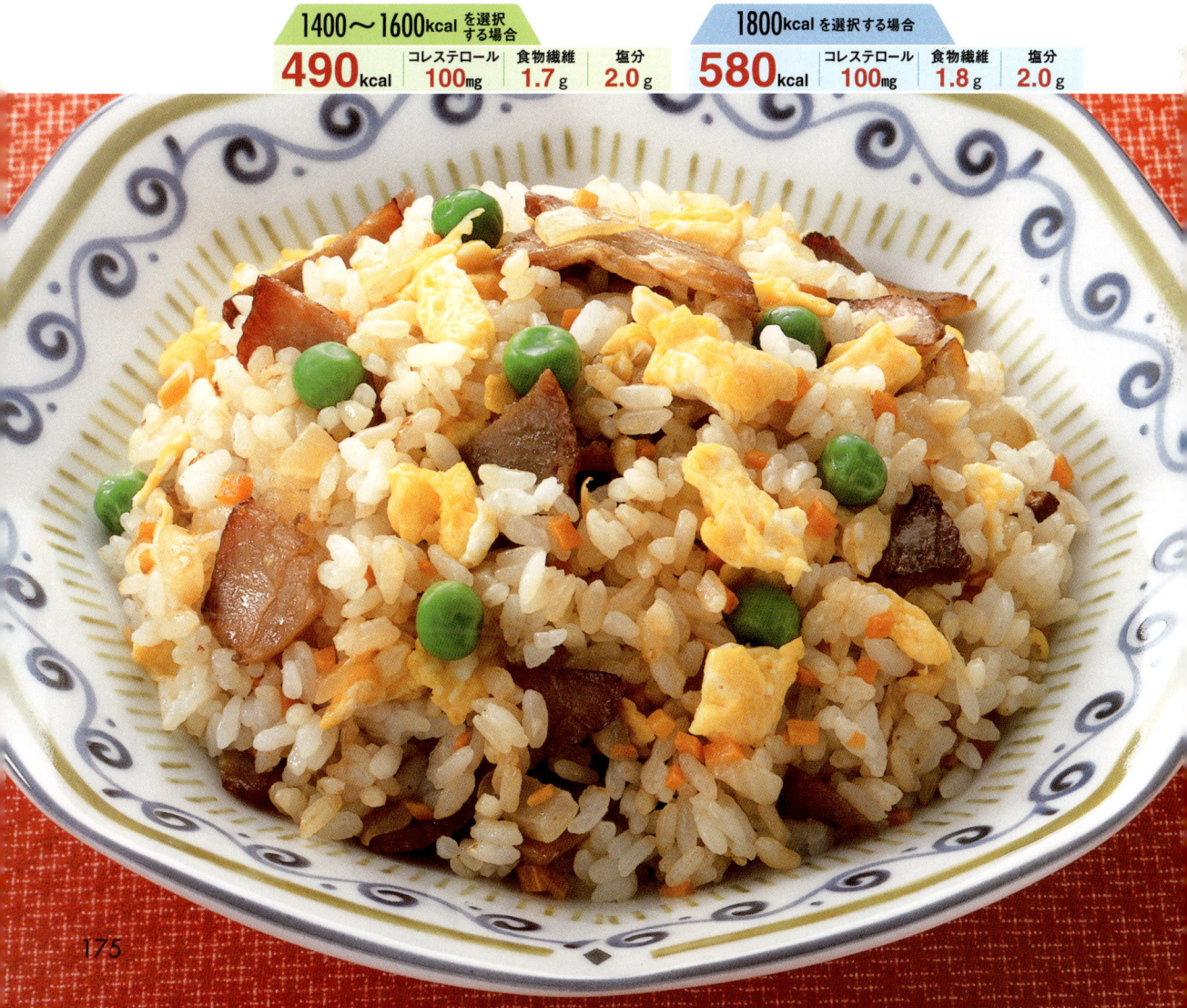

こまかく切ったいろいろな具のハーモニーを味わう

炊き込みご飯

〈作り方〉

❶ 米はといでざるに上げ、水けをきっておく。

❷ 干ししいたけは水またはぬるま湯につけてもどし、石づきをとって薄切りにする。

❸ 鶏もも肉は一口大に切る。油揚げはざるにのせて熱湯を回しかけ、油抜きして短冊切りにする。

❹ にんじんは短冊切りに、ごぼうはささがきにして水にさらし、アクを抜く。

❺ 板こんにゃくは細切りにし、鍋に沸かした熱湯で1～2分ゆでて石灰臭を抜き、ざるに上げる。

❻ 釜または鍋に①を入れてAを注ぎ、②と③、④、⑤を加えてふたをし、強火にかける。沸騰したら中火で10～15分炊き、弱火にかえて10分蒸らす。

❼ 絹さやは筋をとり、鍋に沸かした熱湯でさっとゆで、水にとって冷まし、水けをきってせん切りにする。

❽ ⑥が炊き上がったらへらで上下を返し、器に盛って、⑦をのせる。

■材料（1人分）

		1400～1600kcal	1800kcal
米		90g	110g
鶏もも肉（皮つき）		40g	40g
油揚げ		15g	15g
干ししいたけ		1個	1個
にんじん		20g	20g
ごぼう		20g	20g
絹さや		1枚	1枚
板こんにゃく		20g	20g
A	水	3/4カップ	3/4カップ
	日本酒	小さじ2	小さじ2
	しょうゆ	小さじ1/2	小さじ1/2
	塩	少々	少々

1400～1600kcalを選択する場合
500kcal　コレステロール 39mg　食物繊維 3.2g　塩分 1.4g

1800kcalを選択する場合
570kcal　コレステロール 39mg　食物繊維 3.3g　塩分 1.4g

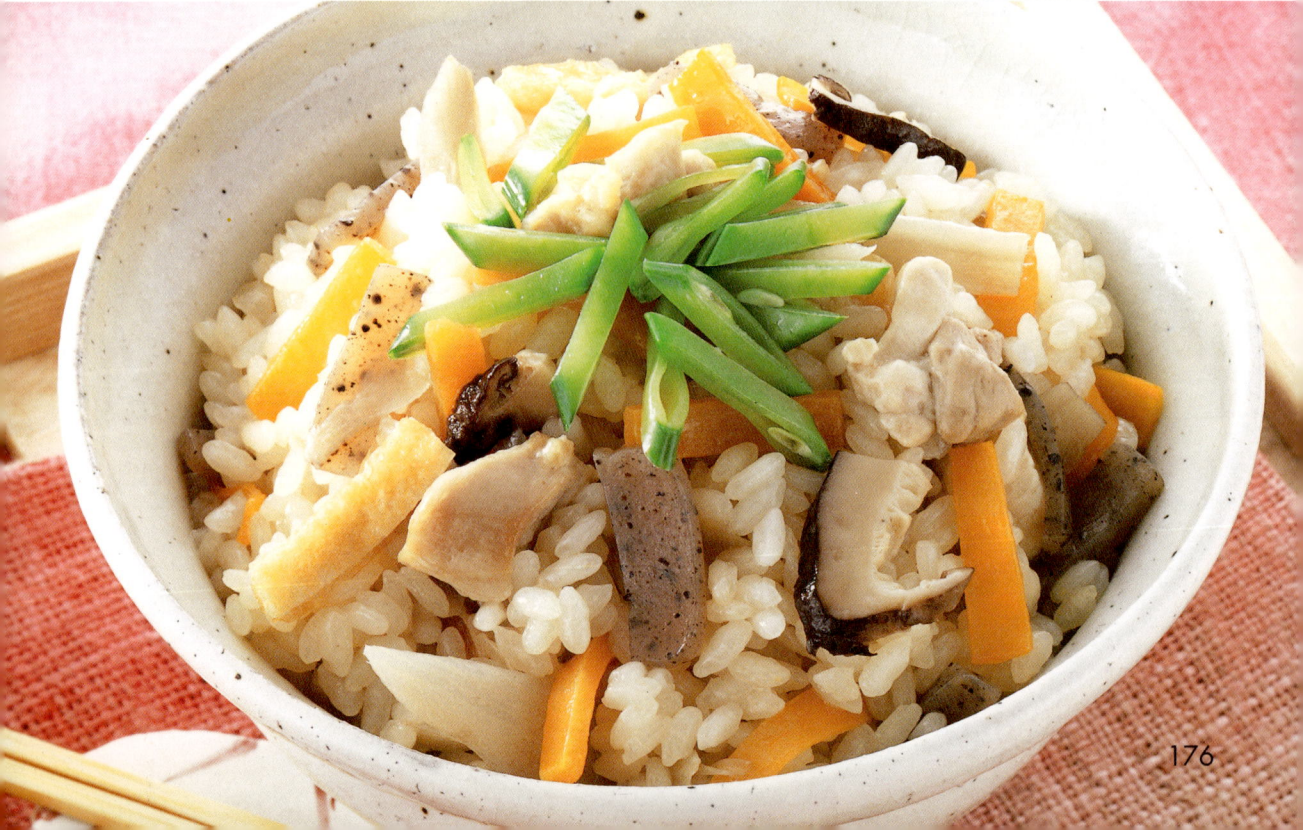

血管をしなやかにし、動脈硬化を防ぐメニュー集

20kcal以内の副菜を補って栄養のバランスをとる
低エネルギーおかず

この低エネルギーおかず（178〜187ページ）の中から**1品**選びます。
- 料理ごとに表示してあるエネルギー量、塩分量などの栄養データはすべて1人分です。
- 材料の分量は1人分です。特に指定のないものは、原則として、使用量は正味量（野菜なら、へたや皮などを除いた、純粋に食べられる量）で表示してあります。

▼1食分の献立のとり方　　これは便利！ 好きなおかずを選ぶだけ！

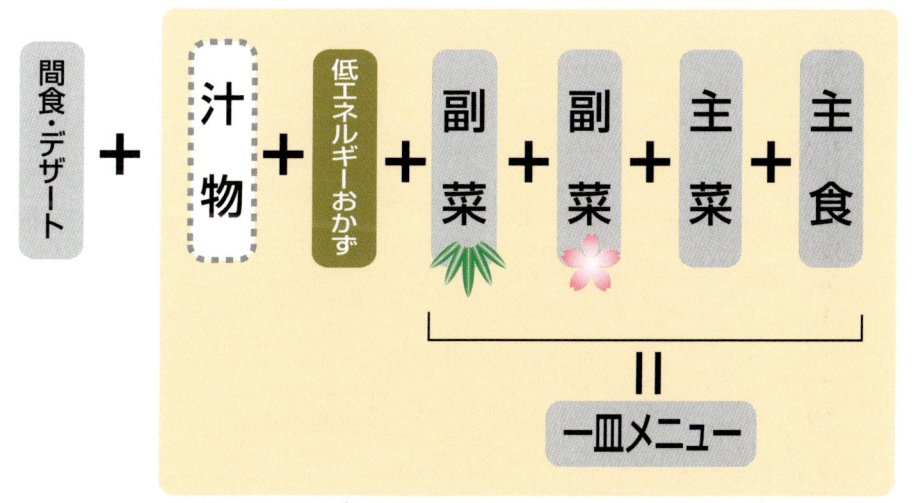

間食・デザート ＋ 汁物 ＋ 低エネルギーおかず ＋ 副菜 ＋ 副菜 ＋ 主菜 ＋ 主食

（副菜＋副菜＋主菜＋主食）＝ 一皿メニュー

この仕組みに従っておかずなどを選んでいくと、栄養バランスを考慮したエネルギー（カロリー）計算にもとづく、健康的な1日の献立が自動的に設計できます。

アスパラのからしじょうゆあえ

20kcal コレステロール 0mg 食物繊維 1.1g 塩分 0.4g

〈材料と作り方〉
① グリーンアスパラガス3本は根元のかたい部分は切り落とすか皮を薄くむき、鍋に沸かした熱湯でしんなりするまでゆで、ざるに上げて湯をきり、3㎝長さに切る。
② ボウルにだし汁小さじ1としょうゆ小さじ1/2、練りがらし少々を入れてよくまぜ、これで①をあえる。

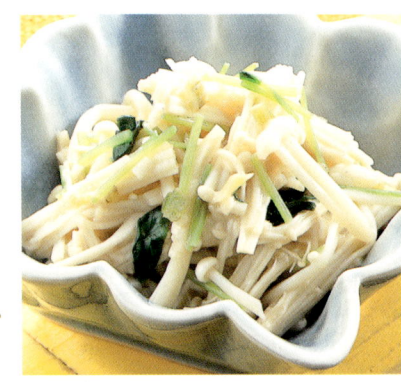

えのきのわさび漬けあえ

15kcal コレステロール 0mg 食物繊維 2.0g 塩分 0.3g

〈材料と作り方〉
① えのきだけ1/2袋(50g)は根元を切り落としてほぐし、鍋に沸かした熱湯でしんなりするまでゆでる。これをざるに上げて冷まし、水にとり、水けをしぼって3㎝長さに切る。
② 三つ葉2本は鍋に沸かした熱湯にさっとくぐらせて水にとり、水けをしぼって長さを半分に切る。
③ ボウルにわさび漬け(市販品)小さじ1/3としょうゆ小さじ1/2を入れてまぜ、ここに①と②を入れてあえる。

オクラのおかかあえ

17kcal コレステロール 1mg 食物繊維 2.0g 塩分 0.6g

〈材料と作り方〉
① オクラ5本はさっと水で洗い、塩少々を振って、手で軽くこすってうぶ毛をとる。
② 鍋に沸かした熱湯に①をそのまま入れて2~3分ゆで、冷水にとってざるに上げる。水けをきって、へたを切り落とし、斜め切りにする。
③ ②をボウルに入れ、削りがつおひとつまみとしょうゆ小さじ1/2強を加えてあえる。

カリフラワーのカレー風味

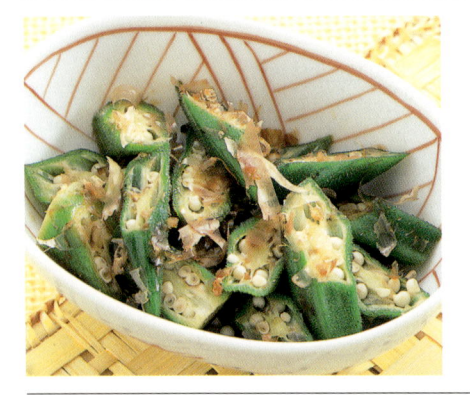

20kcal コレステロール 0mg 食物繊維 2.1g 塩分 0.5g

〈材料と作り方〉
① カリフラワー50gは小房に分けて水に10分ほどさらす。
② 鍋に沸かした熱湯に①を入れて2~3分ゆで、ざるに上げて水けをきる。
③ ボウルに②を入れ、カレー粉小さじ1弱と塩少々を振ってあえる。
④ ③を器に盛り、サラダ菜少々を添える。

低エネルギーおかず

キャベツのとろろ昆布あえ

13 kcal | コレステロール 0mg | 食物繊維 1.2g | 塩分 0.3g

〈材料と作り方〉
① キャベツ1枚は鍋に沸かした熱湯で1～2分軽くゆで、ざるに上げて水けをきり、せん切りにする。
② ボウルに①を入れ、とろろ昆布ひとつまみをほぐしながら加えてまぜ、塩少々を振る。
③ ②を器に盛り、あれば穂じそ1本をあしらう。

小松菜ののりあえ

13 kcal | コレステロール 0mg | 食物繊維 1.5g | 塩分 0.4g

〈材料と作り方〉
① 小松菜3株は鍋に沸かした熱湯でしんなりするまでゆで、水にとって冷ます。水けをしぼって根元を切り落とし、3cm長さに切る。
② ボウルにだし汁小さじ1としょうゆ小さじ1/2を入れてまぜ、ここに①と手でもんだ焼きのり少々を入れて、全体によくあえる。

しめじのおろしあえ

20 kcal | コレステロール 0mg | 食物繊維 2.3g | 塩分 0.6g

〈材料と作り方〉
① しめじ45gは石づきを切り落として小分けにし、鍋に沸かした熱湯でしんなりするまでゆで、ざるに上げて水けをきっておく。
② 大根45gはおろし金でボウルにすりおろし、しょうゆ小さじ2/3と酢小さじ1/2強を入れてよくまぜる。ここに①を入れてよくあえる。
③ ②を器に盛り、せん切りにした青じそ1/2枚分をのせる。

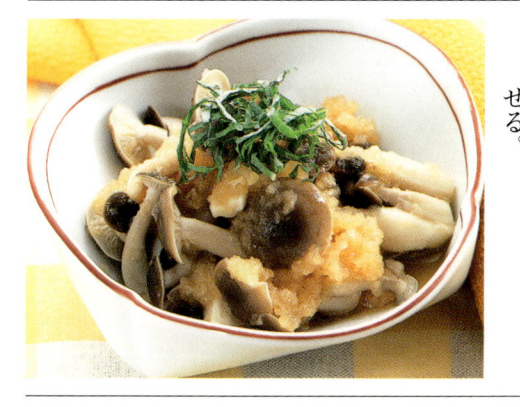

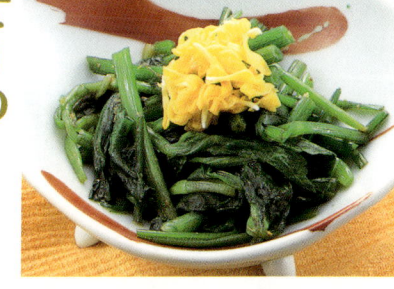

せりのからしあえ

7 kcal | コレステロール 0mg | 食物繊維 0.8g | 塩分 0.4g

〈材料と作り方〉
① せり30gは根元を切り落とし、鍋に沸かした熱湯でしんなりするまで1～2分ゆでる。水にとって冷まし、水けをしぼって3cm長さに切る。
② 鍋に沸かした熱湯に酢少々を加え、ここにむしった黄菊の花びら少々を入れて箸でかきまぜながら沈め、黄菊が透き通るまで10～20秒ほどゆでる。水にとって冷まし、水けをしぼる。
③ ボウルにしょうゆ小さじ1/2と練りがらし少々を入れてよくまぜ合わせ、①を入れて、②をのせる。

大根の梅肉あえ

10 kcal | コレステロール 0mg | 食物繊維 0.8g | 塩分 0.9g

〈材料と作り方〉

① 大根50gは2〜3mm厚さのいちょう切りにし、ボウルに入れる。これに塩少々を振ってしんなりさせ、水洗いして軽くしぼる。
② 青じそ1枚はせん切りにし、水にさらして水けをしぼる。
③ 梅干しの果肉1/3個分は、包丁でこまかくたたいてペースト状にする。
④ ボウルにだし汁小さじ1と③を入れてまぜ、これで①と②をあえる。

なすのごまじょうゆあえ

21 kcal | コレステロール 1mg | 食物繊維 1.4g | 塩分 0.4g

〈材料と作り方〉

① なす60gは縦半分に切り、これをさらに7〜8mm幅の斜め切りにする。
② 鍋に沸かした熱湯に①を入れてしんなりするまでゆで、ざるに上げて、冷めたら水けをしぼる。
③ ボウルにだし汁小さじ2としょうゆ小さじ1/2、いりごま(白)小さじ1/2を入れてよくまぜ、ここに②を入れてあえる。

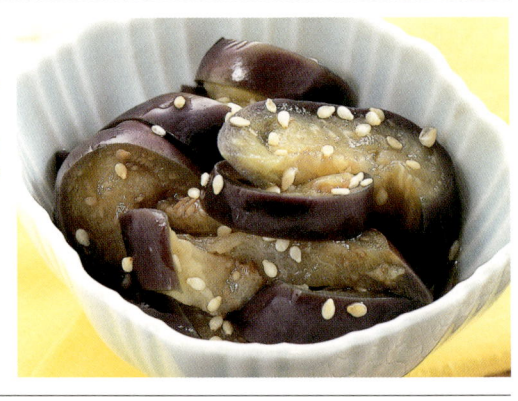

なめこのおろしあえ

15 kcal | コレステロール 0mg | 食物繊維 1.3g | 塩分 0.4g

〈材料と作り方〉

① なめこ15gはざるに入れて熱湯を回しかけたあと、流水に当てながら軽くぬめりをとる。
② 大根60gはすりおろし、目のこまかいざるに入れて自然に水けをきる。
③ ボウルに①と②を入れてあえ、器に盛って、しょうゆ小さじ1/2をかける。

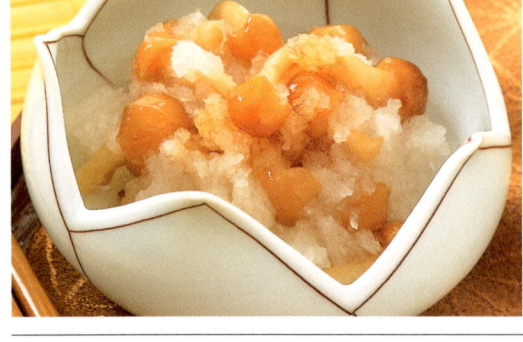

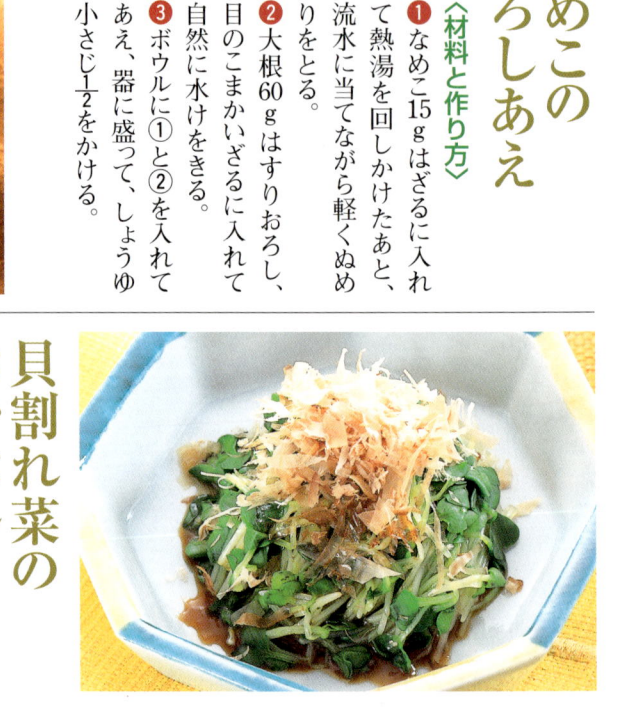

貝割れ菜のおひたし

17 kcal | コレステロール 2mg | 食物繊維 1.0g | 塩分 0.4g

〈材料と作り方〉

① 貝割れ菜50gは根元を切り落とし、鍋に沸かした熱湯に入れてさっとゆで、水にとって冷ます。水けをしぼり、ざく切りにする。
② ①を器に盛っておひとつまみをのせ、削りがつおひとつまみをのせ、しょうゆ小さじ1/2をかける。

低エネルギーおかず

小松菜と黄菊のおひたし

17 kcal コレステロール 0mg 食物繊維 1.8g 塩分 0.9g

〈材料と作り方〉
① 小松菜60gは鍋に沸かした熱湯でしんなりするまでゆで、水にとって冷まし、水けをしぼって3cm長さに切る。
② 黄菊は花びらをむしったものを20g用意する。鍋に沸かした熱湯に酢少々を加え、ここに黄菊を入れて箸でかきまぜながら沈め、黄菊が透き通るまで10～20秒ほどゆでる。水にとって冷まし、水けをしぼる。
③ ボウルに①と②を入れ、しょうゆ小さじ1を加えてよくまぜ合わせ、器に盛る。

にらともやしのおひたし

17 kcal コレステロール 0mg 食物繊維 1.8g 塩分 0.9g

〈材料と作り方〉
① にら1/3束(約30g)は鍋に沸かした熱湯でしんなりするまでゆで、水にとって冷まし、水けをしぼって3cm長さに切る。
② もやし20gはひげ根をつみとり、鍋に沸かした熱湯でさっとゆでてざるに上げて水けをきる。
③ ①と②を器に盛り、しょうゆ小さじ1をかけて、削りがつおひとつまみをのせる。

ほうれんそうとまいたけのおひたし

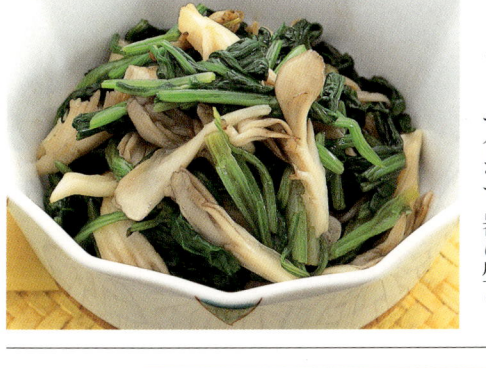

19 kcal コレステロール 0mg 食物繊維 2.2g 塩分 0.9g

〈材料と作り方〉
① ほうれんそう50gは鍋に沸かした熱湯でしんなりするまでゆで、水にとって冷まし、水けをしぼって3～4cm長さに切る。
② まいたけ30gは根元を切り落として小分けにし、鍋に沸かした熱湯でしんなりするまでゆでてざるに上げ、冷ましておく。
③ ボウルに①と②を入れ、しょうゆ小さじ1も加えてよくまぜ合わせ、器に盛る。

海藻サラダ

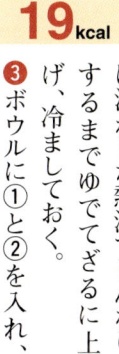

16 kcal コレステロール 0mg 食物繊維 2.5g 塩分 1.0g

〈材料と作り方〉
① 海藻ミックス(乾燥)5gは袋の表示に従って水でもどす。
② 大根30gはせん切りにする。
③ ボウルに酢小さじ1とだし汁大さじ1、塩、こしょう各少々を加えてまぜ、すりおろし玉ねぎ小さじ1を加えてドレッシングを作る。
④ 水けをきった①と②をさっくりと合わせ、サラダ菜2枚を敷いた器に盛って、③をかける。

トマトとバジルのサラダ

20 kcal | コレステロール 0mg | 食物繊維 1.2g | 塩分 0.3g

〈材料と作り方〉
① トマト100gは3mm厚さのいちょう切りにする。
② バジル（生葉）大4枚はせん切りにする。
③ ボウルに①と②を入れてよくまぜ合わせ、塩とこしょう各少々を振りかけて調味し、全体をあえて器に盛る。

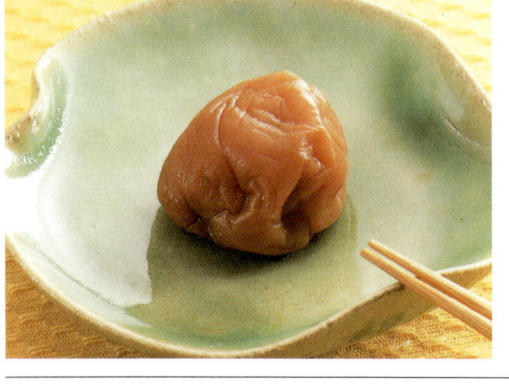

もずくの二杯酢

11 kcal | コレステロール 0mg | 食物繊維 0.9g | 塩分 1.0g

〈材料と作り方〉
① もずく（塩抜きしたもの）60gは目のこまかいざるに入れ、流水の下でよく洗い、水けをきって食べやすい長さに切る。
② 長ねぎ5gは縦に切り目を入れて芯をとり除き、白い部分だけせん切りにして水にさらす。
③ ボウルにだし汁としょうゆ各小さじ1、酢大さじ1を入れてまぜ、二杯酢を作る。
④ ③に①を入れてあえ、器に盛って、②をのせる。

梅干し

3 kcal | コレステロール 0mg | 食物繊維 0.4g | 塩分 2.2g

〈材料と作り方〉
梅干し（市販品）小1個（10g）を器に盛る。

健康メモ
減塩ブームを反映して、最近は塩分10～15％の薄塩タイプの市販品も多く見かけるようになりました。その薄塩タイプでさえ、たとえば中1個あたり約1.6gの塩分を含んでいます。塩分のとりすぎを防ぐためにも、梅干しを食べるのは1日1個にとどめましょう。

きゅうりの南蛮漬け

19 kcal | コレステロール 0mg | 食物繊維 0.6g | 塩分 0.6g

〈材料と作り方〉
① きゅうり50gは洗ってまな板にのせ、板ずり（塩少々を振って、手でゴロゴロと転がす）する。
② ①を水で洗って塩を落とし、ポリ袋に入れてすりこ木などで上からたたき、ひび割れを入れる。これを3～4cm長さに切り分ける。
③ ボウルにしょうゆ小さじ2/3とごま油小さじ1/4、豆板醤少々を入れてまぜ、②を入れて、きゅうりがしんなりするまで漬け込む。

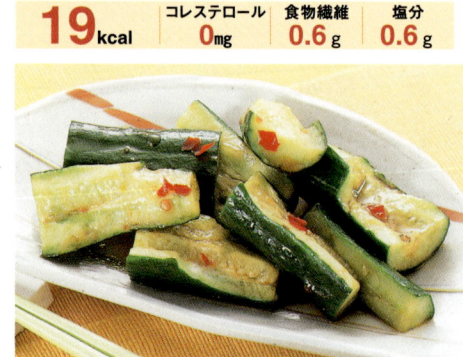

低エネルギーおかず

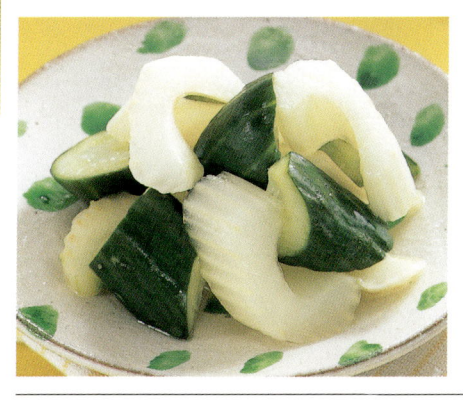

セロリときゅうりのりんご酢漬け

12 kcal ／ コレステロール 0mg ／ 食物繊維 0.6g ／ 塩分 0.5g

〈材料と作り方〉
① セロリ20gは筋をむきとって、2cm幅くらいの斜め切りにする。
② きゅうり30gは一口大の乱切りにする。
③ ボウルに①と②を入れて塩少々を振り、全体にからめる。
④ ③の野菜がしんなりしたらだし汁大さじ2とりんご酢大さじ1を加えてなじませ、1時間以上おく。

大根のもみ漬け

15 kcal ／ コレステロール 0mg ／ 食物繊維 1.2g ／ 塩分 0.5g

〈材料と作り方〉
① 大根60gは薄い短冊切りにし、大根の茎10gは小口切りにする。
② しょうが2gはごく細いせん切りにする。
③ ボウルに①を入れ、塩少々を振って全体にからめ、水分が出たら軽くしぼる。
④ ③に②をまぜ、器に盛る。

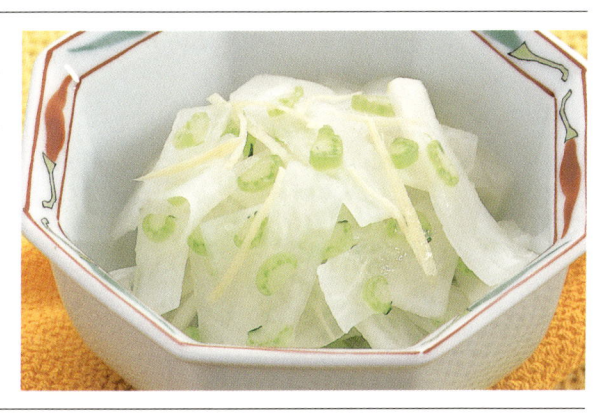

大根のレモン漬け

15 kcal ／ コレステロール 0mg ／ 食物繊維 1.4g ／ 塩分 0.6g

〈材料と作り方〉
① 大根50gは薄いいちょう切りにし、ボウルに入れて塩少々を振り、全体になじませる。
② レモンの輪切り1枚は十字に包丁を入れて4等分に切る。
③ 昆布少々はキッチンばさみを使って細切りにする。
④ ①に②と③を加えてよくまぜ、大根がしんなりしたら器に盛る。

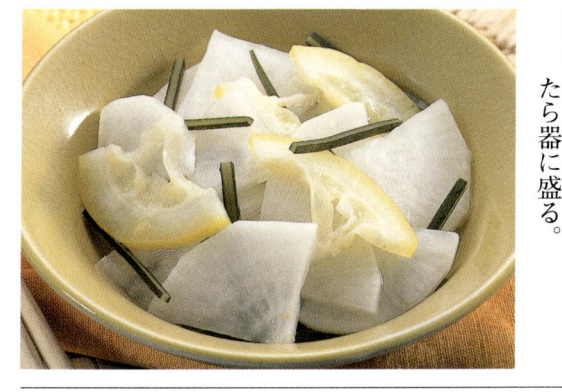

白菜の柚香（ゆこう）漬け

14 kcal ／ コレステロール 0mg ／ 食物繊維 1.3g ／ 塩分 1.1g

〈材料と作り方〉
① 白菜80gは茎の部分を1.5～2cm角くらいに切り、葉はざく切りにする。
② ゆずの皮少々は細いせん切りにする。
③ 昆布少々はキッチンばさみを使って細切りにする。
④ ボウルに①と②、③を入れ、塩少々を振って全体にからめ、重しをして半日ほどおく。
⑤ ④の水けをしぼって器に盛り、しょうゆ小さじ1/3をかける。

絹さやの煮びたし

| 20kcal | コレステロール 0mg | 食物繊維 1.5g | 塩分 0.5g |

〈材料と作り方〉
① 鍋にだし汁1/4カップと日本酒小さじ1、しょうゆ小さじ1/2を入れて煮立て、筋をとった絹さや50gを入れてややしんなりするまで煮る。
② ①の火を止め、そのまましばらくおいて味をしみ込ませる。

切り昆布とまいたけの煮物

| 19kcal | コレステロール 0mg | 食物繊維 2.0g | 塩分 1.3g |

〈材料と作り方〉
① 切り昆布（乾燥）3gは水に4～5分ほどつけてもどし、ざるに上げて水けをきっておく。
② まいたけ30gは根元を切り落とし、小分けにする。
③ 鍋にだし汁1/2カップとしょうゆ小さじ1、みりん小さじ1/3を入れて煮立て、①と②を入れて、昆布がやわらかくなるまでコトコトと弱火で煮る。

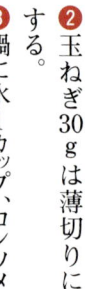

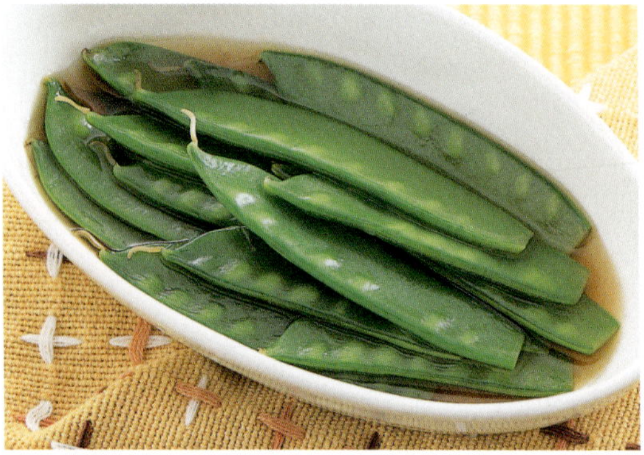

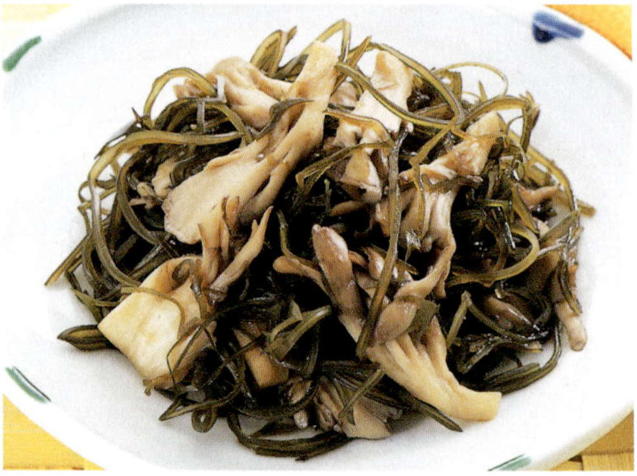

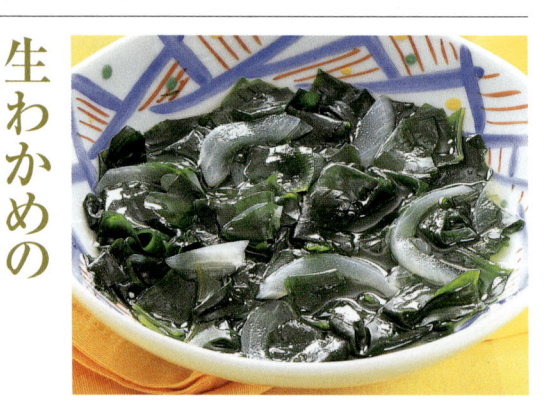

ちぎりこんにゃくのさんしょう煮

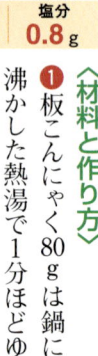

| 12kcal | コレステロール 0mg | 食物繊維 1.8g | 塩分 0.8g |

〈材料と作り方〉
① 板こんにゃく80gは鍋に沸かした熱湯で1分ほどゆでて石灰臭を抜き、ざるに上げて水けをきり、手で一口大にちぎる。
② 鍋にだし汁1/4カップと日本酒小さじ1、しょうゆ小さじ1/3、こんにゃく、さんしょうの実のつくだ煮小さじ1を入れて火にかけ、弱火で煮汁がなくなるまで煮る。
③ ②を器に盛り、あれば木の芽1枚をのせる。

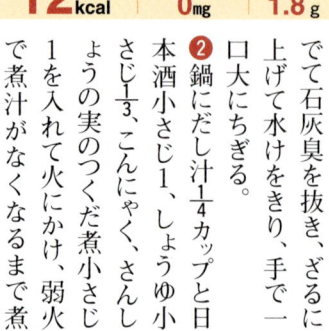

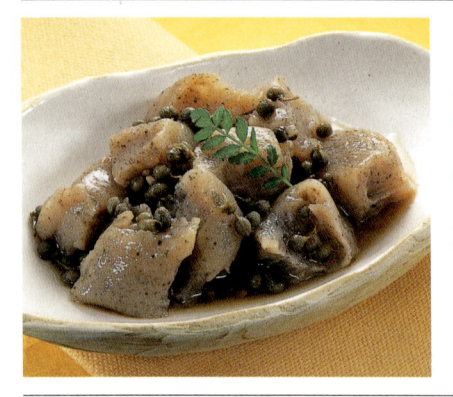

生わかめのスープ煮

| 20kcal | コレステロール 0mg | 食物繊維 1.7g | 塩分 1.4g |

〈材料と作り方〉
① わかめ（塩蔵）40gは塩を洗い流し、水けをしぼって食べやすい長さに切る。
② 玉ねぎ30gは薄切りにする。
③ 鍋に水1カップ、コンソメスープの素（固形）1/2個弱、おろしにんにく少々を入れて煮立て、②を加えて強火で煮る。玉ねぎがしんなりしたら①を加えて一煮し、塩とこしょう各少々で調味する。

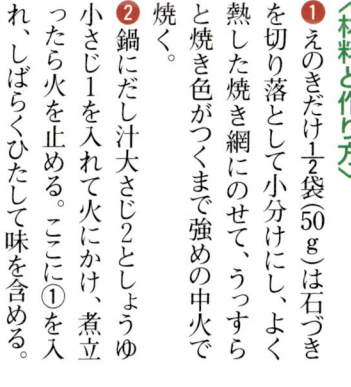

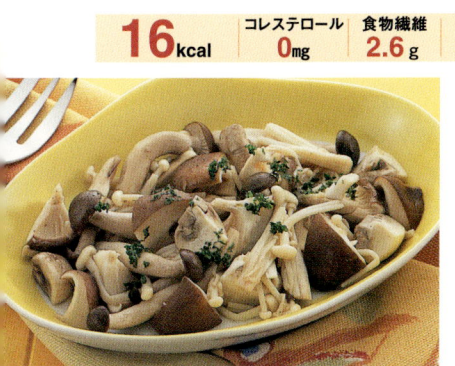

低エネルギーおかず

白菜のさんしょう煮

19kcal | コレステロール 0mg | 食物繊維 1.0g | 塩分 1.0g

〈材料と作り方〉

① 白菜80gは縦半分に切ってから、1cm幅に切る。
② 鍋にだし汁1/4カップと日本酒小さじ1/2、しょうゆ小さじ1を入れて煮立て、①を振り入れて粉ざんしょう少々を入れて、弱めの中火で白菜がしんなりするまで煮る。
③ ②を器に盛り、あれば木の芽1枚をのせる。

ふきの青煮

17kcal | コレステロール 0mg | 食物繊維 0.8g | 塩分 1.5g

〈材料と作り方〉

① ふき60gはまな板にのせ、塩少々を振って転がすように数回もんでから、鍋に沸かしたたっぷりの熱湯でゆでる。しんなりと曲がるようになったらすぐ冷水にとり、皮と筋をむいて3cm長さに切る。
② 鍋にだし汁1/4カップ、薄口しょうゆ小さじ1、塩少々、日本酒小さじ1を入れて煮立て、①の太いところを入れ、一煮立ちしたら細いところを入れて1～2分煮る。すぐ鍋底を水につけて冷まし、バットに煮汁ごと移してラップをかけ、味をじゅうぶんに含ませる。

きのこのワイン蒸し

16kcal | コレステロール 0mg | 食物繊維 2.6g | 塩分 1.0g

〈材料と作り方〉

① 生しいたけ1個は石づきを切り落として6等分に切る。
② えのきだけ1/4袋(25g)としめじ25gは石づきを切り落とし、えのきだけは長さを2等分に、しめじは小分けにする。
③ マッシュルーム20gは石づきを切り落とし、4等分に切る。
④ 鍋に①と②、③を入れて火にかけ、すぐ白ワイン大さじ2を加えて一混ぜし、ふたをして蒸し煮にする。
⑤ きのこがしんなりしたら、塩小さじ1/5とこしょう少々で味つけする。
⑥ ⑤を器に盛って、パセリのみじん切り少々を散らす。

えのきの焼きびたし

16kcal | コレステロール 0mg | 食物繊維 2.0g | 塩分 0.9g

〈材料と作り方〉

① えのきだけ1/2袋(50g)は石づきを切り落として小分けにし、よく熱した焼き網にのせて、うっすらと焼き色がつくまで強めの中火で焼く。
② 鍋にだし汁大さじ2としょうゆ小さじ1を入れて火にかけ、煮立ったら火を止める。ここに①を入れ、しばらくひたして味を含める。
③ ②を汁ごと器に盛り、薄くそいだゆずの皮少々を添える。

焼きしいたけ

| 9kcal | コレステロール 0mg | 食物繊維 1.3g | 塩分 0.3g |

〈材料と作り方〉
① よく熱した焼き網に、軸を切り落とした生しいたけ3個をひだのある白いほうを下にしてのせて中火で焼く。うっすらと焼き色がついたら裏返し、こんがりとするまで焼く。
② ①を半分に切って器に盛り、軽く水けをきった大根おろし大さじ1をのせ、しょうゆ小さじ1/3をかける。

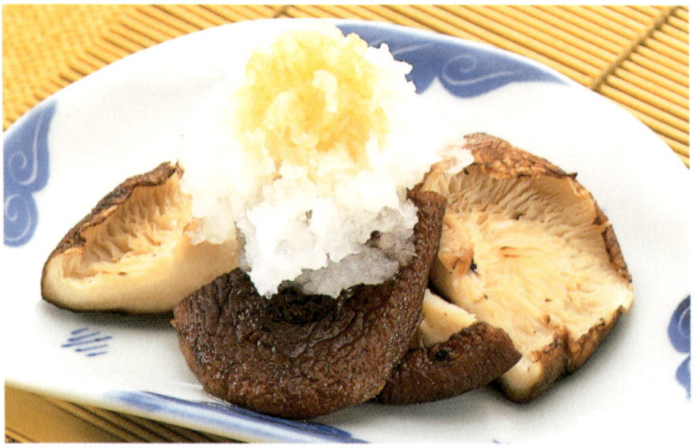

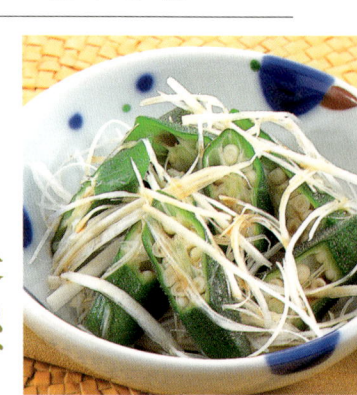

オクラと長ねぎの酢じょうゆ

| 20kcal | コレステロール 0mg | 食物繊維 2.2g | 塩分 0.9g |

〈材料と作り方〉
① オクラ3本はさっと水で洗い、塩少々を振って、手で軽くこすってぶ毛をとる。
② 鍋に沸かした熱湯に①をそのまま入れて2〜3分ゆで、冷水にとってざるに上げる。水けをきって、へたを切り落とし、斜め切りにする。
③ 長ねぎ3cmは縦に切り目を入れて芯を抜き、白い部分だけをせん切りにして水に放し、パリッとさせて水けをきっておく。
④ 小さなボウルにしょうゆ小さじ1と酢小さじ1/2強を入れてまぜる。
⑤ ②と③をまぜ合わせて器に盛り、④を回しかける。

クレソンのレモンじょうゆ

| 9kcal | コレステロール 0mg | 食物繊維 1.0g | 塩分 0.4g |

〈材料と作り方〉
① クレソン4本（40g）は茎はざく切りにし、葉はつみとる。鍋に沸かした熱湯に茎の部分を先に入れ、一呼吸おいて葉も加え、さっとゆでる。すぐ水にとって冷まし、水けをよくしぼる。
② 小さなボウルにしょうゆとレモン汁各小さじ1/2を入れてまぜ合わせておく。
③ ①を器に盛って②を回しかけ、レモンの皮のせん切り少々を散らす。

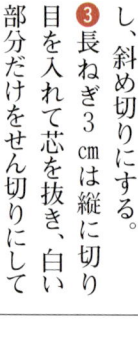

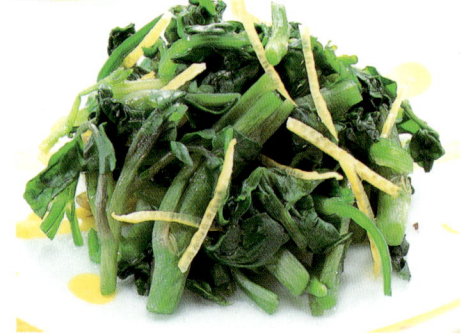

昆布のつくだ煮

| 13kcal | コレステロール 0mg | 食物繊維 1.0g | 塩分 1.1g |

〈材料と作り方〉
昆布のつくだ煮（市販品）15gを器に盛る。

健康メモ
低エネルギーですが塩分はやや多いので、1食でとる量は控えめにします。できるだけ薄味のものを選ぶようにしましょう。

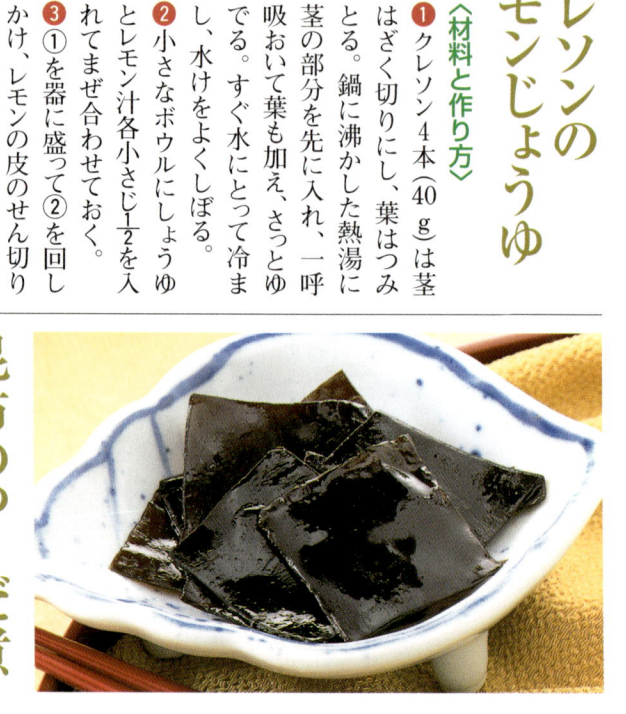

低エネルギーおかず

こんにゃくの刺し身

| 12 kcal | コレステロール 0mg | 食物繊維 2.1g | 塩分 0.9g |

〈材料と作り方〉

① 刺し身用こんにゃく（市販品）80gは5mm厚さくらいに切り、食べる直前まで冷蔵庫で冷やしておく。

② 大根20gはせん切りにし、水にさらしてシャキッとさせ、ざるに上げて水けをしっかりきる。

③ 器に②をのせて①を盛りつけ、練りわさび少々と小皿に入れたしょうゆ小さじ1を添える。あれば、写真のように、つま野菜として浜ぼうふうやラディッシュの薄輪切りなどを添えても。

春菊とえのきのゆずしょうゆ風味

| 20 kcal | コレステロール 0mg | 食物繊維 2.4g | 塩分 1.0g |

〈材料と作り方〉

① 春菊50gは根元を切り落とし、鍋に沸かした熱湯で1〜2分、しんなりするまでゆでる。水にとって冷まし、水けをしぼって3cm長さに切る。

② えのきだけ1/5袋（20g）は根元を切り落とし、長さを半分に切る。これを鍋に沸かした熱湯でさっとゆで、水けをきっておく。

③ 小さなボウルにしょうゆ小さじ1とゆずのしぼり汁小さじ1/2を入れてよくまぜ合わせる。

④ ①と②をまぜ合わせて器に盛り、③を回しかけて、ゆずの皮のせん切り少々をのせる。

もやしと青じそのおかかじょうゆ

| 19 kcal | コレステロール 4mg | 食物繊維 0.8g | 塩分 0.9g |

〈材料と作り方〉

① もやし50gはひげ根をつみとり、鍋に沸かした熱湯でさっとゆでて水にとり、ざるに上げて水けをきっておく。

② 青じそ2枚はせん切りにする。

③ ボウルに①と②、削りがつおひとつまみを入れてまぜ合わせ、しょうゆとだし汁各小さじ1で味つけする。

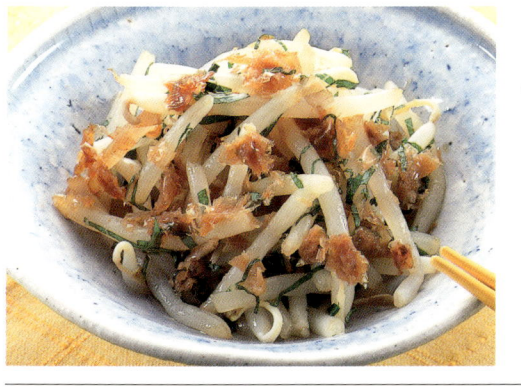

焼きのり

| 4 kcal | コレステロール 4mg | 食物繊維 0.7g | 塩分 0.5g |

〈材料と作り方〉

① 焼きのり1/2枚は食べやすい大きさに切る。

② ①を皿に盛り、小皿にしょうゆ小さじ1/2を入れて添える。

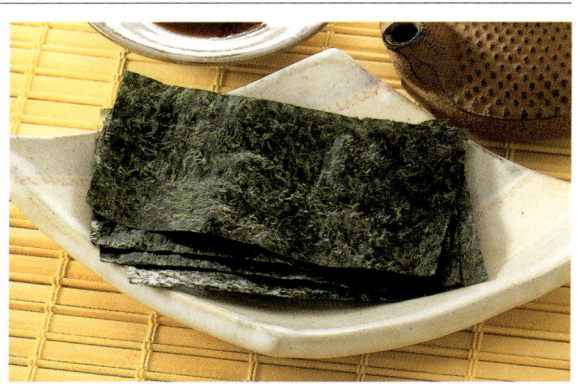

■覚えて、賢く活用

おいしく食べて高脂血症を改善する、毎日の調理テクニック

血液中のコレステロールや中性脂肪を減らすには

動物性脂肪は、血液中の悪玉コレステロールをふやす原因になります。肉類をとるときは脂肪の少ない部位を選んだり、脂肪を落とす調理法を工夫するようにしましょう。

肉の脂肪分を落とす

● 肉の脂身は切りとる

たとえば、ステーキ用の牛サーロイン肉やとんかつ、しょうが焼き用の豚ロース肉の場合は、目に見える脂身は切り落としてから調理をすることで、和脂肪酸は半分近く抑えられます。これだけで、動物性脂肪の摂取量は半分近く抑えられます。脂肪のうまみを味わいたいときは、脂身をつけたまま調理し、食べるときに脂身をとり除いてもよいでしょう。

● 鶏もも肉の皮ははぐ

鶏肉の皮も脂肪分を多く含みます。同じ100gの若鶏もも肉でも、皮つきだと200kcalなのに対し、皮なしでは116kcalになります。コレステロールや中性脂肪が気になる人は、皮をとり除いて調理しましょう。

● ゆでて脂肪を落とす

薄切りの肉は、しゃぶしゃぶのように熱湯をくぐらせるとかなり脂肪を落とすことができます。脂肪がとけ出したスープは、通常、雑炊やうどんなどに利用しますが、コレステロールが気になる人はこうした食べ方は禁物です。

ローストビーフや角煮などでかたまり肉を使う場合は、一度下ゆですると脂肪を落とすことができます。ゆでたあと、そのまま冷やして表面に脂を白く固まらせると、脂がきれいにとり除けます。

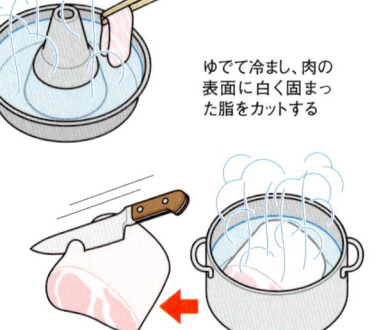

ゆでて冷まし、肉の表面に白く固まった脂をカットする

● 網で焼いて脂を落とす

肉を焼く場合は、フライパンや鉄板に油を引いて焼くよりも網焼きに。こうすると脂は下にしたたり落ちて、かなりとり除くことができます。

糖分を控える

砂糖や果物に含まれる糖分は、血液中の中性脂肪をふやし、肥満へとつながります。デザートやおやつなどで糖分をとりすぎないように注意しましょう。

● 果物の1日の摂取量を守る

果物は、野菜と並んでたいせつなビタミンの供給源ですが、糖分（果糖）を多く含みます。食べすぎるとエネルギーのとりすぎにつながり、中性脂肪もふやしてしまうので、決められた量を守りましょう。くわしくは、13ページを参照してください。

● 砂糖を多く含む、菓子類やジュース類は避ける

甘いお菓子はもちろん、砂糖が含まれている清涼飲料水やジュース類も安易にとらないように気をつけましょう。

清涼飲料水やジュース類の中には、1缶に20〜30gの砂糖が使われているものもあります。のどが渇いたからといって、むぞうさにゴクゴク飲むのは禁物。飲料水はお茶や水など、できるだけエネルギーのないものを飲むように習慣づけていきましょう。

188

アルコールを控える

アルコールを飲みすぎると、肝臓では中性脂肪の合成が促進され、血液中の中性脂肪をふやしてしまいます。

● **アルコールは適量に**
飲酒の習慣がある人は、飲酒量を医師や管理栄養士に相談しましょう。中性脂肪が高い人は禁酒または節酒が必要です。

油の使用量を控えてエネルギーをコントロールする

調理に使う油の量も、以下のような工夫でかなり減らすことができます。

油を使わずにすむ調理法

● 蒸すことを心がける
● アルミ箔に包んで蒸し焼きにする
● 電子レンジで加熱する

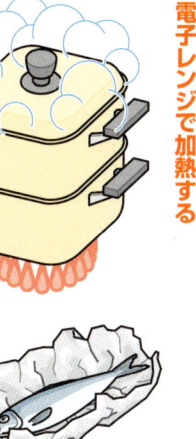

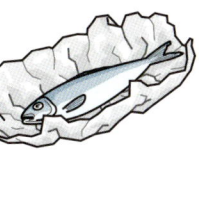

油の使用量をぐんと減らす方法

● **材料は大きめに、大きさをそろえて切る**
油にふれる表面積を少なくするため、材料はやや大きめに切りましょう。また大きさをそろえると火の通りが均一になり、炒める時間を短縮できます。また、かたい野菜は下ゆでしておくと、材料に吸収される油の量が少なくてすみます。

● **テフロンやシルバーストーンなど樹脂加工のフライパンを利用する**
油の使用量が少なくてもおいしく調理できます。

● **揚げ物は素揚げにしてみる**
揚げ物は、つける衣によってエネルギー量が違ってきます。油の吸収が少ない順に、素揚げ、から揚げ、天ぷら、フライ（パン粉）、変わり揚げ（はるさめや刻んだナッツの衣など）となります。あじ1尾を揚げた場合、素揚げとフライではエネルギー量は約2倍の差に。

● **まとめて調理する**
炒め物などは、1人分よりも数人分をまとめて調理するほうが、1人あたりの油の使用量が少なくてすみます。

塩分をコントロールする

食べすぎや高血圧を招く塩分のとりすぎにも注意が必要です。

● **煮物はだしをきかせる**
味つけに使う塩やしょうゆの量を減らすと、慣れるまでは味にもの足りなさを感じがちなものです。そんなときは、だしをきかせて補いましょう。だしは、かつお節や昆布などでとる天然のうまみと風味の高さをとる天然のうまみと風味の高さを利用するのがいちばん。市販のインスタントだしは、意外に塩分が多く含まれるので、使用量にはじゅうぶん注意が必要です。

なお、塩分は、塩やしょうゆ、みそなどの調味料だけでなく、ハムやさつま揚げなど肉や魚の加工品にも含まれているので、使いすぎにも注意しましょう。

● **スパイスや香味野菜を活用する**
塩分の使用量は、1日10g未満を目安にします。減塩を心がけて、おかずの味つけには、こしょうやカレー粉などのスパイス、レモンやゆずなどのかんきつ類、ねぎやしょうが、にんにく、みょうが、青じそなどの香味野菜、オレガノやバジル、ミントなどのハーブ類を積極的に利用しましょう。これらをじょうずに活用すると、薄味でももの足りなさをカバーできます。

●ごぼう
ごぼうとカリフラワーの梅風味‥152
ごぼうとささ身のサラダ‥‥141
根菜の田舎煮‥‥‥‥‥‥‥152
たたきごぼう‥‥‥‥‥‥‥102
●こんにゃく類
こんにゃくのおかか煮‥‥‥153
こんにゃくのザーサイ炒め‥108
こんにゃくの酢みそあえ‥‥101
しらたきと干しえびのいり煮‥122
しらたきのたらこまぶし‥‥129
田楽‥‥‥‥‥‥‥‥‥‥‥127
●さやいんげん
いんげんとにんじんの和風サラダ‥140
いんげんの南蛮焼き‥‥‥‥160
さやいんげんまぐろ缶詰めのソテー‥108
●ししとうがらし
ししとうの串焼き‥‥‥‥‥161
●春菊
春菊ときのこの煮びたし‥‥121
春菊としめじのくるみあえ‥133
春菊のごまあえ‥‥‥‥‥‥134
●セロリ
セロリとベーコンのミルク煮‥153
●大根
炒めなます‥‥‥‥‥‥‥‥136
切り干し大根と油揚げの煮物‥151
切り干し大根の三杯酢‥‥‥146
切り干し大根の中華煮‥‥‥151
具だくさんのみそ汁風‥‥‥145
しらすおろし‥‥‥‥‥‥‥128
せん切り大根とほたて貝柱のサラダ‥142
大根とあさりの煮物‥‥‥‥154
大根とにんじんのなます‥‥115
ふろふき大根‥‥‥‥‥‥‥158
焼きかますのおろしあえ‥‥135
●たけのこ
たけのこのおかか煮‥‥‥‥122
たけのこの木の芽あえ‥‥‥101
若竹煮‥‥‥‥‥‥‥‥‥‥126
●玉ねぎ
さらし玉ねぎ‥‥‥‥‥‥‥100
野菜のホイル焼き‥‥‥‥‥163
●青梗菜
青梗菜とうなぎの煮びたし‥155
青梗菜とはるさめのわさび酢‥147
青梗菜と干し桜えびの煮物‥123
青梗菜のクリーム煮‥‥‥‥155
青梗菜の中華煮‥‥‥‥‥‥156
野菜といかのしょうゆあえ‥136
●とうがん
とうがんとかに缶のスープ煮‥123
●とうもろこし
スイートコーンのバターソテー‥138
●トマト
トマトのアンチョビーサラダ‥113
ミニトマトの二色サラダ‥‥144
●長ねぎ
ねぎのスープ煮‥‥‥‥‥‥124
●なす
なすとピーマンのみそ炒め風‥139

なすとみょうがのおかかあえ‥102
なすのチーズ焼き‥‥‥‥‥161
焼きなす‥‥‥‥‥‥‥‥‥128
●菜の花
菜の花のからしあえ‥‥‥‥103
●にがうり
にがうりの梅あえ‥‥‥‥‥103
●にら
にら玉フルフル‥‥‥‥‥‥162
にらともやしの中華あえ‥‥104
●にんじん
にんじんのグラッセ‥‥‥‥156
にんじんのピリ煮‥‥‥‥‥124
●白菜
白菜とオレンジのサラダ‥‥113
白菜と鮭缶の煮びたし‥‥‥157
白菜のごま酢‥‥‥‥‥‥‥116
白菜のスープ煮‥‥‥‥‥‥125
白菜の干しえびあんかけ‥‥157
●ピーマン
ピーマンと赤ピーマンのマリネ‥116
ピーマンとカテージチーズのサラダ‥143
野菜の五色焼き‥‥‥‥‥‥162
●ブロッコリー
ブロッコリーのかにあんかけ‥158
ブロッコリーのスープ煮‥‥125
ブロッコリーの酢じょうゆあえ‥105
●ほうれんそう
ほうれんそうのおひたし‥‥109
●三つ葉
ほたて貝柱と三つ葉ののりあえ‥104
●もやし
もやしのカレー風味‥‥‥‥105
●モロヘイヤ
モロヘイヤとオクラのあえ物‥106
●山いも
山いものせん切り‥‥‥‥‥130
●レタス
グリーンサラダ‥‥‥‥‥‥112
ピリ辛ホットレタス‥‥‥‥129
レタスとうどのおひたし‥‥110
レタスとかにの炒め物‥‥‥139
●れんこん
れんこんとひじきの梅あえ‥107
れんこんの甘酢カレー風味‥117
れんこんのきんぴら‥‥‥‥159
●わけぎ
わけぎのぬた‥‥‥‥‥‥‥135
●わらび
わらびの煮びたし‥‥‥‥‥126
●その他
板わさ‥‥‥‥‥‥‥‥‥‥163
いりおから‥‥‥‥‥‥‥‥148
クラムチャウダー‥‥‥‥‥144
白あえ‥‥‥‥‥‥‥‥‥‥134
大豆とひじきの煮物‥‥‥‥154
納豆‥‥‥‥‥‥‥‥‥‥‥164
はるさめとハムの酢の物‥‥147
冷ややっこ‥‥‥‥‥‥‥‥164
マカロニサラダ‥‥‥‥‥‥143
焼き麩の卵とじ‥‥‥‥‥‥159

低エネルギーおかず
〈緑黄色野菜〉
アスパラのからしじょうゆあえ‥178
オクラと長ねぎの酢じょうゆ‥186
オクラのおかかあえ‥‥‥‥178
貝割れ菜のおひたし‥‥‥‥180
絹さやの煮びたし‥‥‥‥‥184
クレソンのレモンじょうゆ‥186
小松菜と黄菊のおひたし‥‥181
小松菜ののりあえ‥‥‥‥‥179
春菊とえのきのゆずしょうゆ風味‥187
せりのからしあえ‥‥‥‥‥179
トマトとバジルのサラダ‥‥182
にらともやしのおひたし‥‥181
ほうれんそうとまいたけのおひたし‥181
〈淡色野菜〉
カリフラワーのカレー風味‥178
キャベツのとろろ昆布あえ‥179
きゅうりの南蛮漬け‥‥‥‥182
セロリときゅうりのりんご酢漬け‥183
大根の梅肉あえ‥‥‥‥‥‥180
大根のもみ漬け‥‥‥‥‥‥183
大根のレモン漬け‥‥‥‥‥183
なすのごまじょうゆあえ‥‥180
白菜のさんしょう煮‥‥‥‥185
白菜の柚香漬け‥‥‥‥‥‥183
ふきの青煮‥‥‥‥‥‥‥‥185
もやしと青じそのおかかじょうゆ‥187
〈海藻〉
海藻サラダ‥‥‥‥‥‥‥‥181
切り昆布とまいたけの煮物‥184
昆布のつくだ煮‥‥‥‥‥‥186
生わかめのスープ煮‥‥‥‥184
もずくの二杯酢‥‥‥‥‥‥182
焼きのり‥‥‥‥‥‥‥‥‥187
〈きのこ類〉
えのきの焼きびたし‥‥‥‥185
えのきのわさび漬けあえ‥‥178
きのこのワイン蒸し‥‥‥‥185
しめじのおろしあえ‥‥‥‥179
なめこのおろしあえ‥‥‥‥180
焼きしいたけ‥‥‥‥‥‥‥186
〈その他〉
梅干し‥‥‥‥‥‥‥‥‥‥182
こんにゃくの刺し身‥‥‥‥187
ちぎりこんにゃくのさんしょう煮‥184

主食と主菜がいっしょになった一皿メニュー
〈パン〉
サンドイッチ‥‥‥‥‥‥‥166
〈めん〉
スパゲッティ・ミートソース‥167
焼きそば‥‥‥‥‥‥‥‥‥168
冷やし中華‥‥‥‥‥‥‥‥169
鍋焼きうどん‥‥‥‥‥‥‥170
〈ご飯〉
うな丼‥‥‥‥‥‥‥‥‥‥171
カレーライス‥‥‥‥‥‥‥174
牛丼‥‥‥‥‥‥‥‥‥‥‥172
五目チャーハン‥‥‥‥‥‥175
五目ちらし‥‥‥‥‥‥‥‥173
炊き込みご飯‥‥‥‥‥‥‥176

料理索引

主菜

〈魚介料理〉

■揚げ物
- かれいの五目あんかけ ･･････････28
- 天ぷらの盛り合わせ ････････････42

■炒め物
- えびのチリソース炒め ･･････････22
- 貝柱とブロッコリーの炒め物 ････23
- かじきのオイスター炒め ････････25
- かに玉 ････････････････････････27
- 八宝菜 ････････････････････････44

■サラダ
- 刺し身サラダ ･･････････････････34
- まぐろサラダ ･･････････････････48

■鍋物
- カキのみそ鍋 ･･････････････････24
- たらちり鍋 ････････････････････41

■なま
- かつおのたたき ････････････････26
- 刺し身盛り合わせ ･･････････････35

■煮物
- いかと野菜の煮物 ･･････････････19
- いわしのさっぱり煮 ････････････21
- かれいの煮つけ ････････････････29
- 銀だらの煮つけ ････････････････31
- きんめだいの煮つけ ････････････30
- 鮭のかす煮 ････････････････････32
- さばのみそ煮 ･･････････････････36
- なまりと野菜の炊き合わせ ･･････43
- ブイヤベース ･･････････････････45
- ほたて貝柱と青梗菜のクリーム煮 ･47
- むつのしょうが煮 ･･････････････50

■マリネ
- いかとしめじのカレーマリネ ････18
- スモークサーモンのマリネ ･･････39

■蒸し物
- あまだいのちり蒸し ････････････17

■ムニエル
- たらのムニエル ････････････････40

■焼き物
- あじの干物焼き ････････････････16
- いさきの塩焼き ････････････････20
- 鮭の幽庵焼き ･･････････････････33
- さんまの塩焼き ････････････････37
- 白身魚のハーブ焼き ････････････38
- ぶりの照り焼き ････････････････46
- まながつおの西京焼き ･･････････49

〈肉料理〉

■揚げ物
- 揚げだんごの甘酢あんかけ ･･････72
- 鶏肉のから揚げ ････････････････68

■炒め物
- 牛肉とピーマンの細切り炒め ････51
- 牛肉のオイスター炒め ･･････････52
- 鶏肉の五目みそ炒め ････････････69
- 肉野菜炒め ････････････････････56
- 豚肉とキャベツのみそ炒め ･･････57

- 豚肉のキムチ炒め ･･････････････58

■煮物
- いり鶏 ････････････････････････63
- 親子煮 ････････････････････････64
- 牛肉の八幡巻き ････････････････53
- 治部煮 ････････････････････････66
- すき焼き風煮物 ････････････････54
- 鶏つくねの炊き合わせ ･･････････74
- 鶏肉のトマト煮 ････････････････70
- ロールキャベツ ････････････････75

■蒸し物
- 蒸し鶏のピリ辛ソース ･･････････71

■焼き物
- ささ身の梅しそ巻き ････････････65
- スタッフドピーマン ････････････73
- チキンの照り焼き ･･････････････67
- ビーフステーキ ････････････････55
- 豚肉のしょうが焼き ････････････59
- 豚肉のみそ漬け焼き ････････････60
- ポークピカタ ･･････････････････61
- 和風ハンバーグ ････････････････76

■ゆで
- ゆで豚の中華ドレッシングあえ ･･62

〈豆腐・大豆製品料理〉

■炒め物
- 厚揚げの中華炒め ･･････････････77
- いり豆腐 ･･････････････････････79
- チャンプルー ･･････････････････84
- 麻婆豆腐 ･･････････････････････90

■サラダ
- 豆腐サラダ ････････････････････86

■煮物
- 厚揚げのはさみ煮 ･･････････････78
- おでん ････････････････････････80
- がんもどきとかぶの煮物 ････････81
- 高野豆腐の炊き合わせ ･･････････83
- 豆腐のえびあんかけ ････････････87
- 肉豆腐 ････････････････････････89

■冷ややっこ
- 中華風冷ややっこ ･･････････････85

■焼き物
- ぎせい豆腐 ････････････････････82
- 焼き厚揚げ ････････････････････91

■ゆで
- 豆腐の野菜あんかけ ････････････88
- 湯豆腐 ････････････････････････92

〈卵料理〉

■炒め物
- 卵と絹さやの炒め物 ････････････94

■煮物
- 高野豆腐の卵とじ ･･････････････93
- 三つ葉とちくわの卵とじ ････････96

■焼き物
- にら玉焼き ････････････････････95

副菜

●うど
- うどとグレープフルーツのサラダ ･･110

- うどの白煮 ････････････････････119
- うどの酢みそあえ ･･････････････98

●オクラ
- オクラの山いもあえ ････････････98

●海藻
- 海藻ミックスサラダ ････････････111
- 寒天ときゅうりのごまあえ ･･････132
- 切り昆布の煮物 ････････････････120
- 昆布と野菜のからしじょうゆあえ ･･100

●かぶ
- かぶと厚揚げの煮物 ････････････148
- かぶときゅうりのあちゃら漬け ･･117
- かぶと昆布の三杯酢 ････････････114
- かぶのサラダ ･･････････････････111
- かぶの三色サラダ ･･････････････112
- かぶのみそぼろかけ ････････････149

●かぼちゃ
- かぼちゃの含め煮 ･･････････････149

●カリフラワー
- カリフラワーとにんじんのピクルス ･･118
- カリフラワーとブロッコリーのミニグラタン ･･160
- カリフラワーのマリネ ･･････････145

●絹さや
- 絹さやの黄身おろしかけ ････････130

●きのこ類
- エリンギのバターソテー ････････107
- きのこしぐれ ･･････････････････120
- きのこのワイン蒸し ････････････127
- しめじとたけのこのうま煮 ･･････121
- まいたけと青梗菜のソテー ･･････109

●キャベツ
- キャベツときゅうりの即席漬け ･･118
- キャベツとコンビーフのソテー ･･137
- キャベツのいり煮 ･･････････････150
- キャベツのカレー風味 ･･････････137
- コールスローサラダ ････････････141
- ツナサラダ ････････････････････142
- ゆでキャベツと干し桜えびの
  からしじょうゆあえ ･･････････106

●きゅうり
- きゅうりとかにの黄身酢あえ ････132
- きゅうりとくらげの酢の物 ･･････114
- きゅうりとたこの中華風酢の物 ･･146
- きゅうりと鶏肉のごま酢あえ ････133
- きゅうりとわかめの酢の物 ･･････115
- たたききゅうりの中華風 ････････119

●京菜
- 京菜と油揚げの煮びたし ････････150

●グリーンアスパラガス
- グリーンアスパラサラダ ････････140
- グリーンアスパラの
  カレーじょうゆあえ ･･････････99
- グリーンアスパラのごまみそあえ ･･99
- グリーンアスパラのバター炒め ･･138

●コーン
- スイートコーンのバターソテー ･･138

191

●監修者紹介

金澤良枝 かなざわよしえ

東京家政学院短期大学助教授。管理栄養士。日本病態栄養学会庶務理事、日本栄養改善学会評議員、日本透析医学会評議員、日本栄養食糧学会、日本糖尿病学会、日本腎臓学会、国際腎疾患栄養代謝学会会員。

短期大学で臨床栄養、公衆栄養、栄養指導論などの栄養士養成教育にたずさわると同時に、東京医科大学腎臓科で腎疾患や糖尿病の専門栄養指導を行っている。

主な著書に『糖尿病を治すおいしいバランス献立』『1日1200kcalのやせる簡単メニュー』(以上は監修)、『透析の人のためのらくらく日常献立』『透析患者さんのための四季の献立』(以上は共著)がある(いずれも主婦の友社刊)。

料理／赤堀永子　田川朝恵　増井洋子　三浦孝子
表紙デザイン／大藪胤美(フレーズ)
本文デザイン／HBスタジオ
撮影／赤坂光雄
スタイリスト／塩畑美由喜　吉澤輝枝
イラスト／荒井孝昌
編集／金野しづえ
編集デスク／南條耕介(主婦の友社)

主婦の友新実用BOOKS

完全版　コレステロール・中性脂肪を下げるおいしいバランス献立

2004年9月1日　第1刷発行

編　者　主婦の友社
発行者　村松邦彦
発行所　株式会社主婦の友社
　　　　郵便番号101-8911　東京都千代田区神田駿河台2-9
　　　　電話（編集）03-5280-7537
　　　　　　（販売）03-5280-7551
印刷所　大日本印刷株式会社

もし、落丁、乱丁、その他不良の品がありましたら、おとりかえいたします。お買い求めの書店か、主婦の友社資材刊行課(☎03-5280-7590)へお申し出ください。

Ⓒ SHUFUNOTOMO CO.,LTD. 2004 Printed in Japan
ISBN4-07-243754-9

®本書の全部または一部を無断で複写(コピー)することは、著作権法上での例外を除き、禁じられています。本書からの複写を希望される場合は、日本複写権センター(☎03-3401-2382)にご連絡ください。